谨以此书献给

"生物力学之父"冯元桢先生

生物力学研究前沿系列

总主编 姜宗来 樊瑜波

国家出版基金项目
NATIONAL PUBLICATION FOUNDATION

# 康复工程生物力学

樊瑜波 张 明 主编

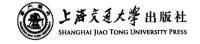

上海交通大学出版社
SHANGHAI JIAO TONG UNIVERSITY PRESS

**内容提要**

本书是"生物力学研究前沿系列"之一。本书介绍了康复工程生物力学领域研究的若干新进展,重点是我国学者近十多年取得的研究成果。本书涉及的内容包括假肢、矫形器、轮椅等康复辅具设计和评价中的生物力学问题,脑卒中、脑瘫、糖尿病足、老年人运动功能障碍等特殊病患的康复评价与训练中的生物力学问题,以及传统康复治疗中和康复机器人设计与应用中的生物力学问题等。

本书内容对康复工程研究人员、康复医生、假肢矫形师、研究生均有重要参考价值。

**图书在版编目(CIP)数据**

康复工程生物力学 / 樊瑜波,张明主编. —上海:
上海交通大学出版社,2017
(生物力学研究前沿系列)
ISBN 978 - 7 - 313 - 17993 - 7

Ⅰ. ①康… Ⅱ. ①樊… ②张… Ⅲ. ①康复医学—医
学工程—生物力学 Ⅳ. ①R496

中国版本图书馆 CIP 数据核字(2017)第 203585 号

**康复工程生物力学**

| | | | | |
|---|---|---|---|---|
| 主 编: | 樊瑜波 张 明 | | | |
| 出版发行: | 上海交通大学出版社 | | 地 址: | 上海市番禺路 951 号 |
| 邮政编码: | 200030 | | 电 话: | 021 - 64071208 |
| 出 版 人: | 谈 毅 | | | |
| 印 制: | 上海锦佳印刷有限公司 | | 经 销: | 全国新华书店 |
| 开 本: | 787 mm×1092 mm 1/16 | | 印 张: | 15.75 |
| 字 数: | 352 千字 | | | |
| 版 次: | 2017 年 12 月第 1 版 | | 印 次: | 2017 年 12 月第 1 次印刷 |
| 书 号: | ISBN 978 - 7 - 313 - 17993 - 7/R | | | |
| 定 价: | 198.00 元 | | | |

發展生物力學
造福人類健康

馮元楨
2016 七月十一日

# 生物力学研究前沿系列丛书编委会

香港理工大学，教授　张　明

军事医学科学院卫生装备研究所，研究员　张西正

太原理工大学，教授　陈维毅

浙江大学，教授　季葆华

上海交通大学医学院，教授　房　兵

四川大学华西口腔医学院，教授　赵志河

# 总主编简介

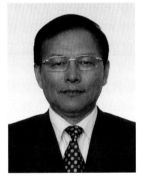

**姜宗来** 博士,教授,博士生导师;美国医学与生物工程院会士(AIMBE Fellow);享受国务院政府特殊津贴,全国优秀科技工作者,总后勤部优秀教师;上海交通大学生命科学技术学院教授;曾任上海交通大学医学院筹备组副组长和力学生物学研究所所长;先后担任世界生物力学理事会(WCB)理事,中国生物医学工程学会副理事长、名誉副理事长,中国力学学会中国生物医学工程学会生物力学专业委员会(分会)副主任委员、主任委员,中国生物物理学会生物力学与生物流变学专业委员会副主任委员,国际心脏研究会(ISHR)中国分会执委,《中国生物医学工程学报》副主编和《医用生物力学》副主编、常务副主编等;长期从事心血管生物力学、力学生物学和形态学研究,培养博士后、博士生和硕士生 45 人,在国内外发表学术论文 100 余篇,主编和参编专著与教材 26 部,获国家科技进步奖三等奖(第一完成人,1999)、军队科技进步二等奖(第一完成人)和国家卫生部科技进步三等奖各 1 项,获国家发明专利 2 项、新型实用专利 1 项。

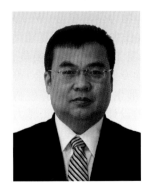

**樊瑜波** 博士,教授,博士生导师;美国医学与生物工程院会士(AIMBE Fellow);国家杰出青年科学基金获得者,教育部"长江学者"特聘教授,教育部跨世纪人才,全国优秀科技工作者,国家自然科学基金创新群体项目负责人,科技部重点领域创新团队带头人;现任民政部国家康复辅具研究中心主任、附属医院院长,北京航空航天大学生物与医学工程学院院长、生物力学与力学生物学教育部重点实验室主任、北京市生物医学工程高精尖创新中心主任;先后担任世界生物力学理事会(WCB)理事,世界华人生物医学工程协会(WACBE)主席,国际生物医学工程联合会(IFMBE)执委,中国生物医学工程学会理事长,医工整合联盟理事长,中国力学学会中国生物医学工程学会生物力学专业委员会(分会)副主任委员、主任委员,《医用生物力学》和《生物医学工程学杂志》副主编等;长期从事生物力学、康复工程、植介入医疗器械等领域研究,发表 SCI 论文 260 余篇,获国家发明专利近百项,获教育部自然科学一等奖和黄家驷生物医学工程一等奖等科技奖励。

# 本书主编简介

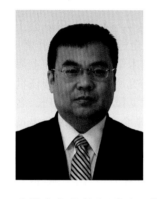

**樊瑜波** 博士,教授,博士生导师;美国医学与生物工程院会士(AIMBE Fellow);国家杰出青年科学基金获得者,教育部"长江学者"特聘教授,教育部跨世纪人才,全国优秀科技工作者,国家自然科学基金创新群体项目负责人,科技部重点领域创新团队带头人;现任民政部国家康复辅具研究中心主任、附属医院院长,北京航空航天大学生物与医学工程学院院长、生物力学与力学生物学教育部重点实验室主任、北京市生物医学工程高精尖创新中心主任;先后担任世界生物力学理事会(WCB)理事,世界华人生物医学工程协会(WACBE)主席,国际生物医学工程联合会(IFMBE)执委,中国生物医学工程学会理事长,医工整合联盟理事长,中国力学学会中国生物医学工程学会生物力学专业委员会(分会)副主任委员、主任委员,《医用生物力学》和《生物医学工程学杂志》副主编等;长期从事生物力学、康复工程、植介入医疗器械等领域研究,发表SCI论文260余篇,获国家发明专利近百项,获教育部自然科学一等奖和黄家驷生物医学工程一等奖等科技奖励。

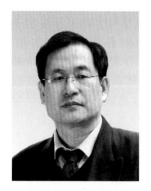

**张明** 博士,教授,博士生导师;现任香港理工大学生物医学工程学系教授、肌骨生物工程研究中心主任、世界生物力学理事会(WCB)理事、世界华人生物医学工程协会(WACBE)候任主席、中国康复辅具协会及中国生物医学工程学会的常务理事、康复工程分会主任委员、中国力学学会中国生物医学工程学会生物力学专业委员会(分会)委员等;主要研究领域包括:康复工程、假肢和矫形生物工程、计算生物力学、人体支撑生物力学、足部生物力学及鞋的设计、步态分析、骨力学及骨质疏松的防治;在SCI杂志上发表学术论文150余篇,获教育部自然科学一等奖、黄家驷生物医学工程一等奖和香港理工大学校长奖等奖励。

# 序　一

欣闻姜宗来教授和樊瑜波教授任总主编的一套"生物力学研究前沿系列"丛书,即将由上海交通大学出版社陆续出版,深感欣慰。谨此恭表祝贺!

生物力学(biomechanics)是研究生命体变形和运动的学科。现代生物力学通过对生命过程中的力学因素及其作用进行定量的研究,结合生物学与力学之原理及方法,得以认识生命过程的规律,解决生命与健康的科学问题。生物力学是生物医学工程学的一个重要交叉学科,对探讨生命科学与健康领域的重大科学问题作出了很大的贡献,促进了临床医学技术与生物医学材料的进步,带动了医疗器械相关产业的发展。

1979年以来,在"生物力学之父"冯元桢(Y. C. Fung)先生的亲自推动和扶植下,中国的生物力学研究已历经了近40年的工作积累。尤其是近十多年来,在中国新一代学者的努力下,中国的生物力学研究有了长足的进步,部分研究成果已经达到国际先进水平,从理论体系到技术平台均有很好的成果,这套"生物力学研究前沿系列"丛书的出版真是适逢其时。

这套丛书的总主编姜宗来教授和樊瑜波教授以及每一分册的主编都是中国生物力学相关领域的学术带头人,丛书的作者们也均为科研和临床的一线专家。他们大多在国内外接受过交叉学科的系统教育,具有理工生医多学科的知识背景和优越的综合交叉研究能力。该丛书的内容涵盖了血管力学生物学、生物力学建模与仿真、细胞分子生物力学、组织修复生物力学、骨与关节生物力学、口腔力学生物学、眼耳鼻咽喉生物力学、康复工程生物力学、生物材料力学和人体运动生物力学等生物力学研究的主要领域。这套丛书立足于科技发展前沿,旨在总结和展示21世纪以来中国在生物力学领域所取得的杰出研究成果,为力学、生物医学工程以及医学等相关学科领域的研究生和青年科技工作者们提供研究参考,为生物医学工程相关产业的从业人员提供理论导引。这套丛书的出版适时满足了生物力学学科出版领域的需求,具有很高的出版价值和积极的社会意义。可以预见这套丛书将能为广大科技工作者提供学术交流的平台,因而促进中国生物力学学科的进一步发展和年轻人才的培养。

这套丛书是用中文写的,对全球各地生物力学领域用中文的学者有极大意义。目前,生物力学这一重要领域尚无类似的、成为一个系列的英文书籍。希望不久的将来能看到这套丛书的英文版,得以裨益世界上所有的生物力学及生物医学工程学家,由此促进全人类的健康福祉。

钱煦

美国加州大学医学与生物工程总校教授

美国加州大学圣迭戈分校工程与医学研究院院长

美国国家科学院院士

美国国家工程院院士

美国国家医学院院士

美国艺术与科学院院士

美国国家发明家学院院士

中国科学院外籍院士

# 序 二

人体处于力学环境之中。人体各系统,如循环系统、运动系统、消化系统、呼吸系统和泌尿系统等的生理活动均受力学因素的影响。力是使物体变形和运动(或改变运动状态)的一种机械作用。力作用于机体组织细胞后不仅产生变形效应和运动效应,而且可导致其复杂的生理功能变化。生物力学(biomechanics)是研究生命体变形和运动的学科。生物力学通过生物学与力学原理方法的有机结合,认识生命过程的规律,解决生命与健康领域的科学问题。

20世纪70年代末,在现代生物力学开创者和生物医学工程奠基人、被誉为"生物力学之父"的著名美籍华裔学者冯元桢(Y. C. Fung)先生的大力推动和热情关怀下,生物力学作为一门新兴的交叉学科在我国起步。随后,我国许多院校建立了生物力学的学科基地或研究团队,设立了生物力学学科硕士学位授权点和博士学位授权点。自1982年我国自己培养的第一位生物力学硕士毕业以来,陆续培养出一批接受过良好交叉训练的青年生物力学工作者,他们已逐渐成为我国生物力学学科建设和发展的骨干力量。20世纪80年代以来,我国生物力学在生物流变学、心血管生物力学与血流动力学、骨关节生物力学、呼吸力学、软组织力学和药代动力学等领域开展了研究工作,相继取得了一大批有意义的成果,出版了一些生物力学领域的专著,相关研究成果也曾获国家和省部级的多项奖励。这些工作的开展、积累和成果为我国生物力学事业的发展作出了重要贡献。

21世纪以来,国际和国内生物力学研究领域最新的进展和发展趋势主要有:一是力学生物学;二是生物力学建模分析及其临床应用。前者主要是生物力学细胞分子层次的机制(发现)研究,而后者主要是生物力学解决临床问题的应用(发明)研究,以生物力学理论和方法发展有疗效的或有诊断意义的新概念与新技术。两者的最终目的都是促进生物医学基础与临床以及相关领域研究的进步,促进人类健康。

21世纪以来,国内生物医学工程、力学、医学和生物学专业的科技人员踊跃开展生物力学的交叉研究,队伍不断扩大。以参加"全国生物力学大会"的人数为例,从最初几届的百人左右发展到2015年"第11届全国生物力学大会",参会人员有600人之多。目前,国家自然科学基金委员会数理学部在"力学"学科下设置了"生物力学"二级学科代码;生命科学部也专为"生物力学与组织工程"设置了学科代码和评审组。在国家自然科学基金的持续支持下,我国的生物力学研究已有近40年的工作积累,从理论体系、技术平台到青年人才均有很好的储备,研究工作关注人类健康与疾病中的生物力学与力学生物学机制的关键科学问题,其中部分研究成果已达到国际先进水平。

为了总结21世纪以来我国生物力学领域的研究成果,在力学、生物医学工程以及医学等相关学科领域展示生物力学学科的实力和未来,为新进入生物力学领域的研究生和青年科技工作者等提供一个研究参考,我们组织国内生物力学领域的一线专家编写了这套"生物力学研究前沿系列"丛书,其内容涵盖了血管力学生物学、生物力学建模与仿真、细胞分子生物力学、组织修复生物力学、骨与关节生物力学、口腔力学生物学、眼耳鼻咽喉生物力学、康复工程生物力学、生物材料力学和人体运动生物力学等生物力学研究的主要领域。本丛书的材料主要来自各分册主编及其合著者所领导的国内实验室,其中绝大部分成果系国家自然科学基金资助项目所取得的新研究成果。2016年,已97岁高龄的美国国家科学院、美国国家医学院和美国国家工程院院士,中国科学院外籍院士冯元桢先生在听取了我们有关本丛书编写工作进展汇报后,欣然为丛书题词"发展生物力学,造福人类健康"。这一珍贵题词充分体现了先生的学术理念和对我们后辈的殷切希望。美国国家科学院、美国国家医学院、美国国家工程院和美国国家发明家学院院士,美国艺术与科学院院士,中国科学院外籍院士钱煦(Shu Chien)先生为本丛书作序,高度评价了本丛书的出版。我们对于前辈们的鼓励表示由衷的感谢!

本丛书的主要读者对象为高校和科研机构的生物医学工程、医学、生物学和力学等相关专业的科学工作者和研究生。本丛书愿为今后的生物力学和力学生物学研究提供参考,希望能对促进我国生物力学学科发展和人才培养有所帮助。

在本丛书完成过程中,各分册主编及其合著者的团队成员、研究生对相关章节的结果呈现作出了许多出色贡献,在此对他们表示感谢;同时,对本丛书所有被引用和参考的文献作者和出版商、对所有帮助过本丛书出版的朋友们一并表示衷心感谢!感谢国家自然科学基金项目的资助,可以说,没有国家自然科学基金的持续资助,就没有我国生物力学蓬勃发展的今天!

由于生物力学是前沿交叉学科,处于不断发展丰富的状态,加之组织出版时间有限,丛书难免有疏漏之处,请读者不吝赐教、指正。

**姜宗来　樊瑜波**
2017年11月

# 前　言

　　康复工程是运用工程学的原理和方法研究病、伤、残者的康复,以最大限度地补偿或恢复因伤病所造成的肢体、器官缺损或功能障碍,从而提高功能障碍者的生活质量,使其能较好地融入社会。康复工程的研究和服务对象既包括某些组织和功能全部丧失或者部分丧失的残疾人,也包括身体功能退化需要辅助的老年人,还包括组织和功能暂时受损,需要凭借辅助器具促进康复的伤病人。

　　近年来,在国家自然科学基金委、科技部、民政部的支持下,我国康复工程领域的基础理论、重大关键技术和共性技术、重要产品等方面的研究都有了快速发展。同时,也形成了较为稳定的研究队伍,既有国家康复辅具研究中心、中国残疾人辅助器具中心等专门承担辅助器具科研和推广任务的国家级专业机构,也有香港理工大学、上海交通大学、清华大学、北京航空航天大学、浙江大学、西安交通大学等相关院系和研究机构。2016年10月,国务院发布了《关于加快发展康复辅助器具产业的若干意见》,首次把康复辅具作为一个单独的产业来推广发展。可以说,康复工程正面临最好的发展机遇。

　　生物力学在康复工程的基础理论、应用技术和产品开发各层面都具有极为重要的作用。为了对脑瘫、截瘫、偏瘫等患者的日常行为能力进行康复或辅助,必须首先从生物力学角度对他们的关节活动、软组织特性、运动控制等特征及相关的影响因素进行准确的描述和测量;对于假肢、矫形器、轮椅等辅具的设计,必须考虑对人体支撑界面的影响,如长时间动、静态载荷可能导致的缺氧以致由此造成压疮等,这就需要采用实验或者计算的方法对辅具作用下支撑界面的应力分布进行分析,以及对软组织的损伤机制进行生物力学研究;肌肉骨系统在矫形器、助力系统作用下,可能发生适应性的改建,基于生物力学研究对这些改建结果的预测,将有助于辅具的优化设计,以及发展新型的辅具;心脏康复近年来发展迅速,但不管是通常的运动康复疗法,还是体外反搏等技术的应用,都需要从生物力学的角度对作用机制进行深入的分析,从而制订有效的策略,提高康复效果。

就发展趋势而言,在国内外康复工程生物力学的理论研究方面,功能障碍者人体组织的生物力学特性及其对生物力学作用的响应特征、人体行为及功能障碍的生物力学机制及评价方法、康复辅具与人体相互作用的原理等将是研究的重点之一;在技术研究方面,客观化、定量化的人体生物力学特性及功能特征的在体测量技术、辅具个性化定制中的生物力学评价技术、人-辅具-环境相互作用的评价技术等都是重点的研究方向之一;总体而言,多层次、多系统、多学科整合研究越来越成为康复工程生物力学研究的重要特征。

本书是对近些年来国内康复工程生物力学领域中上述相关研究的一个总结和回顾,书中的内容大部分来自本书作者和合著者已经和正在开展的研究工作。本书的主要读者对象为高校和科研机构的康复工程、康复医学、生物力学等相关专业的研究生和科学工作者,以及康复辅助器具的开发者。

在本书完成过程中,作者和合著者的团队成员、博士生作出了非常重要的贡献,在此对他们的工作表示感谢。对本书所有被引用和参考的文献作者和出版商、对所有帮助过本书出版的朋友们表示衷心感谢! 同时,特别感谢国家自然科学基金的资助!

由于本书从组稿到出版,时间相对紧促,纰漏之处望读者不吝赐教、指正,以利于我们改正和提高。

**樊瑜波**

(国家康复辅具研究中心、北京航空航天大学)

**张 明**

(香港理工大学)

2017 年 9 月

# 目 录

# 1 下肢残肢的生物力学

下肢截肢和其他截肢一样,是为挽救或延长伤病员生命而不得已进行的手术。常见的原因除了严重创伤、感染和肿瘤外,很大比例是由糖尿病及其并发症与血液和血管系统相关的各类外周血管闭塞性疾病(如下肢动脉硬化闭塞症、血栓闭塞性脉管炎、下肢动脉栓塞等)所引起的[1,2]。据统计,截至 2006 年我国截肢患者有 226 万人,其中 63 万人迫切需要假肢[3]。而且,在汶川和芦山地震后,截肢患者数量大幅度增加[4]。大多数截肢患者截肢后,残肢都会出现一系列的健康问题,这些问题或多或少都会受到残肢中生物力学环境的影响。比如,残端所受到的压力和摩擦会损害残肢皮肤的微循环,进一步导致一系列的皮肤问题(水泡、水肿、压疮等)[5,6];由于截骨端高应力所造成的深层软组织损伤问题[7]。此外,截肢后残肢的肌肉萎缩也是十分普遍的[8,9]。这些问题虽然短期内不会对患者的身体健康造成影响,但会降低患者截肢后的日常生活质量,甚至会阻碍残端的有效临床康复。因此,人们为了缓解和避免前述问题进行了大量的研究。如从病理或生理学角度研究它们产生的生理条件、病变过程和发病机制[10];从生物力学角度研究残端和接受腔之间界面应力分布[11,12]。但就目前而言,这些研究还远未能解决根本问题,临床上,溃烂、压疮、深层软组织损伤、肌肉萎缩等仍是困扰截肢患者康复和生活恢复正常的主要因素。因此,围绕下肢残肢疾病及其生理学改变等问题的研究,仍将是未来康复医学与生物力学研究的主要内容。

残肢传统临床测试的基本参数包括残肢尺寸、残肢形状、残肢皮肤状况、近端关节活动度、外周血液循环、神经状况、伤口、软组织、残肢末端。通过测量这些参数对残肢状况进行系统、综合、全面的评估,以完善假肢的功能。

截肢后残肢体积和形状的变化显然是最直观的改变,也是影响术后康复和假肢适应性的重要因素。术后康复最初的 12～18 个月内,患者残端的体积和形状会持续地产生变化。即便术后 18 个月,残肢体积也会继续发生波动,波动的范围则因人而异[13]。在截肢患者早期的康复过程中,患者对接受腔的适应性显得十分重要,截肢后残肢体积的变化会严重影响患者对假肢接受腔的适应性[14]。术后残肢的水肿和肌肉萎缩是残端体积变化的主要原因,因此术后相当长一段时间内,假肢接受腔需要经常调整以适应残肢的改变。一旦接受腔无法与残肢契合时,残肢形状和体积的改变一定会引起残肢与接受腔接触界面的压力和切应力分布变化[12],从而有可能进一步导致步态的不稳定。此外,还会损害残肢表面的皮肤,更有甚者对患者的后期康复产生不利的影响[15]。

另外,针对下肢截肢后残肢出现的各类问题,无论是从生理学角度还是从生物力学角度去探索,有一个必须考虑也无法回避的关键因素就是残肢的血液循环。因为作为滋养整个下肢肌骨系统的血液及其循环系统,无论截肢与否,它都参与了下肢所有的生理活动。事实上,已有研究证明,下肢血管内的血流动力学环境不仅和外周血管疾病有直接关系,也和压疮、深层软组织损伤、肌肉萎缩等有密切关系,如中老年人动脉粥样硬化与大腿肌肉萎缩可能通过共同的路径相互影响以减缓病变的发展[16];对于外周血管病变,胫动脉硬化程度可作为截肢的判据[17],而也有学者认为脚趾脉搏波也可作为截肢的依据[18];还有研究发现,皮肤表面非生理的血流振荡将导致压疮生成[19]。基于此,现有的研究都直接或间接地涉及和考虑了血液循环及其相关因素的影响,如 Paolini 等研究了下肢慢性静脉病与动脉流量的相互关系,认为动脉流量的减少会引起静脉病变[20];Portnoy 等和 Lee 等研究残肢表面及其内部软组织的应力分布时,发现正是因为这些应力挤压局部微小血管,造成局部血液循环不畅,代谢产物过度积累进而导致局部细胞和组织产生病变[7,11]。尽管人们已经认识到血流动力学因素对残肢康复的重要性,但并未引起足够的重视,相关的研究并不多,仅有的也只是针对残肢皮肤微循环的研究[21]。即便是针对外周血管疾病直接围绕血管系统本身的研究,也主要是采用临床抽样调查方式,通过各类测试设备(如超声多普勒流量仪、经皮氧分压监测仪等)针对某一疾病群体的个别血管段的血流量、平均流速、阻力系数等参数进行测试和统计分析,以期获得这些参数和疾病之间的相关性。

综上,本章主要介绍用于监测残肢体积变化的测量办法、残肢皮肤及皮下软组织的生物力学研究、残端血管树空间结构改变及其截肢后旋股外侧动脉降支中氧气传输的相关研究。

## 1.1 残肢形状和体积变化的监测手段

正如前述所言,在截肢患者截肢后的任何一段期间内,残肢形状和体积的评估和监测都是十分必要的。与此同时,在用于接受腔设计的计算机辅助临床系统发展过程中,残肢体积和生物力学属性的评估和监测变得越来越重要。假肢的舒适性和对恢复截肢患者行动能力的功能性主要取决于残肢是否完全适应接受腔界面。因此,假肢接受腔设计的主要挑战在于,如何获取残肢和接受腔接触界面上的压力分布数据。此接触界面上的压力分布主要是受残肢形状和体积、软组织生物力学特性和应力耐受水平这些因素的影响。

通常将残肢的形状定性地描绘为圆柱形端、锥形端或者球形端。残肢的长度和从解剖参考点到远端骨末端的长度一般都是用卷尺来测量的,同时需要注意的是多余组织的数量。在沿着骨长轴一定间隔的部位上,用软尺测量残端上对应部位的周长。以上所测得的数据可以为残肢体积的变化提供定性的参考。一般来说,假肢接受腔最初的设计很大程度上是依靠以上这些所测得的几何数据和假肢矫形师的个人经验。接着,本小节将集中介绍用于测量残肢形状和体积变化的实验方法。

### 1.1.1 水中浸泡和圆周测量

在还未发现测量残肢形状体积变化的扫描测定方式前,水中浸泡装置被广泛用于测量残肢的体积。升降台上一圆柱形水箱就是其中一款利用水中浸泡测量残肢体积的装置[22]，它可以通过调节升降台高度使装满水的圆柱形水箱去适应残肢的位置变化。通过测量升降台的位置和残肢沉浸在水中的深度，可以推算出残肢各个分段和整体的体积。另外，一种与上述相似的装置是利用排水量法来测量残肢的体积[23]，与上述不同之处在于用的是带有校准溢出接收器的透明水箱。利用此水沉浸法的残肢体积测量精度可以达到 $1.1\%$[24]。

Krouskop 等[25]假设残肢中两个连续的横截面是平行的且形状基本相似，基于此假设再通过圆周测量计算出残肢的总体积和增量体积。与此同时，有学者将一特定的面积测量工具用于假肢接受腔设计，并且将其融入计算机接受腔设计系统中[26]。此项工具可以用于测量膝下残肢不同层次的横截面积，它包含前后两个部分，前面部分是很刚性的，因此前部可以适应残肢的骨前部区域，后面部分是软尺，可以用于测量。计算软件可以利用此工具测得的读数，计算出残肢的横截面积，这些面积数据可以用于假肢接受腔设计。另外，用卡尺测得的膝关节前后及内外侧的几何尺寸，也可用于接受腔的设计。

## 1.1.2　激光视频扫描

激光视频扫描是一种特殊的 Moiré 边缘形貌测量方法。这种方法利用激光束将一激光线打到残肢表面上，并且通过摄像机记录，而不是简单地利用光源制造出整个面的边缘轮廓。此方法会对残肢进行逐行扫描，所用的激光源反射镜可以是圆柱形棱镜或者振动反射镜。一般情况下，激光投射光源和摄像机放置的位置之间会存在一定的角度，一般来说是 $15°\sim60°$。在一个物体表面上所记录的激光轨迹曲线可以用来重建其形状，计算机软件可以收集这些曲线，用于重建残肢的 3D 轮廓。

在商业 CAD/CAM 接受腔设计系统中，激光视频扫描变得越来越普遍，目前主要有 3 种扫描器用于残肢扫描，分别是旋转扫描器、垂直扫描器和联合扫描器。Fernie 等[27]开发了一套旋转扫描系统，可以用于扫描正面铸型，在这套系统中，激光线是垂直投影到旋转的铸型上的。每旋转 5° 摄像机记录一次激光线，而且几乎一秒就可以扫描一次，准确度可以达到 1 mm。与此同时，Fernie 等[28]也开发了一套用于直接扫描残肢的垂直扫描系统。为了减少扫描时间，9 台摄像机被用于记录投射到残肢上的激光线，而且这些激光线是由旋转激光发射器投射的。此套系统会将残肢置于扫描区域的中心位置，为了达到每 5° 扫描一次，扫描时间可以缩短到 0.6 s。此外，Öberg 等[29]发现一款与上述系统相似的扫描系统，但只有一个旋转的摄像机记录投射到残肢上的激光线。早期版本的这套系统十分巨大，而且扫描速度也很慢。但是，最新版本的这套系统（CAPOD system 44）扫描一个残肢只需要 10 s。

通过比较 CAPOD 激光扫描系统、水中沉浸方法和残肢模型数学计算方法的残肢体积测量方法[30]，发现随机误差只有 $0.5\%$。与此同时，Johansson 和 Öberg 对比了 CAPOD 系统和 Seattle ShapeMaker 系统（MIND Corp.，Poulsbo，WA），得到与上述研究相似的结果，发现这两套系统的系统误差大约是 $3\%$。

不同于旋转扫描测量系统，Houston 等[31]开发了一套垂直激光扫描系统，该系统在其垂直立柱上安装了两个扫描头。每个扫描头都包含一个激光扫描发射器和两个 CCD 摄像头，而且可以通过计算机控制其垂直升降。在扫描残肢时，患者待在扫描区域的中间位置，残肢则按照解剖学要求对齐放置。随着扫描头在立柱上移动,系统会按顺序扫描残肢的水平横截面,然后,将两个摄像头所采集到的数据进行汇总并进一步描绘出横截面的整体轮廓。整个垂直扫描的速度取决于连续两扫描截面之间的间距,如将轴向间距和扫描速度分别选取为 3.1 mm 和 9 cm/s,此垂直扫描系统只需大约 3.5 s 就可以扫描一个 32 cm 长的残肢。这套垂直扫描系统的分辨率为 0.5~3 mm。

第 3 种残肢激光扫描方式结合了旋转扫描和垂直扫描,而且只用到了一个点激光源。此种扫描系统可以扫描残肢铸型的正面和负面(BioSculptor 系统),径向和轴向分辨率取决于每一步的间隔。

### 1.1.3 剪影法

剪影法是将一个物体不同方向上的二维轮廓结合起来,进一步生成物体的三维形状,当然,这种办法也可以用于将残肢几何形状数字化。在利用剪影法进行测量时,光会投射到残肢上,同时摄像机会记录剪影图像。对应每张图像,都需确定光源和摄像机的位置。残肢剪影和背景之间的对比度范围取决于图像处理软件及图像信号的电位转换探测。通过将剪影图和摄像机关联起来,可以重建出残肢的三维边缘,进一步可以得到残肢的三维影像。

剪影法仅仅只能提供残肢的轮廓信息,但不能探测到表面的凹凸。然而,这种方法的优势在于可以快速地直接扫描整个残肢,而且分辨率也在可接受的范围内。

### 1.1.4 手持式数字转换器和扫描器

手持式扫描器是利用一个探头来扫描它所接触到的物体表面,并将其数字化,与此同时,探头的位置是由计算机操控的三维测量装置控制的。它的优势在于可以扫描很多不同的形状。与此同时,由于不需要扫描探头的定位设备,价格相对比较便宜且便于携带。正因为缺乏定位设备,因此难以确保收集到的是按几何规则排列的数据点,因而物体表面某些区域的采样不够准确。在 Lemaire 等[32] 所使用的扫描系统中,当探头位于合适的位置时,需要按下按钮来收集数据。在收集数据的过程中,需要根据相对规则的间隔来收集采样点。在此系统中,需要手动输入每个数据点,这大大降低了数据收集的速度。Vannah 等[33] 发明了另外一套手持数字扫描器,这套装置有连续采样模式,而且能提供显示采样质量的交互式可视显示屏,此显示屏可以让操作者判断残肢表面所有区域是否完全数字化成像。与此同时,临床相关研究已发现此手持式数字扫描器的精度超过 1 mm。

由于手持数字扫描器的探头需要逐点接触残肢表面,才能使残肢表面整体数字化成像,因此扫描整个残肢所需的时间成为一个无法回避的问题。另外,如果探头需要接触到残肢组织,那么所得到的残肢表面几何形状会受到凹痕的影响。而且,对于操作者来说,在组织表面长时间维持一致的压力也是一项挑战。要解决上述这些难题,则需要开发一款非接触式的手持激光扫描器,需要结合激光扫描摄像技术和接触式的手持扫描,而且能够提供较快的扫描速度。目前,市场上已有许多商业化的手持扫描产品(如 BioSculptor、CAPOD、TracerCAD、VORUM)。

### 1.1.5 X线(X-ray)和CT扫描(computer tomography)

传统的X线技术可以用来查看残肢的二维图像,利用这些图像可以在一定程度上显示骨骼状况和周围软组织大概尺寸。而且通过注射对比液,还可以显示动脉和静脉的萎缩状况。X线图像还能以静态方式用于分析残肢在接受腔中的移动[34,35],同时还能用于研究残肢和接受腔之间的接触[36]。

在承重和非承重情况下,都可以利用X线检测穿戴接受腔的残肢。然而,传统的X线图像却不能进行体积测量和其他三维测量。X线的残肢检测可以进一步延伸到CT扫描,特别是螺旋X线CT扫描(Spiral X-ray CT scale, SXCT)。

CT扫描是沿着残肢的长轴横向地截取很多二维切片,然后利用这些二维切片重建残肢的三维形状。那么将CT数据融入CAD接受腔设计是可行的。而且,由CT数据重建所得到的三维几何形态还可以用于残肢有限元模型的建立,利用残肢有限元模型可以进一步分析残肢内部骨骼和软组织之间的关系[37]。然而,由于CT扫描的电辐射,所以CT对于人体健康是有一定影响的。

在减少X线剂量的前提下,SXCT反而可以提高图像质量。在下肢和生殖器官的扫描中,应当运用低风险且相对无创的手段,因此,已有大量研究者利用SXCT对残肢进行检测评估。SXCT的分辨率大多可以超过1 mm,而且从SXCT图像中可以分别将接受腔、残肢软组织和残肢骨骼的几何模型单独地提取出来。在患者没有穿戴接受腔的情况下,采用SXCT也可以得到骨方向、软组织尺寸和表面标记位置的改变。SXCT在测量表面距离时,可以达到0.88 mm的精度和2.2 mm的准确度[38]。

### 1.1.6 磁共振成像扫描

磁共振成像扫描(magnetic resonance imaging, MRI)时常用于残肢计算模型的建立、检测残肢在接受腔中时骨骼的移动及肌肉萎缩的判定。与CT扫描类似,目前大多数标准的MRI也需要患者平卧进行扫描。在重力的影响下,残肢软组织相对于骨骼结构的空间位置会发生扭曲。为了限制重力所造成的扭曲,Torres-Moreno等[39]在给残肢套上石膏外壳后进行MRI扫描。之前我们也对穿戴接受腔的残肢进行过MRI扫描,并利用这些MRI图像建立包括接受腔在内的残肢有限元模型,分析研究残肢表面皮肤和内部组织的应力应变分布[40]。

### 1.1.7 超声成像(ultrasound)

超声成像也以多种方式运用在残肢的检测中,很多研究者利用超声技术也是为了得到残肢的三维形状图像。这套检测系统包括一个装满水的水箱,经过水箱,超声波脉冲和回波可以被超声传感器发射和探测。超声传感器可以旋转和垂直地扫描残肢来提取超声图像,然后利用这些图像来重建残肢的三维几何模型。与此同时,已有研究者评估过残肢超声测量的分辨率和准确度,所得的结果大约为3 mm[41]。

## 1.2 残肢皮肤及皮下软组织的生物力学研究

只有充分了解力对残肢皮肤及皮下组织的损伤,才能优化改进接受腔的设计。在皮肤上的作用力大致可以分为以下几种:直接造成皮肤损伤的大冲击力;不会造成即时损伤但会造成累积性伤害的中度作用力,其伤害程度取决于载荷形式。长时间的静态载荷对残肢的作用可能会引起残肢中血液循环的堵塞,从而导致局部软组织缺氧,以致于造成皮肤表面压疮(pressure ulcer)的形成。而长时间的动态载荷(如行走过程中接受腔对残肢的作用力)可能引起水泡、水肿、压疮等皮肤问题。因此,在研究力载荷对残肢皮肤及皮下软组织的影响时,需要考虑作用力的大小、方向、分布及作用时间。本节将主要介绍中、长时间的静态载荷对皮肤及皮下软组织的伤害,以及压疮的形成和预防。

压疮又名褥疮,皮肤坏死或溃烂(见图1-1),主要是由长时间对皮肤挤压所造成的,出现于皮肤接触界面上,长期困扰着卧床不起的病人、使用轮椅的病人及截肢患者。压疮一旦形成,病人需要特殊护理,给患者日常生活带来极大不便,同时还可能进一步引起其他的并发症,对目前接受临床护理的患者造成了极大的经济负担。

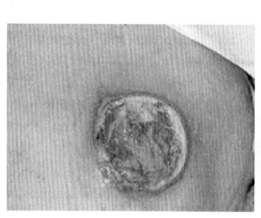
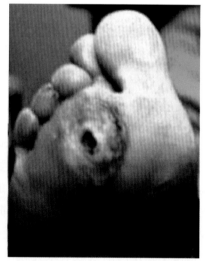

图1-1 压疮[42]
**Figure 1-1** Pressure ulcer

压疮的形成机制和缓解方案一直都是围绕残肢研究的重点课题。作用于皮肤表面上的力从作用方向上可以分为正压力和剪切力,是影响压疮形成的主要因素。此外,残肢皮肤所处的外部环境(如温湿度和卫生条件)也可能引起压疮形成。对于残肢本身来说,皮肤失去感觉、神经系统紊乱、丧失行动能力、循环系统出现问题等则是引起压疮形成的内部因素。一般来说,对于没有皮肤问题的人,当皮肤受到作用力刺激时,首先会导致软组织变形,从而堵塞局部毛细血管,影响血液流动,进一步导致局部软组织缺氧,然后,长期的缺氧则会刺激局部软组织附近的神经，使人感受到疼痛，那么人会自主地变换姿态或移动接触部位，让之前的力所作用的部位减轻或者避免受到挤压。如果当病人神经系统出现问题或者无法移动受挤压的部位时，那么人体这种应激机制体系就会被破坏，从而会增加压疮形成的概率。

目前，关于压疮形成的机制有两种比较认可的假说，一种是根据组织营养供给的机制，认为压疮形成是由于皮肤局部长期受力导致局部软组织血液循环堵塞，进而局部软组织长期缺氧，长时间无法得到足够的营养，导致组织坏死，最终形成溃烂。另外一种则是根据新陈代谢的理论，认为皮肤局部受到长时间力的刺激，导致局部淋巴系统损坏，从而阻碍了那部分组织的新陈代谢，进一步导致组织坏死，形成压疮。

由于第 1 种假说认为压疮的形成跟皮肤局部的血液供应相关，因此许多学者研究了不同外力刺激对皮肤局部组织血液循环的影响。激光多普勒血流量仪（laser Doppler flowmeter）常用于评估局部软组织的血液循环状况。在皮肤局部组织上施加正压力和剪切力都会影响该局部毛细血管的血流量，随着施加于皮肤表面正压力的增加，该局部的血流量将会下降（见图 1 - 2）。另外，随着施加的剪切力增加，血流量也会相应地下降（见图 1 - 3）[43]。

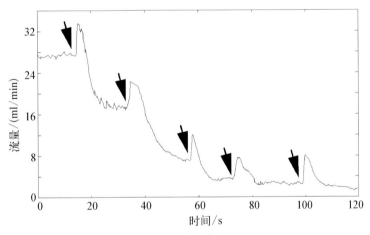

图 1 - 2　正压力对皮肤血液流量的影响[42,43]

**Figure 1 - 2**　The effects of the normal stress on skin blood flow

另外还有学者认为压疮最初不一定在皮肤层形成，而是始于肌肉或肌肉与皮肤层交界处。从生物力学的角度去考虑压疮的形成机制，皮肤上作用的正压力和剪切力都会改变内部软组织的应力-应变分布，那么首先肯定需要对皮下局部组织的应力-应变进行研究[44]。正压力更多地影响皮下软组织内部的生物力学环境，剪切力则是更多地影响皮肤表层，引起皮肤局部的变形，从而对内部的应力-应变产生影响。通过大量的研究，建议临床护理中尽量减少拖拉病人的动作，长期保持坐姿的病人尽量维持上身直立，减少正压力的剪切力的影响。另外，正压力的分布也是影响组织内部生物力学环境一个十分重要的因素，较均匀的正压力分布引起的局部变形较小，从而对皮肤内部生物力学环境的干扰也比较小，能够降低压疮的发生概率。

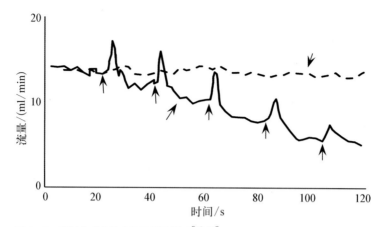

图 1-3　剪切力对皮肤血液流量的影响[42,43]

**Figure 1-3**　The effects of the shear stress on skin blood flow

由于压疮是力长时间作用到皮肤局部组织才形成的,那么需要研究正压力随着时间变化的规律。与此同时,已有研究提出了一条时间和压力关系评估曲线(见图 1-4),曲线上面的区域为危险区,下面为安全区,如果正压力长时间处于危险区,对应的皮肤组织极易形成压疮。然而,如果正压力基本处于安全区,压疮形成的概率则十分低。图 1-4 的曲线是根据大量的动物实验和临床观察得到的,因此只能定性地表征压疮形成的正压力评估标准,不一定适用于每个个体。这些关于皮肤表面正压力的研究是为了探寻皮肤组织在特定压力作用下承受时间的阈值,同时在此作用区间内皮肤组织不会受到损伤,此时间阈值可以为临床康复提供参考和指导,降低压疮形成的概率。

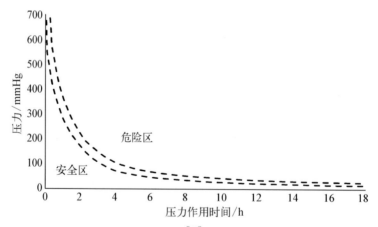

图 1-4　正压力对皮肤血液流量的影响[42]

**Figure 1-4**　The effects of the pressure on skin blood flow

综上,由于截肢患者长期穿戴假肢,残肢皮肤长时间受到接受腔的压力和剪切力作用,因此,假肢设计中也应当考虑残肢皮肤及皮下软组织对力的承受能力和承受时间。与此同时,不同人且不同局部区域的承受能力也不尽相同[45],针对膝下截肢,残肢表面不同区域的承载能力明显不同,这些区域可以分为承载区和敏感区(见图 1-5)。

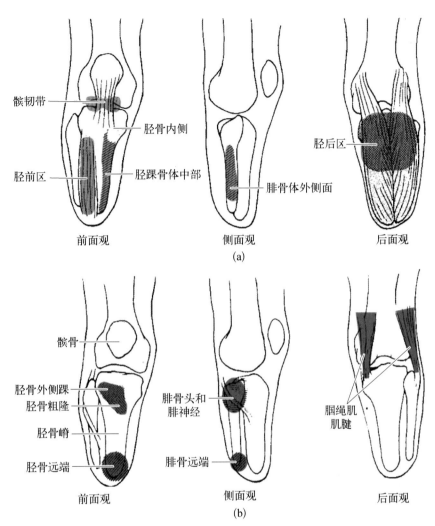

图 1-5　残肢不同承载能力区域分布[42,45]
（a）承载区；（b）敏感区
**Figure 1-5**　The tolerant regions and sensitive regions of the trans-tibial residual limb

## 1.3　截肢后大腿血管树空间结构的改变

　　尽管人们已经认识到血流动力学因素对残肢康复的重要作用,但并未引起足够的重视,相关的研究非常少,之前我们也只是针对残肢皮肤的微循环进行了研究。即便是针对外周血管疾病直接围绕血管系统本身进行研究,也主要是采用临床抽样调查方式,通过各类测试设备(如超声多普勒流量仪、经皮氧分压监测仪等)针对某一疾病群体的个别血管段的血流量、平均流速、阻力系数等参数进行测试和统计分析,以期获得这些参数和疾病之间的差异性和相关性,以及作为截肢水平的判据。

　　然而,研究证实,动脉粥样硬化、栓塞等导致截肢的外周血管疾病的生成机制与动脉血管的流速、压力和切应力分布等血流动力学参数有密切关系,紊乱的流场、高血压和低的壁面切应力等均是动脉粥样硬化和血栓的诱发因素[46]。而这些参数在血管中的分布取决于血液的本构关系、血管的几何结构、管壁的顺应性及外周阻力等,分布规律非常复杂。局部的、简单的血流平均参数是无法细致刻画其对外周血管疾病的影响。而对于残肢,由于截肢使下肢血管系统空间结构发生了巨大改变,其主要包括两部分:截肢本身造成的血管系统的部分丢失;肌肉萎缩导致的分支血管走向的改变和管腔重建。另外,接受腔的压力还会使部分血管(主要是静脉)发生挤压变形。形状和空间结构的变化必然会引起血流动力学参数的改变(如外周阻力的增大会影响血管系统入口流量和压力的变化;分支血管走向的改变会改变血流量和壁面切应力的分布),这使得残肢内的血流动力学参数的分布必然不同于健肢情况,即残肢内的生理变化过程会不同于健肢。即便是纯创伤性截肢,也会因为上述血管系统结构的改变,使得血流动力学发生变化,进而影响软组织养分的供给和代谢物的排出等,导致截肢后残肢内的生理环境不同于截肢前。

那么,在进行残肢血管的血流动力学研究之前,则需要了解的是残肢内血管树空间结构随术后康复以及肌肉萎缩等的变化情况。然而,目前围绕血管树空间结构的研究主要集中在肺部血管、视网膜血管、冠状动脉血管、肝脏血管和脑血管等,并且这些研究多侧重于血管树的提取和建模、血管分布特征和力学分析等静态特征的研究,关于下肢血管,尤其是截肢后残肢血管树的空间结构动态变化的研究尚未见报道。血管树的空间结构极其复杂,因此,为了描述其变化过程和变化程度,提出了一个可有效表征残肢血管树结构变化的参数:改进 Hausdorff 距离(modified Hausdorff-distance,MH),残肢中血管树 MH 值是与血管树空间结构变化呈正比的。因此,本节将主要介绍改进 Hausdorff 距离的定义。此外,还将会对此参数反映的 2 例残肢血管树结构变化规律进行阐述。

传统 Hausdorff 距离是相似程度的一种度量,最早由德国数学家 Felix Hausdorff 提出,旨在解决空间构型的形状和位置差异,具有非常广泛的应用,如图像的匹配,触觉仿真,血管建模数据分析、分形以及内皮细胞边界分离等。

设两个点集 $A=\{a_1, a_2, a_3, \cdots, a_n\}$,$B=\{b_1, b_2, b_3, \cdots, b_n\}$,则点集 $A$、$B$ 之间的 Hausdorff 距离定义为:$H(A, B) = \max(h(A, B), h(B, A))$。其中,$h(A, B) = \max\limits_{a_i \in A} \min\limits_{b_j \in B} \| a_i - b_j \|$,$h(B, A) = \max\limits_{b_j \in B} \min\limits_{a_i \in A} \| b_j - a_i \|$。$\| \cdots \|$ 是点集合 $A$、$B$ 之间的距离范式(或 Euclidean 距离)。

由于传统形式的 Hausdorff 距离易受特征点影响,不能完全表征所有集合元素的变化,为此采用改进 Hausdorff 距离(MH)。其定义如下:$MH(A, B) = \dfrac{1}{N}[H_1(A, B) + H_2(A, B) + H_3(A, B) + \cdots + H_i(A, B) + \cdots + H_N(A, B)]$。其中,$N$ 为参与变形的血管总数;$H_i(A, B)$ 为单根血管的 Hausdorff 距离;$MH(A, B)$ 即为所有参与变形血管的 Hausdorff 距离平均值。MH 能更加全面地表征血管变形,弥补了传统 Hausdorff 距离的缺陷。

与此同时,利用改进 Hausdorff 距离,对 2 例截肢患者残肢中血管树空间结构变化进行了研究。首先,需要重建出患者残肢血管树的空间结构,因此,将收集到的 CT 扫描图像导入医学图像处理软件 Mimics v10.0 中,然后从坐骨结节到残端末端,将残肢中主要血管及其分支截取出来,对于截肢患者健侧,从坐骨结节到内侧踝底部截取患者健肢的主要血管及其分支。接着,再通过 Mimics 中三维重建,得到残肢和健肢主要血管的三维几何形状。在得到血管树的三维模型后,再利用 Mimics 中 Fit Centerline 功能输出血管树的中心线,并通过整理去噪得到简化中心线模型(见图 1-6)。

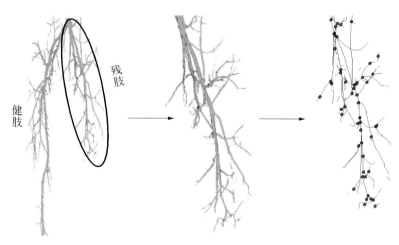

**图 1-6** 血管树中心线模型[47]

**Figure 1-6** The centerline model of the arterial tree

因为中心线模型是由若干控制点构成的,故通过控制点的三维坐标信息可以获取到血管空间结构分布的几何信息,所以中心线模型基本上可以表征血管树几何形状的空间分布。而且控制点数量可通过参数对照点之间的距离(distance between control points,dcp)进行调节,那么 dcp 参数取值不同,输出的血管中心线模型的控制点数量也会发生相应的变化,从而利用中心线模型计算所得的 MH 参数也会受到影响。因此,在将 MH 应用到临床实例之前,研究了控制点数量对参数 MH 的影响,将 dcp 取值区间定为[0.7 mm,5 mm],最后结果发现随着参数 dcp 的增加,MH 值波动很小,相对而言,当 dcp 大于 3 mm 后,绕中点旋转的 MH 值波动较大,但最大波动也仅为 6%,究其原因是因为 dcp 值的变化会改变血管中点的坐标,使得旋转点的位置发生变化;但当 dcp 设置较小时,旋转点位置相对不变,这样对 MH 的影响很小。根据之前的研究来看,建议 dcp 的取值小于 3 mm,这样可有效地避免参数 dcp 设置的影响。

在得到患者残肢和健肢的血管中心线模型后,利用之前所述的改进 Hausdorff 距离定义进行计算,得到两例截肢患者健肢和残肢的血管树 MH 值。表 1-1 中显示的是截肢后 4 个月、8 个月和 12 个月的健肢和残肢血管树 MH 值,然后,以第 1 个受试者截肢 4 个月后的健肢血管树 MH 值为基准,归一化处理其他的 MH 值,如表 1-2 所示。通过对比结果,发现两位受试者下肢血管树的变形不一样:第 1 位受试者长期穿戴假肢,残肢血管树结构变化要大于健肢,而且健肢和残肢的 MH 值最大差别存在于截肢后 8 个月到 12 个月之间;与第 1 位受试者不同的是,第 2 位受试者并未穿戴假肢,而是借助拐杖行走,却发现相比于残肢,健肢血管树空间结构变化更大,而且在截肢后 4 个月到 8 个月之间,两侧 MH 值的差距最大。与此同时,通过对比两位受试者双侧血管树的 MH 值,第 2 位受试者两侧 MH 值的差异稍大于第 1 位受试者。通过对两例截肢患者下肢血管树空间结构变化的对比研究，揭示了截肢手术后截肢患者双侧的下肢血管树空间结构都会发生相应的变化。根据目前所得到的研究结果来看，是否使用假肢是影响截肢后血管树空间结构变化的关键因素，当患者长期穿戴假肢，患者残肢血管树变化要大于健肢，而且随着时间的增加，双侧血管树变化程度的差异越来越小。然而，当患者不穿戴假肢，结果则刚好相反。

表 1 - 1　两例截肢患者健肢和残肢的血管树 MH 值[48]

Table 1 - 1　Modified Hausdorff distance of the arteries in the sound limb and residual: two cases

| 受 试 者 | MH/mm | | | | | |
| --- | --- | --- | --- | --- | --- | --- |
| | 健 肢 | | | 残 肢 | | |
| | 4 个月 | 8 个月 | 12 个月 | 4 个月 | 8 个月 | 12 个月 |
| 1 | 4.51 | 6.11 | 4.26 | 7.52 | 8.77 | 6.01 |
| 2 | 9.25 | 8.37 | 9.12 | 6.35 | 5.19 | 6.23 |

表 1 - 2　归一化处理后的 MH 值[48]

Table 1 - 2　Normalized Hausdorff distance

| 受 试 者 | MH/mm | | | | | |
| --- | --- | --- | --- | --- | --- | --- |
| | 健 肢 | | | 残 肢 | | |
| | 4 个月 | 8 个月 | 12 个月 | 4 个月 | 8 个月 | 12 个月 |
| 1 | 1 | 1.35 | 0.94 | 1.67 | 1.94 | 1.33 |
| 2 | 2.05 | 1.86 | 2.02 | 1.41 | 1.15 | 1.38 |

截肢使下肢血管系统空间结构发生了巨大改变，因此，为了能够更好地描述残肢血管树空间结构的变化，对已有能反映空间结构变化的 Hausdorff 距离进行改进，并提出改进 Hausdorff 距离 MH。与此同时，在将改进的 Hausdorff 距离运用到实例中后，发现穿戴假肢不但可以实现残肢的功能补偿，还能促进双侧下肢血液循环状态的调节。

## 1.4　截肢后旋股外侧动脉降支的血液流动和氧气传输

正如上节所言，对于残肢，截肢手术使下肢整个血管系统几何形状发生了巨大变化。首先，截肢手术本身导致部分血管系统丢失，残肢末端血管树空间几何形状发生巨大改变，其次肌肉萎缩也会导致分支血管走向的改变和管腔重建，而且，接受腔的压力还会挤压部分静脉和毛细血管，影响残肢动脉系统的外周阻抗。形状和空间结构的变化必然会引起血流动力学参数的改变（如外周阻力的增大会影响血管系统入口流量和压力的变化；分支血管走向的改变会改变血流量和壁面切应力的分布），同时血流动力学参数的改变进而还会影响主要血管中的氧气传输[49]，这使得残肢内的血流动力学参数和氧气传输状况必然不同于健肢情况，即残肢内的生理变化过程会不同于健肢。此外，残肢血管系统中氧气含量会对残肢本身状况产生影响,高氧气含量能够提高残肢伤口的愈合速率[50],而缺氧(低氧气含量)则会引起肌肉蛋白的减少[51],从而导致残肢的肌肉萎缩。因此,研究残肢主要血管中氧气传输是十分必要的。

截肢后,残肢中缝匠肌和股四头肌的萎缩状况最为严重。旋股外侧动脉降支则是为这两块肌肉提供氧气和营养的主要血管,与此同时,此血管是下肢血管中最长的一条分支,而且在此血管中动脉粥样硬化斑块形成的概率十分低。然而,根据所得到的血管造影图像,截肢后旋股外侧动脉降支的几何形状发生了很大的变化。具体来说,相比于健肢,残肢此分支的分叉消失,而且残肢此血管半径小于健肢。综上,为了进一步评估截肢后残肢状况,本节将介绍残肢和健肢中旋股外侧动脉降支的血液流动和氧气传输的数值仿真。

那么,为了计算模拟此分支中的血液流动和氧气传输,则需要建立耦合物质传输理论的计算流体动力学模型。具体来说,首先,需要建立旋股外侧动脉降支的几何模型:① 收集受试者残肢和健肢的血管造影图像,然后将图像导入 Mimics 中,再在 Mimics 软件中截取健肢和残肢的旋股外侧动脉降支图像并进行三维重建;② 再利用 Mimics 软件中的 Fit Centerline 功能,从已重建好的血管模型中提取此血管的中心线和半径;③ 最后,再将已提取的几何数据导入 Gambit(version 2.3, ANSYS, Inc., USA)中建立血管的几何模型,并划分网格。需要注意的是,为了提高计算精度,在血管壁边界层内划分了足够多的四边形网格。其次,将建好的血管几何模型导入 Fluent(version 6.3, ANSYS, Inc.)中,然后建立耦合氧气传输的计算流体动力学模型。在此计算流体动力学模型中,运用了三项假设:血液假设为均匀不可压缩流体;血管壁为刚性壁面且无滑移;将血液流动假设为定常。在血流流动的数值模拟中,控制方程为三维连续性方程和 Navier - Stokes 方程:

$$\begin{cases} \dfrac{\partial u_j}{\partial x_j} = 0 \\ \rho \dfrac{\partial (u_j u_i)}{\partial x_j} = -\dfrac{\partial P}{\partial x_i} + \mu \dfrac{\partial}{\partial x_j}\left(\dfrac{\partial u_i}{\partial x_j} + \dfrac{\partial u_j}{\partial x_i}\right) \end{cases} \quad (i, j = 1, 2, 3),$$ 其中 $u_i$ 为血流速度,$P$ 为压

力。此外,$\rho$ 和 $\mu$ 分别为血液的密度和动力黏度。与此同时,由于血液为非牛顿流体,利用 Casson 方程来模拟血液的非牛顿性。为此,为了更真实准确地模拟旋股外侧动脉降支中的氧气传输,需要在此数值计算模型中考虑血红蛋白的影响。那么,血液中氧气传输的控制方程为对流扩散方程:$\left(1 + \dfrac{[\text{Hb}]}{\alpha} \dfrac{\text{d}S}{\text{dPO}_2}\right)\vec{u} \cdot \nabla PO_2 = \nabla \cdot \left[D_b\left(1 + \dfrac{[\text{Hb}]}{\alpha} \dfrac{D_c}{D_b} \dfrac{\text{d}S}{\text{dPO}_2}\right)\nabla PO_2\right]$,其中,$PO_2$ 为氧分压,$[\text{Hb}]$ 反映血红蛋白携带氧气的能力,而 $\alpha$ 为氧溶解度。另外,$D_b$ 和 $D_c$ 分别为血液中游离氧和氧合血红蛋白的扩散系数。为了在 Fluent 软件中模拟对应的氧气传输方程,用户自定义标量(user defined scalar, UDS)用于计算氧气传输方程,同时还用到了用户自定义函数(user defined function, UDF)。最终,在 Fluent 软件中结合氧气传输和血液流动,计算出旋股外侧动脉降支中的血流和氧气浓度。

通过数值模拟旋股外侧动脉降支中的血液流动,首先发现残肢中此血管发生了巨大变化,具体来说,血管分支消失,而且残肢中血管半径要小于健肢中的 20% 左右(见图 1 - 7 (c))。对于血液流动方面,残肢和健肢相应血管的血流速度分布完全不同(见图 1 - 7(a)和

(b)),相比而言,残肢中血流速度要高于健肢,这可能正是因为残肢血管的半径小于健肢的原因。此外,血管壁壁面切应力(WSS)是评估血管状况的重要指标之一,当 WSS 小于 0.4 Pa 时,对血管状况是十分不利的,极易形成动脉粥样硬化斑块[52],而且 WSS 小于 0.4 Pa 的区域称为低切应力区。根据血管内氧气传输和血液流动的模拟结果,发现健肢血管中低切应力区面积要大于残肢中的面积(见图 1-8),这也许是因为健肢血管中的分叉导致血液流动紊乱;健肢血管中血流速度要小于残肢中的;因而健肢血管中的回流区也相应较多。那么,从壁面切应力角度考虑,截肢后残肢血管中动脉粥样硬化形成的概率要低于健肢。

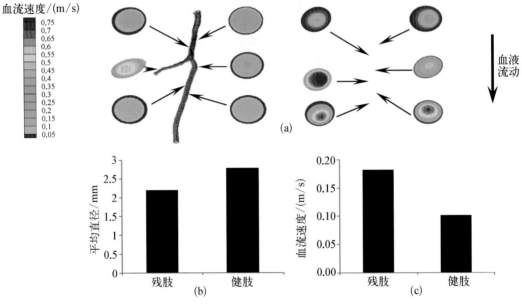

图 1-7 血管平均直径和血流速度[53]
(a) 健肢与残肢中旋股外侧动脉降支血流速度分布;(b) 旋股外侧动脉降支的平均直径;(c) 旋股外侧动脉降支中血流平均速度
**Figure 1-7** Mean diameter of the vessels and blood velocity

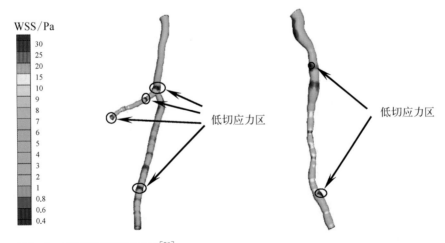

图 1-8 血管壁壁面切应力分布[53]
**Figure 1-8** The distribution of the wall shear stress

　　组织缺氧(低含氧量)也是评估血管中动脉粥样硬化形成的重要指标之一,Sherwood 数则是判断组织缺氧的量化指标,当 Sherwood 数小于 Damköhler 数时,便会发生组织缺氧[54]。在计算结果的后处理中,Sherwood 数是通过用户自定义 c 函数(UDF)计算所得。那么,根据旋股外侧动脉降支中氧气传输的数值模拟结果(见图 1-9(a)和(b)),残肢血管中的缺氧区出现于入口处和中部区域,而在健肢血管中缺氧区却未出现,值得注意的是,残肢血管中缺氧区数量大于健肢中的。此外,健肢血管中 Sherwood 数要大于残肢中的(见图 1-9(c)),而健肢血管中的平均氧分压则稍稍小于残肢中的(见图 1-9(d))。综上,从氧气传输角度考虑,截肢后残肢血管中动脉粥样硬化形成的概率要高于健肢。

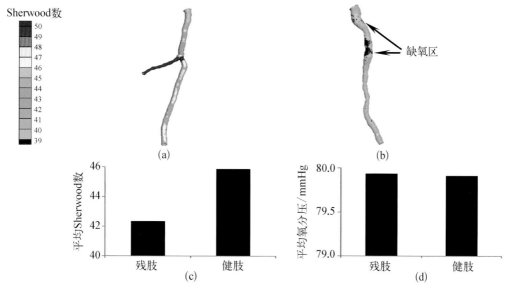

**图 1-9　Sherwood 数和平均氧分压[53]**
(a) 健肢中旋股外侧动脉降支 Sherwood 数分布;(b) 残肢中旋股外侧动脉降支 Sherwood 数分布;(c) 旋股外侧动脉降支平均 Sherwood 数;(d) 旋股外侧动脉降支平均氧分压。1 mmHg=0.133 kPa

**Figure 1-9　Sherwood number and mean oxygen tension**

　　综上,为了研究截肢后健肢和残肢旋股外侧动脉降支的血液流动和氧气传输,建立了耦合物质传输基本理论的计算流体动力学模型。通过对数值计算结果的对比研究,发现健肢和残肢的血管内血流和氧含量分布不同,基于低剪切理论,残肢血管内动脉粥样硬化形成的概率要小于健肢,而基于缺氧理论,健肢血管内动脉粥样硬化形成的概率却小于残肢。因此,在评估截肢后下肢血管状况时,需要同时考虑壁面切应力分布和氧气含量分布。

(晏菲　董瑞琪　蒋文涛　张明)

───────── **参考文献** ─────────

[ 1 ] Piazza G, Creager M A. Thromboangiitis obliterans[J]. Circulation, 2010, 121(16): 1858-1861.

[ 2 ] Blevins W, Schneider P. Endovascular management of critical limb ischemia[J]. European Journal of Vascular and Endovascular Surgery, 2010, 39(6): 756-761.

[ 3 ] 罗永昭,孙为. 建国以来我国假肢的发展[J]. 中国矫形外科杂志, 2009, 17(17): 1325-1325.

［4］赵明钢,张阳德,张宗久,等. "5.12"汶川大地震重症伤员特征与分阶段救治[J].中国现代医学杂志,2008,18(16):2287-2290.

［5］Lyon C C, Kulkarni J, Zimersonc E, et al. Skin disorders in amputees[J]. Journal of the American Academy of Dermatology, 2000,42(3):501-507.

［6］Sanders J E, Garbini J L, Leschen J M, et al. A bidirectional load applicator for the investigation of skin response to mechanical stress[J]. Biomedical Engineering, IEEE Transactions on, 1997,44(4):290-296.

［7］Portnoy S, Siev-Ner I, Shabshin N, et al. Patient-specific analyses of deep tissue loads post transtibial amputation in residual limbs of multiple prosthetic users[J]. Journal of Biomechanics, 2009,42(16):2686-2693.

［8］Fraisse N, Martinet N, Kpadonou T J, et al. Muscles of the below-knee amputees[J]. Ann Readapt Med Phys, 2008,51(3):218-227.

［9］Schmalz T, Blumentritt S, Reimers C. Selective thigh muscle atrophy in trans-tibial amputees: an ultrasonographic study[J]. Archives of Orthopaedic and Trauma Surgery, 2001, 121(6):307-312.

［10］Jaffery Z, Thornton S N, White C J. Acute limb ischemia[J]. The American Journal of the Medical Sciences, 2011, 342(3):226-234.

［11］Lee W C, Zhang M, Jia X, et al. Finite element modeling of the contact interface between trans-tibial residual limb and prosthetic socket[J]. Medical Engineering & Physics, 2004,26(8):655-662.

［12］Sanders J, Zachariah S, Jacobsen A, et al. Changes in interface pressures and shear stresses over time on trans-tibial amputee subjects ambulating with prosthetic limbs: Comparison of diurnal and six-month differences[J]. Journal of Biomechanics, 2005,38(8):1566-1573.

［13］Berke G. Post operative management of the lower extremity amputee-standards of care. Official findings of the Consensus conference[J]. J Prosthet Orthot, 2004, 16(35):6-12.

［14］Lilja M, Hoffmann P, Öberg T. Morphological changes during early trans-tibial prosthetic fitting[J]. Prosthet Orthot Int, 1998, 22(2):115-122.

［15］Sanders J E, Fatone S. Residual limb volume change: systematic review of measurement and management[J]. J Rehabil Res Dev, 2011, 48(8):949-986.

［16］Ochi M, Kohara K, Tabara Y, et al. Arterial stiffness is associated with low thigh muscle mass in middle-aged to elderly men[J]. Atherosclerosis, 2010,212(1):327-332.

［17］Guzman R J, Brinkley D M, Schumacher P M, et al. Tibial artery calcification as a marker of amputation risk in patients with peripheral arterial disease[J]. Journal of the American College of Cardiology, 2008, 51(20):1967-1974.

［18］Carter S A, Tate R B. The value of toe pulse waves in determination of risks for limb amputation and death in patients with peripheral arterial disease and skin ulcers or gangrene[J]. Journal of Vascular Surgery, 2001, 33(4):708-714.

［19］Liao F, Garrison D W, Jan Y-K. Relationship between nonlinear properties of sacral skin blood flow oscillations and vasodilatory function in people at risk for pressure ulcers[J]. Microvascular Research, 2010, 80(1):44-53.

［20］Paolini D J, Comerota A J, Jones L S. Lower extremity arterial inflow is adversely affected in patients with venous disease[J]. Journal of Vascular Surgery, 2008, 48(4):960-964.

［21］Macchi Macchi C, Cassigoli S, Lova R M, et al. Prosthesis intolerance in patients with transfemoral amputation: a videocapillaroscopic study[J]. American Journal of Physical Medicine & Rehabilitation, 2004,83(6):486-491.

［22］Fernie G, Holliday P, Lobb R. An instrument for monitoring stump oedema and shrinkage in amputees[J]. Prosthetics and Orthotics International, 1978, 2(2):69-72.

［23］Golbranson F L, Wirta R, Kuncir E, et al. Volume changes occurring in postoperative below-knee residual limbs [J]. J Rehabil Res Dev, 1988, 25(2):11-18.

［24］Smith K, Commean P, Bhatia G, et al. Validation of spiral CT and optical surface scanning for lower limb stump volumetry[J]. Prosthetics and Orthotics International, 1995,19(2):97-107.

［25］Krouskop T, Yalcinkaya M, Muilenberg A, et al. A measurement technique to assess residual limb volume[J]. Orthop Rev, 1979, 8:69-77.

［26］Saunders C G, Bannon M, Sabiston R M, et al. The CANFIT system: Shape management technology for prosthetic and orthotic applications[J]. Journal of Prosthetics and Orthotics, 1989, 1(3):122-130.

［27］Fernie G, Halsall A, Ruder K. Shape sensing as an educational aid for student prosthetists[J]. Prosthetics and Orthotics International, 1984, 8(2):87-90.

[28] Fernie G, Griggs G, Bartlett S, et al. Shape sensing for computer aided below-knee prosthetic socket design[J]. Prosthetics and Orthotics International, 1985, 9(1): 12 - 16.

[29] Öberg K, Kofman J, Karisson A, et al. The CAPOD System-A Scandinavian CAD/CAM System for Prosthetic Sockets[J]. Journal of Prosthetics and Orthotics, 1989, 1(3): 139 - 148.

[30] Lilja M, Oberg T. Volumetric determinations with CAD/CAM in prosthetics and orthotics: errors of measurement [J]. Journal of Rehabilitation Research and Development, 1995, 32(2): 141.

[31] Houston V L, Mason C P, Beattie A C, et al. The VA-Cyberware lower limb prosthetics-orthotics optical laser digitizer[J]. Journal of Rehabilitation Research and Development, 1995, 32(1): 55.

[32] Lemaire E D, Upton D, Paialunga J, et al. Clinical analysis of a CAD/CAM system for custom seating: A comparison with hand-sculpting methods[J]. Journal of Rehabilitation Research and Development, 1996, 33 (3): 311.

[33] Vannah W M, Drvaric D M, Stand III J A, et al. Performance of a continuously sampling hand-Held digitizer for residual-limb shape measurement[J]. Journal of Prosthetics and Orthotics, 1997, 9(4): 157 - 162.

[34] Erikson U, Lemperg R. Roentgenological study of movements of the amputation stump within the prosthesis socket in below-knee amputees fitted with a PTB prosthesis[J]. Acta Orthopaedica Scandinavica, 1969, 40(4): 520 - 526.

[35] Mayfield G W, Scanlon J, Long I. A new look to and through the above-knee socket[J]. Orthop Trans, 1977, 1 (1): 95.

[36] Meier R, Meeks Jr E, Herman R. Stump-socket fit of below-knee prostheses: comparison of three methods of measurement[J]. Archives of Physical Medicine and Rehabilitation, 1973, 54(12): 553 - 558.

[37] Lee W C, Zhang M, Jia X, et al. Finite element modeling of the contact interface between trans-tibial residual limb and prosthetic socket[J]. Medical Engineering & Physics, 2004, 26(8): 655 - 662.

[38] Vannier M W, Commean P K, Smith K E. Three-dimensional lower-extremity residua measurement systems error analysis[J]. Journal of Prosthetics and Orthotics, 1997, 9(2): 67 - 76.

[39] Torres-Moreno R, Jones D, Solomonidis S E, et al. Magnetic resonance imaging of residual soft tissues for computer-aided technology applications in prosthetics-A case study[J]. Journal of Prosthetics and Orthotics, 1999, 11(1): 6 - 11.

[40] Zhang M, Mak A, Chung A I, et al. MRI investigation of musculoskeletal action of transfemoral residual limb inside a prosthetic socket[C]. in Engineering in Medicine and Biology Society, 1998. Proceedings of the 20th Annual International Conference of the IEEE. 1998.

[41] He P, Xue K, Chen Q, et al. A PC-based ultrasonic data acquisition system for computer-aided prosthetic socket design[J]. Rehabilitation Engineering, IEEE Transactions on, 1996, 4(2): 114 - 119.

[42] 姜宗来,樊瑜波. 生物力学——从基础到前沿[M]. 北京: 科学出版社, 2010.

[43] Zhang M, Roberts V. The effect of shear forces externally applied to skin surface on underlying tissues[J]. Journal of Biomedical Engineering, 1993, 15(6): 451 - 456.

[44] Zhang M, Turner-Smith A, Roberts V. The reaction of skin and soft tissue to shear forces applied externally to the skin surface[J]. Proceedings of the Institution of Mechanical Engineers, Part H: Journal of Engineering in Medicine, 1994, 208(4): 217 - 222.

[45] Lee W C, Zhang M, Mak A F. Regional differences in pain threshold and tolerance of the transtibial residual limb: including the effects of age and interface material[J]. Archives of Physical Medicine and Rehabilitation, 2005, 86 (4): 641 - 649.

[46] Pyle A L, Young P P. Atheromas feel the pressure: biomechanical stress and atherosclerosis[J]. The American Journal of Pathology, 2010, 177(1): 4 - 9.

[47] 李小龙,晏菲,董瑞琪,等. 一种表征残肢血管结构变形的参数方法[J]. 医用生物力学, 2016, 31(1): 19 - 23.

[48] Dong R, Li X, Yan F, et al. The spatial structure changes of thigh arterial trees after transfemoral amputation: case studies[J]. Journal of Medical Imaging and Health Informatics, 2016, 6(3): 668 - 692.

[49] Liu X, Fan Y, Deng X. Effect of spiral flow on the transport of oxygen in the aorta: a numerical study[J]. Annals of Biomedical Engineering, 2010, 38(3): 917 - 926.

[50] Dowd G S. Predicting stump healing following amputation for peripheral vascular disease using the transcutaneous oxygen monitor[J]. Annals of the Royal College of Surgeons of England, 1987, 69(1): 31.

[51] Caron M-A, Thériault M-E, Paré M-è, et al. Hypoxia alters contractile protein homeostasis in L6 myotubes[J]. FEBS Letters, 2009, 583(9): 1528 - 1534.

［52］ Palumbo R，Gaetano C，Antonini A，et al. Different effects of high and low shear stress on platelet-derived growth factor isoform release by endothelial cells：consequences for smooth muscle cell migration［J］. Arterioscler Thromb Vasc Biol，2002，22(3)：405 - 411.

［53］ Yan F，Jiang W，Dong R，et al. Blood flow and oxygen transport in the descending branch of lateral femoral circumflex arteries after transfemoral amputation：A numerical study［J］. Journal of Medical and Biological Engineering，2017，37(1)：63 - 73.

［54］ Tarbell J M. Mass transport in arteries and the localization of atherosclerosis［J］. Annual Review of Biomedical Engineering，2003，5(1)：79 - 118.

# 2 下肢假肢的生物力学研究

安装假肢是截肢患者恢复活动能力和外观的主要康复手段。随着假肢技术的发展，越来越多的截肢者使用假肢来恢复行走能力和外观，同时患者对假肢性能的要求也越来越高。于是，假肢学逐渐成为康复工程学的一个重要组成部分，假肢的制造和配置技术也在日益进步和发展。

假肢设计对功能、穿着舒适度、轻便耐用性和外观等都有十分严格的要求。近年来由于现代工程技术的进步，假肢学在基础理论、结构设计、材料应用、制造和装配工艺上都有较快发展。假肢的基本结构一般包括接受腔、功能性部件（比如假脚与踝关节、膝关节机构）、连接部件、悬吊装备和外套。

## 2.1 接受腔

在假肢设计中，接受腔的设计至关重要。接受腔设计的好坏直接影响假肢的功能和使用时的舒适程度。假肢接受腔与残肢直接接触，形成人-机界面，担负着连接与传递载荷的重要任务。在行走的承载相中，它要传递的最大载荷约为人体体重的120%；在摆动相，它要将义肢悬挂在残肢上，且不允许有大的滑动。接受腔与残肢的连接既不能过紧，也不能太松。过松会出现大的相对滑动，极大地增加界面摩擦；过紧则会在残肢上增加额外的压力。

### 2.1.1 界面应力

对于残肢来说，接受腔与残肢之间的作用力是通过皮肤及皮下软组织传递的。相比于脚底软组织的承载能力，残肢软组织对于载荷的适应能力相对较低。那么，残肢/接受腔界面的应力大小和分布模式，是接受腔设计时无法回避的问题，也是假肢舒适性和安全性的重要评价指标。不适当的接受腔设计可能产生不适当的力分布，从而引起疼痛或残端软组织的损伤。因此，设计一个好的接受腔需要对其生物力学特性有一定的理解。

残肢由一个类似锥形的接受腔支撑，残肢和接受腔相互作用力分为正压力和剪切力，分布在整个界面上。由于残肢的锥角很小，压力的主要分量是压向残肢体的，只有较小的分量来支撑残肢的重量。考虑摩擦的影响，摩擦力作用在接触表面上，其较大的垂直分量也会帮助接受腔支撑残肢的重量。必须认识到的是，摩擦是产生在两个相互接触并有相对运动或运动趋势的物体上，摩擦力的大小取决于正压力和界面摩擦系数。从力学的观点来看，残肢端部是最直接承受垂直载荷的表面,但由于截断的骨头可能存在尖刃或所覆盖软组织不足,其承载能力受到限制。实验证明,不同的截肢者,残端的承载能力不同,通常在体重的 $10\%\sim40\%$[1]。

残肢每个部位的承载能力也并不相同[2,3](见图 1-5),接受腔的形状并不完全契合于残肢的形状,而是基于残肢的形状进行修改而成。从力学的角度来讲,均匀分布载荷可以最大限度地减少压力。但是由于不同区域的软组织厚度与刚度不同,残肢上不可能形成均匀分布的压力。目前,针对残肢压力分布,接受腔已有许多设计标准,如全接触式的等压分布、将载荷分布在主要的承载区等。无论依据什么理论,对于给定的接受腔形状,设计者都希望知道其压力是如何分布的,最大压力是多少,形状和其他参数的改变又如何影响载荷的变化。

已有许多研究来测算接受腔的应力分布,研究可分为两类:实验测试和计算模型分析。实验测试将力传感器安装在接受腔上或残肢和接受腔之间,测量残肢上的应力分布。计算模型分析,如有限元分析,通过对接受腔和残肢的数值模拟来估计和预测载荷的传递。两种方法各有优缺点,均可增加对假肢和残肢间力传递方式的理解。

许多种传感器可以用来测量特定位置的应力或界面上的压力分布,具体测量方法取决于传感器的种类和安装方法。接触应力分为正压力和剪切应力。大部分传感器用来测量压力,最近研发出 2 种三轴力传感器,可以测量离散点的正压力和两个方向的剪切力[4]。可将传感器夹在残肢和接受腔之间,这样不用损坏接受腔,但传感器必须很薄,否则会增加测量误差。也可将传感器固定在接受腔上。对于装有软套的接受腔,传感面应尽量接触残肢。不管怎样安装,应该尽量减少对界面的干扰,并测得所需要的界面压力。

残肢和接受腔之间的压力会受到很多因素的影响,比如假肢对线、走路姿势、接受腔修正情况及悬吊装置。不同患者对残肢上压力忍耐的能力也不同。有学者尝试用计算机辅助技术改进个性化接受腔设计和评估[5],他们用硬度计压于患者残肢上,逐渐加压直到患者开始感觉到疼痛,根据施加的力利用有限元计算对患者开始感觉到疼痛时相应的压力做出评估。凭借计算机辅助技术,接受腔可以在制作之前进行优化。如果残肢和接受腔之间的压力预计会超过患者的疼痛临界点,则应进行设计修正。用计算机辅助评估的方式更加高效,并且可以在制作接受腔之前发现问题并及时改善设计。

### 2.1.2 接受腔的 CAD/CAM

传统接受腔的制造是采用石膏绷带取形,手工打磨石膏阳模,再根据石膏阳模制作接受腔。接受腔的好坏主要取决于操作者的知识、经验和熟练程度。这种制作方法也缺乏重复性和保存性。随着计算机技术的发展,计算机辅助设计和制造(CAD/CAM)技术在 20 世纪 80 年代初开始应用于假肢制作上。这样的系统包括 4 部分:第 1 部分是残肢轮廓形状的采集和数字化,一种方法是通过测量残肢上的一些重要尺寸来近似地描绘出残肢的形状,目前常用的是接触式、非接触式扫描仪和数字化仪;第 2 部分是计算机辅助设计,根据残肢的形状来设计接受腔;第 3 部分是阳模的自动形成,根据设计好的接受腔形状,利用数控成型机床得到接受腔的阳模;第 4 部分是接受腔的快速真空热成型。

这类系统的最大弱点存在于计算机辅助设计部分。目前的软件可以显示残肢形状,并提供形状修改的功能。但仍然不能直接给出接受腔的形状,也不具备直接判断接受腔形状好坏的功能,更不具备智能设计。如果能够在这样的 CAD/CAM 系统上加入有限元分析,则系统的效益和可靠性将大大提高。有限元分析可以通过建立假肢接受腔和残肢的生物力学模型来得到接受腔和残肢之间的受力分布。如果积累足够经验,操作者可以通过受力分布来判断接受腔形状的好坏。如图 2-1 所示,加入有限元分析可以在制造和安装接受腔之前来判断它的好坏,这将大大提高设计的效益。

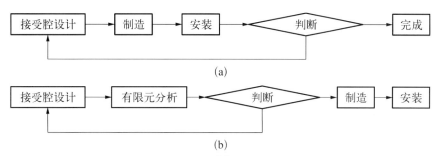

图 2-1 有限元分析对接受腔制造过程的作用[6]
Figure 2-1 Advantage of finite element analysis in optimizing socket fabrication process

## 2.1.3 有限元分析

采用有限元分析有两个目的: 第一可以增加对接受腔承载的生物力学理解;第二可以提高接受腔计算机辅助设计和制造(CAD/CAM)技术的效益和可靠性。有限元分析能够给出有用的应力传递信息。采用有限元方法研究残肢和接受腔接触界面的应力分布,需要建立系统的几何模型,并进行单元离散化(见图 2-2)。模型的建立基于大腿残肢表面及骨头

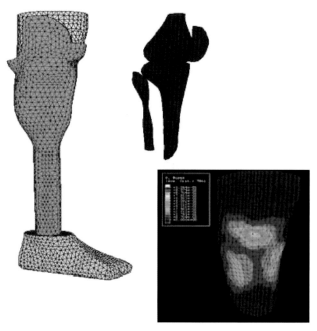

图 2-2 假肢的三维有限元模型[1]
Figure 2-2 3D finite element model of prosthesis

的形状,通常包括骨头、皮肤及皮下软组织、接受腔及假肢部件[7-10]。

为了模拟皮肤和接受腔之间的摩擦滑动条件,需使用界面单元或弹性接触体连接它们。之后通过超声测试得到软组织的力学特性,如超弹性质(hyper-elasticity)。有限元模拟残肢滑入接受腔的过程比较困难,先假设接受腔内表面和残肢具有相同的形状,分析过程中通过给接受腔的外表面施加位移边界条件来达到接受腔的真实形状。步态分析系统和足底力台用来测量外部力边界条件。一组力和力矩施加到股骨的上端,模拟行走中残肢和假肢的受力。有限元模型对假肢设计及安装的重要意义在于可以进行参数分析从而进行优化设计[10-12]。

因为界面上存在残肢和接受腔之间的摩擦和相对滑动,所以在有限元模型计算中,残肢与接受腔之间的接触模拟很具挑战性。以往的研究中,一种简化模型是将残肢与接受腔完全结合在一起,这种方式在便于计算的同时,忽略了界面上相对滑动和残肢表面较大的平面应力。另一种常用的简化方法是将残肢和接受腔的形状看成是一样的,这种假设忽略了患者穿戴上接受腔之后界面上的预应力。已有学者提出一种新的方法来模拟接触问题。将残肢与接受腔分别建立为两个部分,计算中考虑界面之间的接触、相对滑动及残肢套入接受腔之后的预应力[9]。通过与上述第2种简化方法对比发现,此模型在接受腔咬边区域的正应力和切应力峰值更低,但其他部位的应力值却有所增加。

以往模型都更多局限于静力分析,讨论患者的站立状态或者行走过程中的一个状态。然而临床研究表明,残肢损伤更易发生在运动过程中。一些学者基于患者行走过程的运动学和动力学特性,建立三维非线性有限元模型,研究动态载荷对界面压力的影响[13-15],在静态研究的基础上提出了研究整个步态周期中界面应力变化规律的必要性。

由于在站立期地面反作用力是作用于膝关节上的等效荷载的主要影响因素,因此考虑和不考虑惯性力情况下界面压力和切应力的差别并不大。两种条件下界面的正应力和切应力都有类似的双峰波形分布[13]。但是在摆动期没有地面反作用力,惯性力对计算等效荷载起主要作用。此时,界面的压力和切应力在考虑和不考虑惯性力情况下的结果差别很大。两种情况下的平均差异在站立期是8.4%,摆动期是20.1%。此外,在站立期的最大差异高达19%。在一个平地正常速度行走的步态周期内,残肢界面的平均正压力最大值是单腿站立状态下的1.15倍,是双腿站立状态下的1.73倍。残肢界面压力主要分布在髌韧带、胫骨内外侧和腘窝区,其他敏感区压力很小。动态分析和静态分析的结果存在较大差异,在站立相,4个主要承重区的压力变化曲线基本呈双峰蝶形,但在摆动相髌韧带区和其他3个区具有相反的变化规律。

静态站立和平地走路是截肢患者日常生活中最主要的活动。正因如此,对患者的康复主要是针对这两种活动时残肢和接受腔界面的压力分布情况。但事实上,基于普通步态条件下得到的数据并不能完全代表其他行走条件下的状况,比如斜坡、楼梯和不平整的路面。而这些情况又是患者在日常生活中不可避免地会遇到的。研究表明,在以上路况下行走时,残肢和接受腔之间的压力分布与在平地走路时是有较大区别的[16]。

健康的生活需要多走动,通常认为每天行走30 min有利于人体健康,对于下肢截肢患者建议一星期行走至少3 h。但很多小腿截肢患者不能长距离行走,行走量不够会增加血管疾病的病发率。下肢肌肉疲劳是小腿截肢患者不能长距离走路的主要原因。通过对小腿截肢患者在跑步机上进行长距离行走测试[17]，发现在长距离行走之后，受试者残肢和接受腔界面的压力明显降低。同时，腘窝区的触觉敏感度也显著降低。对受试者的问卷调查结果也与实验结果吻合，患者残肢并未感到不适，疼痛感也并未增加，反而健肢的跖屈肌疲劳程度显著增加，从而使行走稳定性减小。健肢的跖屈肌疲劳是受试者在长距离行走中遇到的主要问题。所以，建议康复治疗时应尝试减少跖屈肌的疲劳，从而促使患者长距离行走。

## 2.2 一体化小腿假肢

从 17 世纪末第一个有接受腔的膝下假肢问世至今，下肢假肢经历了一代又一代的革新。现在技术成熟且已大规模运用于临床的下肢假肢，大多仍是通过接受腔与残肢相连，称为传统型假肢。传统型假肢的假腿往往是一根金属杆，使得整个假肢较重，接受腔和金属杆之间用较昂贵的金属连接件连接。由于价格较贵，许多截肢者没有能力购买假肢，于是一些研究机构致力于开发一种价格低廉、舒适、美观并且经久耐用的新型下肢假肢。20 世纪 70 年代，一些研究者就提出用热塑性塑料制造下肢假肢，但当时的制造工艺限制了这种假肢的发展，直到 20 世纪 90 年代初，一体化假肢(monolimb)的概念才被提出。

### 2.2.1 一体化小腿假肢概念

一体化假肢是以价格低廉、可加热成型的高分子聚合物为材料，从接受腔到假腿一体成型的下肢假肢(见图 2 - 3)。一体化假肢按结构可分为内骨架式和外骨架式，内骨架一体化假肢在承重的骨架外有一层饰面(cosmetic cover)，饰面通常制作成真实腿的外观；外骨架一体化假肢的承重部分外部轮廓就是按照实际腿形状制作的。一体化假肢不仅能满足功能性和舒适性的要求，而且比传统型假肢更经济、更美观、更轻便，其材料也极易获取且便于加工[18]。另外，经过多年的试用，已经证明此假肢的耐久性。综上，一体化假肢具有较大的研究价值和发展潜力。近十多年来，一体化假肢的制造工艺已发展得相当成熟，并且已有一定数量的截肢者选择使用一体化假肢，一体化假肢已逐步受到假肢界的关注。

### 2.2.2 界面应力分析

如同传统假肢一样，一体化假肢的接受腔与残端相互作用，对残端表面应力分布规律的研究，可为接受腔设计提供重要的理论依据。一体化假肢在承载等功能上与传统假肢基本相同，两种假肢最大的差异在于结构和材料组成不同。同样，一体化假肢的应力分析对于其构型设计和优化具有重要的意义。假肢中的应力分布无疑与其承受的载荷密切相关，而所受载荷的大小和方式又与人的行走密切关联。

传统型假肢的主要研究方法包括实验测试和有限元分析。实验方法只能对某些部位进

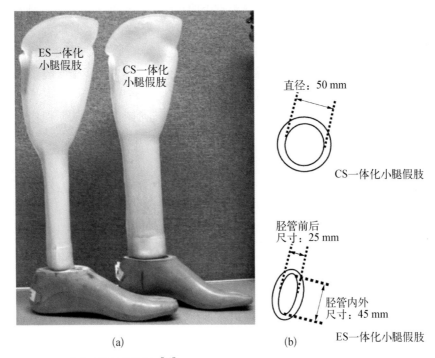

图 2-3 一体化小腿假肢结构图[12]

(a) ES(elliptical-shank)椭圆胫管和 CS(circular-shank)圆形胫管；(b) 两者小腿部分横截面形状不同

**Figure 2-3** Alternative Pylon Shape Analysis

行测量，而不易得到全局的应力分布，而且只能对已有的假肢进行评价，较难进行预测，也不便于参数分析，因而难以直接用来指导假肢的设计。有限元方法则可以克服实验测量的局限性，所以已广泛应用于假肢领域。

传统型假肢有限元分析的基本目的是通过有限元计算得到残肢与接受腔界面的应力分布。自 20 世纪 80 年代中期以来，有限元方法逐渐运用到假肢设计领域中，已建立了许多基于不同假设条件下的膝下(below knee)和膝上(above knee)假肢有限元模型(见图 2-4)。传统型假肢的假腿和接受腔往往都是由较坚硬的材料制成，假肢本身的强度足够，所以研究的焦点往往集中在残端表面，而忽略了对假肢本身应力分布的研究，有限元模型中也通常没有考虑假腿部分。由于身体的全部重量最终都会传递到假肢上，而一体化假肢是用质地相对柔软的高分子聚合物制成的，整个假肢的壁都较薄，并且其几何构形不同于传统型假肢。可见，对一体化假肢的强度和应力分布情况进行研究显得尤为重要。

在步态研究中，人的行走过程可归纳为 5 个典型的步态时相：足跟着地(heel strike)、全足底着地(foot flat)、支撑相中期(mid-stance)、足跟离地(heel off)和足尖离地(toe off)。通过有限元分析发现，在以上时相状态下，整个假肢外表面的应力都高于对应区域的内表面[20,21]。由于载荷会由接受腔最终传递给假腿，致使假腿的应力高于接受腔，并且假腿呈现出高应力区和低应力区相间的分布规律。接受腔没有明显的高低应力区，且下端的应力分布规律与假腿一致。接受腔和假腿交界区域前端和后端的应力很大，且后端的应力高于前

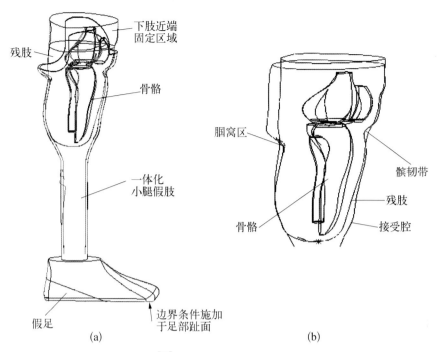

图 2-4 假肢的有限元分析模型[19]
(a) 一体化假肢有限元计算模型;(b) 残肢几何模型局部图
**Figure 2-4** Finite element analysis model

端,与假腿和接受腔下端的情况相同。

对应不同步态时相,假肢所受载荷也是不同的。通过对这 5 个典型步态时相一体化小腿假肢的有限元分析,发现模型各部分在全足底着地、支撑相中期和足跟离地步态时相都呈现出较大的应力,尤其是足跟离地,是步态周期中最不利的步态时相[22]。因此,一体化小腿假肢在这 3 个步态时相容易发生破坏。可见,一体化假肢的设计必须满足这 3 个步态时相的强度要求,尤其是 heel off 步态时相。各步态时相假腿和接受腔的应力分布规律不尽相同,这跟足部与地面接触的区域有关。足跟着地步态时相仅足跟与地面接触,全足底着地步态时相则是整个脚掌着地,后 3 个步态时相可归纳为足跟离地。

在支撑相中期步态时相时,接受腔的应力值较小,假腿的应力值较大,整个假肢的高应力区大多出现在假腿下端及接受腔和假腿的交界区域[23]。各步态时相接受腔和假腿的交界区域都呈现出较大的应力,这是接受腔和假腿在几何形状上的明显差异造成的。为了消除交界区域的应力集中,必须做到从接受腔到假腿的光滑过渡,这恰好就是外骨架式一体化小腿假肢的设计标准。

## 2.2.3 设计参数

临床中使用最多的一体化小腿假肢材料是聚丙烯均聚物,但一些研究者认为聚丙烯均聚物质地较脆。通过对 20% 玻璃纤维加固的聚丙烯、丙烯酸树脂、聚丙烯和聚乙烯以及共聚物 4 种材料的有限元计算分析可以看出,聚丙烯均聚物的屈服极限明显高于其他三种材料[20]。鉴于聚丙烯均聚物的屈服极限较大,并且在一定范围内假肢材料特性的改变对于调整假肢和软组织应力分布并不明显,同时聚丙烯均聚物极易获取且价格便宜,针对这 4 种材料,选用聚丙烯均聚物作为一体化小腿假肢材料是最合理的。

壁面厚度是一体化假肢设计的重要参数,直接影响一体化假肢的应力分布和重量。通过模拟足跟离地步态时相的应力分布,发现在壁面厚度越大的部位处应力越小[24],故建议可以适当增加壁面厚度来减小一体化小腿假肢的应力。但另一方面,壁面厚度的增加会增加假肢的重量,使截肢者的运动负担增加。因此,必须对壁面厚度进行优化以达到应力和重量的平衡。针对材料为聚丙烯均聚物的一体化小腿假肢,综合考虑后建议壁面厚度为5 mm[24]。同时,研究发现随着一体化小腿假肢小腿部分的刚度增加,作用于残肢上的最大应力值也将增加[19]。因此在优化一体化假肢的时候,不仅需要考虑假肢强度,也需要同时考虑残肢上的应力分布。

一体化小腿假肢的小腿部分具有弹性,从某种程度上讲在步态中通过变形替代了踝关节运动。据调查,大多数受试者认为在测试中的一体化假肢弹性越大穿戴越舒服,走路也更轻松[26]。从这方面来说,一体化小腿假肢体现了与储能假脚类似的优势。除此之外,一体化小腿假肢比储能假脚更加轻便,价格也更加低廉。根据所收到的实验反馈来看,大多数受试者很喜欢一体化假肢的轻便性[12]。在提供弹性的同时,为了保证稳定,一体化小腿假肢也必须满足足够的强度要求。为此,有学者对 4 个设计要素进行了研究:接受腔热塑性材料厚度、小腿加强筋厚度、小腿前后方向(anteroposterior,AP)尺寸和内外方向(medial-lateral,ML)尺寸[25](见图 2 - 5),研究表明小腿前后方向尺寸对 mises 应力的峰值、假肢的变形和背曲角度的影响最为显著,而加强筋厚度影响相对较小。

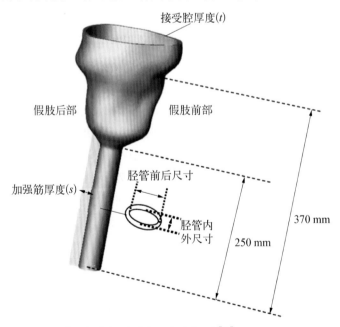

图 2 - 5　一体化假肢小腿部分的 4 个设计要素[25]
**Figure 2 - 5**　Four design factors considered in the design of monolimbs

此外，从一体化小腿假肢的疲劳实验结果可以看出，踝关节连接件设计对于整个结构完整性的影响最大[10]。

## 2.3 假肢对线

假肢对线的基本概念包含两个主要意思：测量和改变接受腔的空间位置。对应起来则可以将假肢的对线分别解释为动词和名词形式。

名词形式的假肢对线仅仅是假肢相对于一个参照的相对位置（见图2-6）。值得注意的是，即使保持假肢的空间位置不变，基于不同的参考坐标系，所谓的对线有很大不同。为了操作方便，临床医生和研究人员在测量假肢对线时选择的参考坐标系可能会有所不同，例如可能使用骨骼结构、假肢接受腔的主轴线、假足结构或者重力场作为参考。

对线也是一种行为，它是假肢矫形师调整假肢各部分空间相对关系的工作。假肢矫形师优化下肢假肢的对线以使患者穿戴后满足生物力学要求。对线的调整不仅需要考虑静态平衡，同时也需要满足动态时的功能要求。调整对线需要经历反复多次的过程。

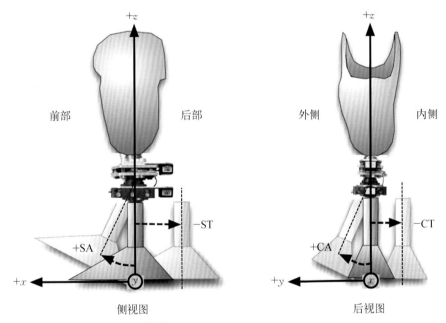

图 2-6 小腿假肢对线坐标系[33]
SA—矢状面角度对线；ST—矢状面平移对线；CA—冠状面角度对线；CT—冠状面平移对线
Figure 2-6 Schematic of coordinate system of alignment

在对线过程中，各个参考坐标对小腿假肢对线的调节都十分重要。比如，在决定如何改进对线的时候，矫形师同时会考虑膝关节在站立期的弯曲、脚掌和地面的接触区域及患者的重心位置。对于一个参考坐标里的对线感知可能会改变矫形师对其他部分的考量。如在足跟着地的时候,矫形师可能会观察到接受腔和膝关节保持恒定的相对关系不变,但却会忽视在支撑相前期的膝关节弯曲不足。

## 2.3.1 对线过程

对线有 3 个阶段:工作台对线、静态对线和动态对线。在第 1 阶段,假肢矫形师进行工作台对线,调整接受腔到一个定位基准线。接受腔和其他支撑结构(特别是足部的位置)的相对关系通过夹具或者单纯靠视觉调整到目标角度和线性位置。工作台对线是根据患者的要求预期来进行的。在固定之前,接受腔相对于假肢膝关节和假足的位置是通过旋转和平移来调整的。

工作台对线的目的是将假肢调整到所期望的调整范围的中间位置。在之后的静态对线和动态对线中将会对这个位置进行优化。假肢的调整范围有限,在后面两个对线阶段所需的改变范围不足可能导致重新进行工作台对线。成功的工作台对线能通过调整将差异平均化以满足后两个阶段的要求。

在静态对线阶段,患者穿上假肢,矫形师逐步调整位于接受腔和假肢末端的机械校准装置,此时通常是在静态承重的时候。静态对线的目的是调整接受腔到正确的高度和方向。因此,患者会垂直站立,或将体重平均分布在假肢侧和对侧,甚至假足的跖面前后重力均匀分布,达到最大平衡。假肢矫形师通常配合静态力台及激光标线器来视觉化静态对线时的重力分布和载重线。

动态对线是矫形师根据患者步态进行反复调整的过程。矫形师在此过程中观察患者在走路时的动态平衡,主要是靠视觉、声音及跟患者的交流。患者将他们平衡状态和作用力作用于身体上的感觉反馈给矫形师,矫形师再手动调整接受腔和假足之间角度和位置相对关系。最后的这个过程需要反复进行,直至矫形师确认继续调整已经不能有明显的改进为止。

## 2.3.2 小腿假肢对线研究

对假肢对线的定量研究可以为假肢矫形师判别对线错位提供指导。动态对线虽然主要依靠的是假肢矫形师的临床判断和经验,但患者的反馈也不可轻视。实际上,患者有一定能力通过自身调整来应对对线问题。比如,他们会用补偿性步态来适应假肢的舒适性或功能问题,但这会导致与正常步态的差异增大。研究表明,在对线错位的情况下受试者步态的地面反作用力和时间-位移参数都发生改变[27]。受试者通过改变膝关节弯矩、步态对称性和残肢/接受腔的界面应力来改善舒适性及步态运动。截肢患者穿戴假肢以后的能量消耗、步态及行走舒适性等生物力学属性不会全都随着对线的改进而改善,最终患者会通过自身调整来达到一个整体上优化的步态。

患者对于假肢穿戴和功能的感知及其反馈是决定对线好坏的重要因素。一些患者能很好地把假肢的舒适度和体验反馈给假肢矫形师,但也有一些患者无法提供明确的信息。所以小腿截肢患者是否能明确感受到他们假肢对线的问题及能否有效地将信息反馈给假肢矫形师显得尤为重要。另外,研究表明截肢患者对于冠状面上对线角度错位的感知是有效的,但是对于其他对线条件却不是那么可信[28],受试者对矢状面上对线错位时接受腔反作用引起弯矩变化的感知较弱,这也意味着对于此对线条件使用辅助工具客观地优化对线会更好。

小腿假肢对线错位对接受腔反作用力矩会产生影响[29,30](见图2-7)。各个平面上的接受腔反作用力矩会作用在残肢上,其大小直接影响患者穿戴假肢的舒适性。同时,已有研究表明,不同平面上的位移和角度对线错位对接受腔反作用力矩的影响都有不同之处[29,30],了解在不同对线情况下矢状面和冠状面接受腔反作用力矩的变化,可以帮助假肢矫形师更好地理解对线错位在生物力学上的影响。

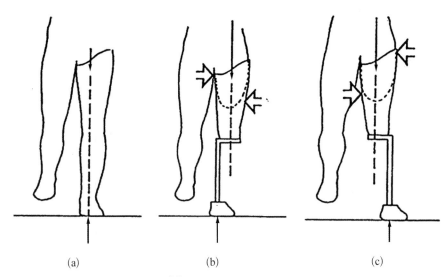

图 2-7　对线对接受腔受力的影响[1]
(a) 身体重心与地面支撑反力作用于同一直线;(b) 脚相对于接受腔的位置偏向内侧;(c) 脚相对于接受腔的位置偏向外侧
**Figure 2-7**　Force diagram of different alignments

目前,对线过程是根据某一平面上观测到的步态差异通过在此平面上进行对线调整来进行的。这样做的前提是假设观测到的偏差是由于同平面的对线错位引起的。通过对不在相同平面上的对线错位情况下接受腔反作用力矩进行研究发现,在矢状面上的接受腔对线外伸错位会导致步态时相早期冠状面上的内翻力矩显著减小[31](见图2-8和图2-9)。因此,建议小腿假肢对线最好先从矢状面进行,然后再调整冠状面。

截肢患者对对线错位的反应也有个体化差异[32]。每个人的步态都有些许不同,假肢矫形师在临床上利用接受腔反作用力矩调整对线时应注意这种差异,更多地了解患者个人对对线错位的反应可以对特定的患者进行更有针对性的对线调整。

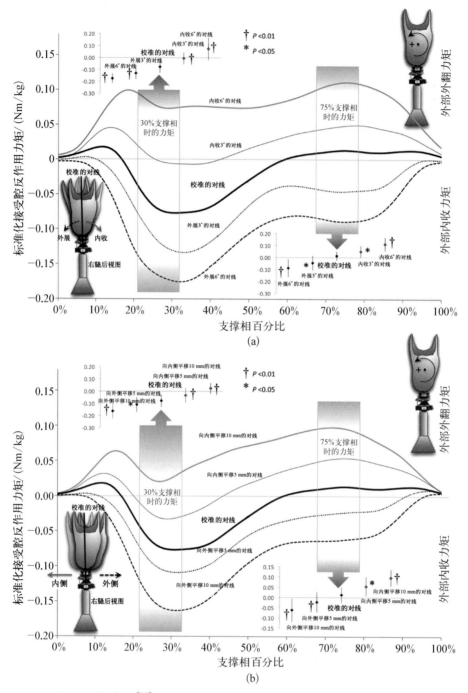

图 2 - 8  接受腔反作用力矩[29]
(a) 冠状面不同角度对线；(b) 冠状面不同平移对线

**Figure 2 - 8**  Normalized socket reaction moment (Nm/kg) in response to coronal angular changes and coronal translation changes

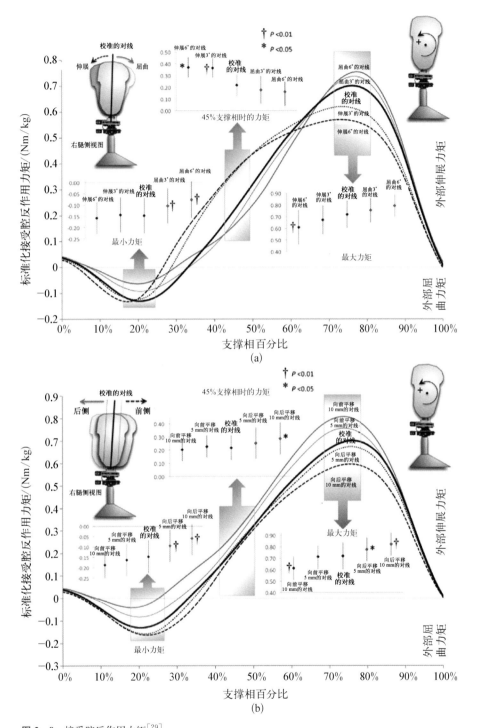

**图 2 - 9**　接受腔反作用力矩[29]
（a）矢状面不同角度对线；（b）矢状面不同平移对线
**Figure 2 - 9**　Normalized socket reaction moment（Nm/kg）in response to sagittal angle changes and sagittal translation changes

（徐智　黄伟志　王岩　蒋文涛　张明）

## 参考文献

［1］姜宗来,樊瑜波. 生物力学——从基础到前沿［M］. 北京:科学出版社,2010.

［2］Zhang M, Lee W C. Quantifying the regional load-bearing ability of trans-tibial stumps［J］. Prosthetics and Orthotics International, 2006, 30(1): 25 - 34.

［3］Lee W C, Zhang M, Mak A F. Regional differences in pain threshold and tolerance of the transtibial residual limb: including the effects of age and interface material［J］. Archives of Physical Medicine and Rehabilitation, 2005, 86(4): 641 - 649.

［4］Zhang M, Turner-Smith A R, Tanner A, et al. Clinical investigation of the pressure and shear stress on the transtibial stump with a prosthesis［J］. Medical Engineering & Physics, 1998,20(3): 188 - 198.

［5］Lee W C, Zhang M. Using computational simulation to aid in the prediction of socket fit: A preliminary study［J］. Medical Engineering & Physics, 2007,29(8): 923 - 929.

［6］张明,麦福达. 假肢接受腔的计算机辅助设计和应力分析模型［J］. 现代康复,2000, 4(2): 192 - 193.

［7］Mak A F , Zhang M, Boone D A. State-of-the-art research in lower-limb prosthetic biomechanics-socket interface: A review［J］. Journal of Rehabilitation Research and Development, 2001. 38(2): 161 - 173.

［8］Jia X, Zhang M, Lee W C. Load transfer mechanics between trans-tibial prosthetic socket and residual limb-Dynamic effects［J］. Journal of Biomechanics, 2004,37(9): 1371 - 1377.

［9］Lee W C, Zhang M, Jia X, et al. Finite element modeling of the contact interface between trans-tibial residual limb and prosthetic socket［J］. Medical Engineering & Physics, 2004,26(8): 655 - 662.

［10］Lee W C, Zhang M. Fatigue test of low-cost flexible-shank monolimb trans-tibial prosthesis［J］. Prosthetics & Orthotics International, 2006,30(3): 305 - 315.

［11］Chen N-Z, Lee W C, Zhang M. A robust design procedure for improvement of quality of lower-limb prosthesis［J］. Bio-medical Materials and Engineering, 2006, 16(5): 309 - 318.

［12］Lee W C, Zhang M, Chan P P, et al. Gait analysis of low-cost flexible-shank transtibial prostheses. ［J］. IEEE Transactions on Neural Systems & Rehabilitation Engineering, 2006,14(3): 370 - 377.

［13］Xiaohong X, Zhang M, Wang R, et al. Dynamic investigation of interface stress on below-knee residual limb in a prosthetic socket［J］. Tsinghua Science and Technology, 2004,9(6): 680 - 683.

［14］贾晓红,张明,王人成,等. 动态载荷对小腿截肢患者残端压力的影响［J］. 清华大学学报:自然科学版, 2004, 44(2): 186 - 189.

［15］贾晓红,张明,王人成,等. 惯性载荷对截肢患者残肢/接受腔界面应力的影响研究［J］. 生物医学工程学杂志, 2005, 22(3): 468 - 471.

［16］Dou P, Jia X, Suo S, et al. Pressure distribution at the stump/socket interface in transtibial amputees during walking on stairs, slope and non-flat road［J］. Clinical Biomechanics, 2006,21(10): 1067 - 1073.

［17］Yeung L F, Leung A K L, Zhang M, et al. Effects of long-distance walking on socket-limb interface pressure, tactile sensitivity and subjective perceptions of trans-tibial amputees［J］. Disability & Rehabilitation, 2013,35(11): 888 - 893.

［18］Man H-s. Development and evaluation of economical trans-tibial prosthesis for rural area［D］. Hong Kong: The Hong Kong Polytechnic University, 2010.

［19］Lee W C, Zhang M, Boone D A, et al. Finite-element analysis to determine effect of monolimb flexibility on structural strength and interaction between residual limb and prosthetic socket［J］. Journal of Rehabilitation Research & Development, 2004,41(6A): 775.

［20］樊瑜波,刘展,张明,等. 内骨架一体化小腿假肢的生物力学研究［J］. 中国生物医学工程学报,2005,24(1): 1 - 7.

［21］刘展,樊瑜波,钱英莉,等. 一体化假肢与传统假肢生物力学模型的比较［J］. 中国临床康复,2006,10(33): 98 - 100.

［22］刘展,樊瑜波,张明. 一体化小腿假肢在不同步态时相的应力分布［J］. 四川大学学报:工程科学版,2004,36(5): 25 - 29.

［23］刘展,樊瑜波,张明,等. 一体化小腿假肢的三维有限元应力分析［J］. 生物医学工程学杂志,2003,20(4): 622 - 625.

［24］刘展,樊瑜波,张明,等. 壁面厚度对一体化小腿假肢应力分布的影响［J］. 生物医学工程学杂志,2004,21(4): 562 - 565.

［25］Lee W, Zhang M. Design of monolimb using finite element modelling and statistics-based Taguchi method［J］. Clinical Biomechanics, 2005,20(7): 759 - 766.

［26］ Valenti T J. Experience with endoflex: A monolithic thermoplastic prosthesis for below-knee amputees[J]. Journal of Prosthetics and Orthotics，1990，3(1)：43－50.

［27］ Jia X，Zhang M，Wang R，et al. Influence of prosthetic sagittal alignment on trans-tibial amputee gait and compensating pattern：a case study [J]. Tsinghua Science & Technology，2008，13(5)：581－586.

［28］ Boone D A，Kobayashi T，Chou T G，et al. Perception of socket alignment perturbations in amputees with transtibial prostheses.[J]. Journal of Rehabilitation Research & Development，2012,49(6)：843－853.

［29］ Boone D A，Kobayashi T，Chou T G，et al. Influence of malalignment on socket reaction moments during gait in amputees with transtibial prostheses[J]. Gait & Posture，2013,37(4)：620－626.

［30］ Kobayashi T，Orendurff M S，Zhang M，et al. Effect of alignment changes on sagittal and coronal socket reaction moment interactions in transtibial prostheses.[J]. Journal of Biomechanics，2013,46(7)：1343－1350.

［31］ Kobayashi T，Orendurff M S，Zhang M，et al. Effect of transtibial prosthesis alignment changes on out-of-plane socket reaction moments during walking in amputees[J]. Journal of Biomechanics，2012,45(15)：2603－2609.

［32］ Kobayashi T，Orendurff M S，Zhang M，et al. Individual responses to alignment perturbations in socket reaction moments while walking in transtibial prostheses.[J]. Clinical Biomechanics，2014,29(5)：590－594.

# 3　脊柱侧凸矫形器的生物力学

特发性脊柱侧凸(idiopathic scoliosis)最常见于11～17岁的青少年,约占脊柱侧凸的80％[1]。正常人的枕骨结节到骶骨棘的所有脊柱棘突为一条直线。若这条中轴线出现向左或者向右的偏离,且角度超过10°,即为脊柱侧凸。脊柱侧凸的同时亦常伴有脊柱不同程度的旋转。特发性脊柱侧凸病因尚未明确。它可能与基因、体质、营养、姿势、习惯及发育期的成长速度有一定的关系。其在全球的发病率为0.93％～12％,中国大陆的发病率约1.02％。此病以女性居多,女性约为男性的10倍。脊柱侧凸多发生于胸上段,以右侧凸为多;其次是胸腰段,多为左侧凸。轻度脊椎侧凸患者中,男性与女性胸段侧凸均约为30％;而在重度脊椎侧凸患者中,女性约占60％,而男性约占35％[2]。

## 3.1　概述

脊柱侧凸的常见症状可分为体态姿势和身体症状两大方面。体态姿势的异常及疼痛等引起的不适与侧凸的程度不同而不同。脊柱侧凸最为直接明显的危害就是该类人群外观结构上出现异常。而这种异常严重的会影响患者身体及心理上不健康发育。青少年正值身体与心理发育的重要阶段,生理功能的受限及不健康心理将使其在正常学习、生活、工作、婚姻、家庭方面受到影响。特发性脊柱侧凸的一般治疗原则为防止侧凸的加重。常见的治疗方式包括:观察,运动,采用矫形器、石膏及手术进行治疗。虽然通过这些干预方式能阻止或者缓解脊柱侧凸加重的进程,但要完全纠正侧凸角度仍然相当困难。Cobb角是脊柱侧凸最常用的角度测量指标及严重程度的分类标准。在对包含脊柱标准全长的正位相的X片上测量时,上端椎上缘的垂线与下端椎下缘的垂线的夹角即为Cobb角。按照国际脊柱侧凸研究学会(Scoliosis Research Society,SRS)标准,轻度的脊柱侧凸是指Cobb角<40°,中度的脊柱侧凸是Cobb角介于40°～60°,严重的脊柱侧凸是指Cobb角介于60°～80°,极严重的脊柱侧凸指Cobb角>80°。Cobb角也是治疗效果的检测标准之一,若治疗后,Cobb角出现5°以上的减少,则可视其干预有效。

脊柱侧凸的矫治方式主要包括运动训练、脊柱矫形器及外科手术。运动训练主要针对10°～20°的脊柱侧凸患者,脊柱矫形器主要应用于20°～40°的脊柱侧凸患者,而外科手术主要应用于40°以上的脊柱侧凸患者,本章节主要讨论脊柱侧凸矫形器的类型和应用。

## 3.2 脊柱侧凸矫形器

轻度的脊柱侧凸(个别案例除外)大多没有明显的不适,外观上看不到明显的身体变形。但若不及时有效地进行防治,也会对该类人群的生活质量造成程度不一的消极影响。脊柱侧凸矫形器是治疗轻度脊柱侧凸者(尤其是 Cobb 角为 25°～40°的患者)最主要的干预手段之一。应用于临床中的脊柱侧凸矫形器种类繁多。随着近几年的发展,新型的矫形器也已研发及应用。不同位置和形状的脊柱侧凸,其矫形器的作用点和方式也不一样。

### 3.2.1 治疗原理

脊柱侧凸矫形器主要通过机械力、外部及本体感觉输入,减少额外负重和不对称的运动,从而改善躯体神经肌肉的控制能力,预防恶性循环的发生。其治疗原理大致如下:

(1)三点力原理:在冠状面上,采用三点作用系统对脊柱进行固定和矫正。

(2)压力区与释放区:利用压力垫施加压力从而造成脊柱在冠状面上的位移和水平面上的扭转,且在对应方向留有空间以便压力的释放。

(3)纵向牵引:腹压的适度增高可减少椎体间的纵向压力,如腹托的利用。

(4)骨盆固定:骨盆的固定与脊柱对线对位,对脊柱的活动有重要意义,且是矫正脊柱其他部分侧凸畸形的基础。

(5)椎体抗旋:主被动牵引可减少椎体与椎间关节的承载。作为外在纵向牵引力的被动牵引可限制胸腔及腹腔的横向运动,只能进行主动纵向运动,从而实现主动牵引。

(6)躯干上的作用力:肋骨在侧凸和旋转的椎体上存在斜向上的作用力。尽量避开人体的骨突部位及敏感部位。

### 3.2.2 治疗效果评价标准

2005 年,SRS 发布了矫形器治疗脊柱侧凸的临床效果评价标准,主要分为 4 个等级:

(1)改善(improved):脊椎侧凸角度减少的度数≥6°。

(2)稳定(stable):脊椎侧凸角度增加≤5°。

(3)进展(progressed):脊椎侧凸角度增加≥6°。

(4)进展(progression):Cobb 角>45°,建议手术干预。

### 3.2.3 侧凸进展风险度

自然情况下,脊柱侧凸者不发生侧凸加重风险的比例约为 34%[3]。另外,虽然多数研究者认为 Cobb 角介于 10°～30°的接近骨骼成熟的患者,其侧凸角度很少增加[1,4-6]。不过,即便骨龄已经成熟,脊柱侧凸角度不一定就停止增加。影响脊椎侧凸角度增加与否的风险因素也是复杂的,是生理及心理两方面共同作用的结果。其中如骨龄的成熟度、侧凸性质、肥胖程度、患者的依从性等[1,4-14]均会影响侧凸角度。

判断骨龄成熟度有三大指标：

(1) Risser 征为Ⅰ度～Ⅴ度。髂嵴骨骺移动(excursion of iliac apophyses)：Risser 将髂嵴分为 4 等份,骨化由髂前上嵴向髂后上嵴移动,骨骺移动 25% 为Ⅰ度,50% 为Ⅱ度,75% 为Ⅲ度,移动到髂后上棘为Ⅳ度,骨骺与髂骨融合为Ⅴ度。

(2) 对于女性,月经初潮后至少 2 年即为骨骼成熟。

(3) 至少 12 个月内站立位下脊柱增长高度小于 1 cm。

侧凸性质又包括初始侧凸角度、侧凸方式、脊柱柔韧性、矫正率等多个方面[7-13]。脊柱侧凸虽然是侧方的弯曲,但侧凸常伴有旋转,并出现典型椎旁肋骨隆起(即驼背),驼背程度会影响治疗效果[9]。另外,双侧凸比单侧凸更难治疗。矫正率的高低因种类不同有所不同,而与穿戴时间的关系尚待研究[15]。一般认为,有效的矫正率应达到＞50%[16]。此外,运用计算机辅助设计和制作系统(computer-aided design and computer-aided manufacture, CAD - CAM)制作的矫形器较人工制作的矫形器在矫正率方面更有优势[17]。越来越多的研究者选择将 CAD - CAM 用于矫形器的制作[18,19]。

患者的依从性也与侧凸进展危险性加重有密切的关系[9,14]。患者依从性高,侧凸进展危险性将减少,患者的生活质量也会有所提高[15,20-22]。研究发现,不同材质的脊柱矫形器,患者的依从性有所不同,对生活质量的影响也不同[23]。即便是相同材质的矫形器,患者依从性也存在差异[24]。而在对患者依从性的评估中,早前主要以主观方式开展,即通过电话随访等方式了解患者佩戴矫形器的时间。此外,也有研究者采取调查问卷来评估患者对矫形器的接受程度。为进一步了解依从性与矫形器治疗效果的相关性,研究者倾向于使用温度感应器[24]。通过对温度的记录,研究者能了解患者穿戴矫形器的情况。安装在矫形器上的温度感应器每 15 分钟记录一次时间及温度。当温度达到或者超过 28℃时,表示矫形器正在被使用[24]。客观记录患者的依从性,不仅对脊柱矫形器的研发和临床应用有重要作用,而且也有利于科研工作。另外,学者也表示男性比女性更易发生侧凸加重,从而导致治疗效果下降[7,25-27]。

## 3.2.4 脊柱侧凸矫形器种类

脊柱侧凸矫形器的发展已经历半个多世纪。虽然它在临床上的应用日趋广泛,但其治疗效果目前尚无定论。多数学者认为,脊椎侧凸矫形器主要用于预防侧凸加重,而在减少侧凸严重程度方面的效果并不明显。1958 年,密尔沃基(Milwaukee)式矫形器首次被研发出来[28],但是直到 1974 年才基本定型并使用。随后,研究者开发了胸腰骶脊柱侧凸矫形器(Thoracolumbosacral orthosis, TLSO),也称腋下型脊柱侧凸矫形器。TLSO 种类很多,有波士顿(Boston)式、里昂式(Lyon)式或称斯塔格纳拉(Stagnara)式、大阪医大(OMC)式、色努(Cheneau)式、威尔明顿(Wilmington)式、查尔斯顿(Charleston)式、Providence 式等。此外,新的需求更进一步促进了 SPORT(symmetric, patient-oriented, rigid, three-dimensional, active)矫形器的诞生。脊柱侧凸矫形器按其穿戴时间可粗略分为两类：Full - time 类和Night - time 类。下面结合所查找到的最新资料,围绕脊柱侧凸矫形器在特发性脊柱侧凸防治方面的研究,作进一步的介绍。

### 3.2.4.1　Full‑time 脊柱侧凸矫形器

Full‑time 脊柱侧凸矫形器多指在治疗早期或者治疗期间需全天使用,每天穿戴时间需大于 20～23 h,部分只需达到 16 h 以上。该类矫形器只在清洗、运动及治疗时脱下。根据材质的不同又可分为硬质矫形器和软质矫形器两类。

1)Full‑time 硬质矫形器

(1)密尔沃基(Milwaukee)式矫形器。Milwaukee 式矫形器是最早用于治疗脊柱侧凸的矫形器,也常作为评估其他矫形器效果的参照标准[28,29]。Milwaukee 式矫形器具有良好的牵引矫正力和侧方矫正力,主要适用于高位的胸椎脊柱侧凸患者,尤其适用于柔韧性好的脊柱侧凸。少儿型脊柱侧凸需要长期固定,而胸腰矫形器可能会压迫胸廓影响肺功能,因此在治疗中应选择 Milwaukee 式矫形器。然而由于材质、上端结构、外观等方面的原因,Milwaukee 矫形器会引起患者出现抑郁、孤独,活动怠慢等症状,进而导致日常生活质量下降[23]。因此,Milwaukee 式脊柱侧凸矫形器在临床上的应用有限。

(2)波士顿(Boston)式矫形器。Boston 式矫形器亦属常见的 TLSO 矫形器,由波士顿哈巴德大学儿童医院的 Hall 等人在密尔沃基式矫形器的基础上开发而成的[30]。波士顿式矫形器的矫正率约为 50%[31]。一项针对 276 名脊柱侧凸患者的十年的回顾性调查研究[10]指出,Boston 式矫形器成功控制了 135(49%)名患者的侧凸角度的增加。同时,有 83(30%)名患者的侧凸角度在治疗过程中超过了 45°,需要接受进一步手术治疗。该项研究还显示,矫形治疗对于肥胖型脊柱侧凸患者的效果明显差于非肥胖型脊柱侧凸患者。肥胖脊柱侧凸患者侧凸角度增加明显,这可能与多个因素有关。一是侧凸矫正率的差异,肥胖型脊柱侧凸患者的侧凸矫正度数远低于非肥胖型患者的度数,而且该矫正率比其他报告中提及的矫正率也相对较低。肥胖患者躯体结构特点可能会导致侧凸矫正度存在差异,肥胖患者软组织较厚,面积较大,这样压力垫及条带所产生的压力效果就会相对降低,从而导致矫正度的下降。再者,肥胖患者可能更易在长时间佩戴矫形器时感到不适。此外,肥胖患者脊柱受压增加,侧凸压力也更大。Yrjönen 等[16]与 Katz 等[32]研究均表明,Boston 式矫形器在预防侧凸加重方面有较好的效果。2013 年,Weinstein 等[24]的一项多中心研究表明,矫形器治疗能明显减少侧凸加重,从而避免手术风险。该研究对 242 名患者进行了初步分析。其中接受矫形器治疗的患者有 68% 是采用 Boston 式矫形器的,且每天佩戴时间达到 18 h 以上。经矫形器治疗后,成功率达到 72%,而观察组的成功率为 48%。另外,研究也指出,佩戴时间的长短与治疗成功率之间有着明显的相关性。Danielsson 等[33]对 237 名 AIS 患者进行了 20 年随访,发现无论是矫形器治疗还是手术治疗,两组患者的腰椎活动度及腰肌耐力较正常人均有下降。接受矫形器治疗的患者,其腰椎活动度下降较手术组的患者明显,因而他们后期更易出现腰痛。手术组的患者伸腰及弯腰肌耐力较好,腰椎活动度也较好,这有助于他们维持良好的躯体功能。而在另一项对照实验中,研究者对 Boston 式矫形器、手术治疗及两者联合治疗的效果进行了比较[34]。3 组分别治疗了 44 名、41 名、33 名脊柱侧凸患者。结果显示,单纯矫形器治疗组获得较好的外观改善和较高的活动参与度,而手术组患者则获得了较高的治疗满意度和良好的自我形象。而在对比单纯矫形器治疗组与联合组时发现,单纯矫形器治疗组患者活动参与度较好,而联合组患者治疗满意度较高。因此,Boston式矫形器对脊柱侧凸患者的治疗作用,尤其是对于侧凸角度大于45°的患者,需要高质量长时间随访的研究予以证实。

(3)里昂(Lyon)式矫形器。Lyon式矫形器于1947年由法国里昂整形外科医生Stagnara发明,因而又称斯塔格纳拉(Stagnara)矫形器,是欧洲国家中常见的脊柱侧凸矫形器[35]。Lyon式矫形器为组合式矫形器,可调性和可修改性均较好,采用最基本的三点力原理[35]。Lyon式矫形器最适合治疗处于快速发育期的脊椎侧凸患者,而且对于胸腰椎的固定也能起到支撑脊柱的作用。Aulisa等按照脊柱侧凸研究协会(SRS)及国际脊柱侧凸矫形康复协会(SOSORT)标准严格纳入患者,并给予其每天最少18 h,最多22 h的Lyon式矫形器干预。2年跟踪调查后发现,对于胸段侧凸的患者,Lyon式矫形器是有效的治疗设备,同时它也降低了手术干预的概率[36]。与其他矫形器相比,Lyon式矫形器更为有效[18,31,37,38]。按照SRS标准,对于Cobb角>45°的患者,立即手术治疗是最为推荐的干预方式。但是仍然会有部分患者不愿接受手术治疗。Negrini等[26]通过对28名患者进行回顾性研究后发现,对于Cobb角介于45°~60°的脊椎侧凸患者,Lyon式矫形器或许可作为其选择手术前的辅助措施。在Lyon式矫形器的基础上,新型超硬TLSO矫形器不断研发出来,其中包括Sforzesco矫形器和ART(Acronyml,Rigid,Torsion)矫形器[39]。Sforzesco矫形器于2005年由Negrini团队在米兰研发成功。它又称为SPORT矫形器。其中"SPORT"的5个字母分别表示对称性、以患者为中心、硬性、三维和主动[31]。Sforzesco矫形器与Lyon式矫形器有着相同的材料。Negrini等对比了两者的短期效果后发现Sforzesco矫形器的短期效果更为明显。Sforzesco矫形器更能维持脊柱的屈伸平衡。即便患者侧凸角度较大,效果也同样明显。不过该研究样本量较少,且为配对研究[31]。在与Risser石膏进行对比时发现[40],对于侧凸角度超过45°但拒绝手术的患者,Sforzesco矫形器也能使超过50%的患者改善症状[41]。为替代Lyon式矫形器,ART矫形器于2013年在里昂被开发出来[36]。而且其短期效果也已得到证实[42]。与Sforzesco矫形器相比,对侧凸角度大于40°、Risser征在0~Ⅳ级、年龄大于10岁的患者,ART矫形器对腰椎侧凸有较好的矫正率,不过两者对脊柱侧凸患者的短期效果大体相似。接下来的研究需进一步探讨两者对患者功能活动、依从性、生活质量等方面的影响[43]。

(4)色努(Cheneau)式矫形器。Cheneau式脊柱侧凸矫形器是由法国色努博士于20世纪70年代开发的。使用Cheneau式矫形器,建议患者每天穿戴时间至少达到16个小时以上。对于处于青春发育期的脊柱侧凸患者,Cheneau式矫形器治疗效果明显,Weiss等[44]指出Cheneau式矫形器对患者侧凸加重风险的控制可达80%。Maruyama等[9]也指出,改良的Rigo-Cheneau式矫形器对处于青春发育期的脊柱侧凸患者的有效性为76%。且这种有效性与驼背程度及依从性有关。相对于其他类型的胸腰骶脊柱侧凸矫形器,Cheneau式矫形器的干预效果相对较好。Cheneau式矫形器已成为目前国内制作和装配较多的脊柱侧凸矫形器。

(5)大阪医大(OMC)式矫形器。OMC式脊柱侧凸矫形器于1970年由Onomura在日本研发成功[7]。其设计简明、重量轻,减少了对胸壁运动的限制[7]。主要机制为维持整个身体的协调及平衡[8]。OMC矫形器亦需要在早期治疗期间每天穿戴达到20 h以上。适用于

Cobb 角介于 25°～50°且顶椎为第 7 胸椎、仍处于发育期的青少年。该类患者多希望停止侧凸角度的增加从而塑造自身的躯体外观。Kuroki 等[45]针对 31 名 AIS 患者进行 OMC 矫形器治疗效果的研究。参与者的平均年龄为 12 岁。矫形器的平均穿戴时间为 4.8 年。通过观察原始矫正率、依从性等指标发现，OMC 矫形器治疗脊柱侧凸患者的平均矫正率为 46.8%，患者依从性为 53.7%。OMC 矫形器在改变脊椎侧凸患者的自然发展特性方面可能有一定的作用。OMC 式矫形器或许能明显降低患者手术干预侧凸角度的阈值。此外，患者坚持正常穿脱矫形器也是矫正率较高的一大原因。

（6）威尔明顿（Wilmington）式矫形器。Rahman 等[46]在 34 个脊柱侧凸患者经 Wilmington 式矫形器平均 23 个月治疗的研究中发现侧凸加重有了明显的改善。而且患者依从性越高，治疗效果越好。在 Weinstein 等的研究中指出 Wilmington 式矫形器治疗成功率达到 72%。不过文章中并未报道使用 Wilmington 式矫形器的人数。因此对于 Wilmington 式矫形器治疗效果同样尚不能做出明确的判断，需要更多的研究予以支持。

2）Full-time 软质矫形器

传统的硬性 TLSO 矫形器不易穿脱，且排汗晒热的效果相对较差，因而导致患者依从性较差。为了提高患者佩戴的舒适度、美观度及依从性，软性 TLSO 被研发出来。其中以 TriaC 式脊柱侧凸矫形带最为多见。

脊柱侧凸矫形带（SpineCor）是 2003 年由 Coillard 和 Rivard 等依据 1992—1993 年间的一种软型背带设计研发。其主要原理为主动生物反馈。SpineCor 通过动态背带对肩部、胸部、骨盆的作用来控制侧凸畸形。脊柱侧凸矫形带需每天佩戴 20 h，直到骨骼成熟或月经初潮后 2 年[47]。脊柱侧凸矫形带作为新型的脊柱侧凸矫形器，其治疗效果尚存争议。Coillard 等 2007 年按照 SRS 标准开展 SpineCor 的效果研究发现，59.4%（101/170）的 AIS 患者在骨骼成熟时不会出现侧凸加重，18.2%（31/170）的患者会在骨骼成熟前加重到需要接受手术治疗。1.2% 的患者会在骨骼成熟时侧凸角度超过 45°。随访进一步发现，仅 2.1% 患者在骨骼成熟 2 年后需要手术。该研究指出，SpineCor 对于脊柱侧凸患者是有效的[38]。Coillard 等[1]进一步通过随机对照研究发现，SpineCor 具有减少侧凸角度介于 15°～30°的 AIS 患者脊柱侧凸加重的可能性。该研究包括了 68 名患者，治疗组 32 名，观察组 36 名。在长达 5 年的随访期间，48 名患者完成了整个研究，而失访人数中 15 名来自观察组，5 名来自治疗组。按意向性原则对结果进行分析发现，治疗者侧凸加重风险率为 34%，而观察组高达 75%。虽然与非干预组相比，SpineCor 可能对于 AIS 患者有一定的治疗效果。但在与传统的 TLSO 相比中，SpineCor 的治疗效果表现出一定的差异性。Gammon 等[37]研究表明，TLSO 与 SpineCor 治疗脊柱侧凸的效果没有明显的差异。随访 2 年后，TLSO 治疗的成功率为 60%，而 SpineCor 治疗的成功率为 53%。Weiss 等在对比 TLSO 与 SpineCor 治疗 AIS 患者的效果中也发现了类似的结果。Weiss 等指出 SpineCor 并不能改变 AIS 患者在青春期的自然特性。而在依从性方面，Wong 等[48]在 AIS 患者接受约 45 个月的 SpineCor 治疗效果的研究中指出，SpineCor 的接受度并没有明显高于传统的 TLSO。研究员对治疗后的两组患者进行问卷评估，调查结果显示，SpineCor 患者更易出现如厕困难，而对照组患者更多地表现为矫形器的穿脱困难。而在解决问题方面（如胃肠问题、穿衣问题等），两组患者的处理方式也大致相同。此外,一项随机对照研究[49]发现 TLSO 对预防骨骼成熟前的侧凸角度增加比 SpineCor 效果更好。该研究按照 SRS 标准严格纳入 AIS 女性患者,其中 SpineCor 组 20 名患者,硬质矫形器组 18 名患者。后期随访结果显示,SpineCor 组中 35% 的患者会在骨骼成熟前出现侧凸角度变化超过 5°,而硬质矫形器组为 5.6%。研究者也指出两组患者在骨骼成熟后,其侧凸角度增加会在初始角度的基础上以每年 1.5° 的速度增长。此外,虽然在统计学上无明显差异,但是 SpineCor 组中侧凸进展发生的患者表现出相对低的矫正率。不过该研究纳入的样本量较少且未对患者的依从性进行定量测量。且由于伦理原因而做的治疗方案的调整,都造成了研究结果具有一定的局限性。后续研究可从这些方面作为切入点进行研究,以便对 SpineCor 的治疗效果有更深入及正确的理解。

### 3.2.4.2 Night-time 脊椎侧凸矫形器

常见的夜用式脊柱侧凸矫形器包括查尔斯顿(Charleston)式及 Providence 式两种矫形器。患者需在夜间佩戴 8~10 h。相对于 TLSO,夜用式矫形器在脊椎侧凸患者的心理功能、睡眠状态、下腰痛、自我形象及腰椎伸展性方面产生的消极影响要小。由于全天穿戴矫形器对患者依从性及心理方面的消极影响较大,因而促进了夜用式矫形器的生产与发展。

(1)查尔斯顿(Charleston)式矫形器。Charleston 式矫形器为常用的早期夜用式矫形器。Price 等指出 Charleston 式矫形器有很好的矫正率,能改善脊椎侧凸的自然过程[50,51]。Katz 等[32]通过研究 319 名脊柱侧凸患者发现,Charleston 式矫形器更适用于胸腰椎和腰椎脊柱侧凸小于 30° 的患者。Wiemann 等[52]对轻度脊椎侧凸(Risser 征为 0~II 度,Cobb 角介于 15°~25°)女孩进行了一项队列随机对照研究。60 名 AIS 女孩作为对照组,不进行预先干预,一旦其侧凸角度大于 25°,就转为用 Full-time 矫形器继续干预。21 名 AIS 女孩纳入干预组,并以每晚佩戴 8 h Charleston 式矫形器作为干预措施。随访 2 年后发现,Charleston 式矫形器的使用可使轻度脊椎侧凸女孩对 Full-time 矫形器的需求下降(Full-time 脊椎侧凸矫形器佩戴的阈值为 Cobb 角进展为 25°)。

(2)Providence 式矫形器。Providence 式矫形器于 1994 年开始使用,直到 2001 年因 D'Amato 等[53]的推动才得以广泛应用。Providence 式矫形器利用躯干可控的横向和旋转的力量,使脊柱移向或超越中线,从而达到矫正的目的[16,18]。D'Amato 等[53]和 Yrjönen 等[16]分别指出 Providence 式矫形器干预后侧凸进展大于 5° 的风险为 26% 和 27%,矫正率分别为 96% 和 92%。Janicki 等[18]在对比 Providence 式矫形器与 TLSO 的治疗效果中发现,当脊椎侧凸患者的 Cobb 角<35° 时,Providence 式矫形器比 TLSO 在避免手术及预防侧凸角度增加方面的效果更为明显。这项回顾性研究按照 SRS 的标准纳入了 83 名脊椎侧凸患者,其中 TLSO 组 48 名,Providence 式组 35 名患者。研究者对所有纳入对象进行了为期 2 年的随访。此外,研究中所用的矫形器均采用 CAD-CAM 技术制作完成。侧凸进展大于 5° 的风险为 69%。Yrjönen 等[16]也表示 Providence 式脊椎矫形器可能更适用于胸腰椎和腰椎脊柱侧凸小于 35° 的患者。而 Bohl 等[27]在 2014 年再次根据 SRS 标准,对 34 名接受了 Providence 式治疗的脊柱侧凸患者进行了二次分析研究。考虑到依从性对治疗效果的重要影响,他们选择温度感受器来对患者的依从性进行定量记录。该研究指出,Providence 式矫

形器使用后,其平均矫正率为 90%,侧凸进展大于 5°的风险为 50%,且多为依从性差的患者。另外,男性相对女性更易出现侧凸角度增加风险。4 项研究在纳入患者的标准上存在差异,D'Amato 等和 Yrjönen 等是在 SRS 标准制定前开始的实验,而后两者都是采用的 SRS 标准。各研究纳入患者的不同无疑引起了结局的差异。综合来看,Providence 式矫形器的干预效果还有待大样本、随机对照研究作进一步探究。

## 3.3 超声波技术在脊柱矫形器中的应用

青少年特发性脊柱侧凸(adolescent idiopathic scoliosis, AIS)患者为做侧凸角度的检查和跟踪,会暴露于高剂量的电离辐射下。因此,筛选和诊断脊柱侧凸的无辐射、有效且低成本的方法已研究多年。超声波作为一种无辐射的成像技术,在脊柱侧凸角度评估上已经越来越受到关注。近几年,一系列相关研究已经在加拿大[54-57]、中国香港[57-61]、澳大利亚、荷兰[62]等地展开。

Wang 等[61]通过比较超声波成像与核磁共振成像的测量结果来评估超声测量方法的可靠性和有效性。16 名青少年特发性脊柱侧凸患者,共 30 个侧凸节段(10.2°～68.2°)纳入此项研究。受试者在同一天上午使用 3D 超声系统和 MRI 进行脊柱扫描。两位研究人员参与数据收集。超声波图像上冠状面的角度使用 COL 方法进行测量,与 MRI 图像上的 Cobb 角测量方法所得到的结果进行对比,结果显示,COL 方法测量冠状面侧凸角度显示出较高的组内和组间的信度(两者组内相关系数 $ICC(2, K) > 0.9, p < 0.05$),且与 Cobb 方法无显著性差异($p < 0.05$)。而且,Bland - Altman 方法显示出两种方法的一致性,泊松系数较高($r > 0.9, p < 0.05$)。因此,超声波图像和 COL 测量方法在冠状面上的角度测量是可靠且有效的。

该研究的受试者纳入了:① 女性青少年;② 年龄:10～18 岁;③ Cobb 角:10°～80°;④ 实验前未接受手术治疗;⑤ 接受全脊柱 MRI 检查(未穿戴矫形器时)的受试者。实验数据收集过程中,为尽量减少误差,全脊柱超声波和 MRI 扫描安排在同一天上午进行(一般3 h 以内完成)。为保证超声波扫描与 MRI 扫描的姿势相同,一个专门设计的带有中央矩形槽(尺寸:12 cm 宽×60 cm 长)的检查台(见图 3 - 1(a))用来做仰卧位超声波扫描。此外,槽下有镜子协助检查者沿脊柱的弯曲进行扫描。受试者身着背部开口(约 8 cm)的检查服,躺在扫描台上,进行从 C7 到 S1 超声波扫描(见图 3 - 1(b))。

超声检查图像显示椎体重建三维图像(冠状面、矢状面和横切面)(见图 3 - 2)与 Cobb角测量角度的方法类似,COL 法也基于两个最倾斜的椎体进行计算获得数据(见图 3 - 3(a))。进行 MRI 图像测量时,冠状面的顶椎、上端椎、下端椎预先选定,Cobb 角方法用来测量在冠状面中的脊柱侧凸角度(见图 3 - 3(b))。

实验结果显示,轻度、中度和重度的脊柱侧凸角度的超声波测量和 MRI 测量结果均相似(见图 3 - 4(a)(b)(c));在散点图中两条虚线分别代表由超声图像 COL 法与在 MRI 图像Cobb 角法测量的所有侧凸节段(见图 3 - 4(d)),结果显示冠状面测量结果基本相同。此外,配对 $t$ 检验结果表明,两种方法的测量无显著性差异(见图 3 - 4(d))。

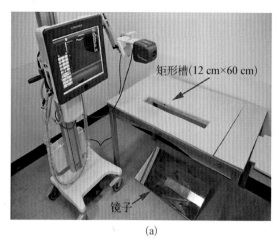

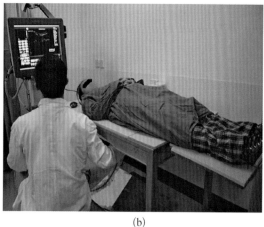

(a)                                                        (b)

图3-1 临床超声系统和超声扫描[61]
（a）3D超声系统和专门设计检查台椅；（b）仰卧位超声扫描
**Figure 3-1** Clinical ultrasound system and ultrasound scan

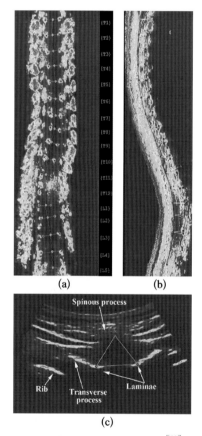

**图3-2** 脊柱侧凸的3D重建图像[61]
（a）冠状面；（b）矢状面；（c）横切面
**Figure 3-2** 3D reconstructed image for scoliosis

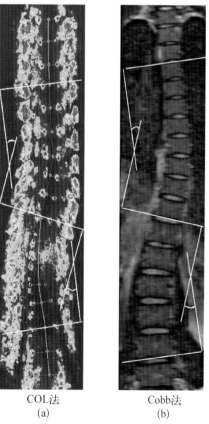

COL法                    Cobb法
(a)                        (b)

**图3-3** 脊柱侧凸角度测量[61]
（a）超声图像及椎板中心法（COL）；（b）MRI图像及Cobb法
**Figure 3-3** Measurement of spinal curvature

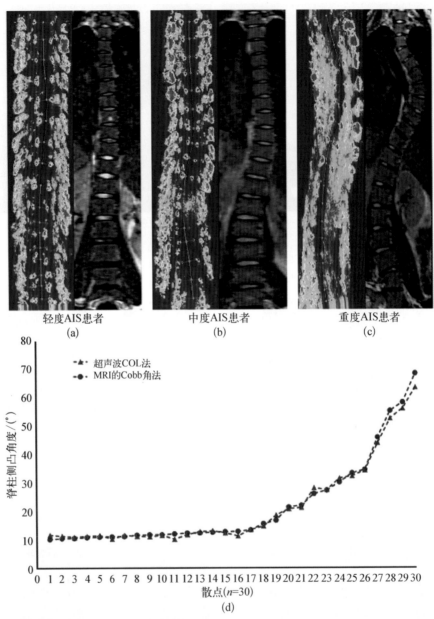

轻度AIS患者　　　　　中度AIS患者　　　　　重度AIS患者
(a)　　　　　　　　　(b)　　　　　　　　　(c)

(d)

**图 3-4**　AIS 患者超声波与 MRI 图像的比较[61]

(a) 轻度 AIS 患者图像;(b) 中度 AIS 患者图像;(c) 重度 AIS 患者图像;(d) 所有侧凸节段超声波 COL 法与 MRI 的 Cobb 角法对比的散点图

**Figure 3-4**　Comparison of ultrasound versus MRI images for AIS patients with

　　该研究表明,无辐射的超声波测量用来评价冠状面脊柱侧凸角度的方法应该是可靠和有效的。通过与 MRI 的 Cobb 角法对比,超声波 COL 法的测量已得到验证。后续研究应以优化超声扫描及过程,并进一步验证在其他解剖平面的测量结果。通过这些努力,超声将有潜力成为补充和替代 X 线片的影像技术,用来进行脊柱侧凸及其他脊柱畸形的筛选和评估。

　　Li 等[63]研究旨在检测 Cobb 角和棘突角(spinous process angle,SPA)之间的相关性,

从而验证临床上通过使用超声测量 SPA 来估计 X 线片的 Cobb 角的可行性。此研究包括回顾性和前瞻性研究。在回顾性研究中,43 例 AIS 受试者的 X 线片用来研究在穿戴脊柱侧凸矫形器前后的 SPA 和 Cobb 角之间的相关性。在之后的前瞻性研究中,33 例 AIS 受试者在穿戴矫形器前进行超声波扫描及 SPA 测量。结果表明,X 线片测量显示组内和组间的高可靠性(ICC[3,3]=0.97,ICC[2,3]=0.91,$p<0.05$)。超声测量也显示高可靠性(ICC[3,3]=0.91,$p<0.05$)。X 线片上所测量的 Cobb 角和 SPA 之间有显著的相关性(穿戴矫形器前 $r=0.80$,穿戴矫形器后 $r=0.87$,$p<0.05$)。超声图像测量的 SPA 与穿戴矫形器前的 Cobb 角也具有高相关性($r=0.90$,$p<0.01$)。该研究结果为使用新的参数(SPA)来预测冠状面 Cobb 角提供了证据,超声成像技术可以用来快速和无辐射地测量脊柱侧凸。

该研究中,棘突角计算器(spinous process angle calculator,SPAC)是一款专门用来测量 SPA 的软件设计(见图 3-5)。SPAC 由 Visual Basic 进行开发,设计简单实用。当所有棘突顶端的位置都确定后,任意上下两点之间的角度都容易算出,如图 3-5 红色圆圈所示。

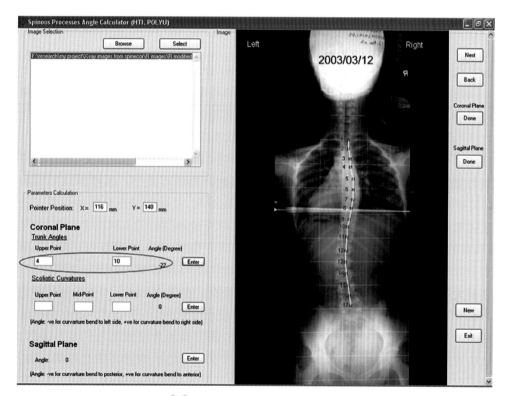

图 3-5　X 线片棘突角(SPA)测量[63]

**Figure 3-5**　Spinous process angle calculator for measurements of SPA from radiograph

此研究所使用的 3D 超声波检查包括 Esaote Technos MPX 临床超声系统(Esaote 中国有限公司,中国)(见图 3-6(a)),7.5 MHz 线性信号转换器,三维附加系统(Tom Tec 3-D Sono-Scan Pro,德国)(见图 3-6(a))。专门的硅胶套套在超声探头上一起使用(见图 3-6(b))。硅胶套可以填充超声波探头和背部骨突之间的空隙,以获得较理想的超声波检查图像。

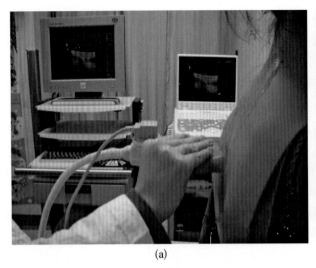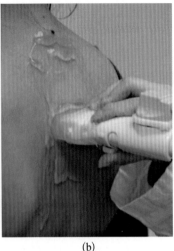

(a)                              (b)

**图 3 - 6** 用于临床的超声检查系统[63]
(a) 临床超声系统;(b) 扫描的侧凸区域和戴有硅胶套的探头
**Figure 3 - 6** Clinical Ultrasound System

该研究结果显示,佩戴矫形器前后的 Cobb 角和 SPA 之间具有高度相关性(见图 3 - 7)。而且,该研究还制定了测量超声图像与 SPA 相关的且可靠的方法。此外,从 X 线片测量的 Cobb 角和从临床超声图像中测量的 SPA 也具有高度相关性。鉴于这些研究结果,建议临床超声尽可能提供一种无辐射的评估脊柱侧凸冠状面角度的方法。

Li 等[64]旨在研究是否可以通过三维临床超声波(3D CUS)的协助分析,确定脊柱矫形器的压力垫的最佳位置,从而提高 AIS 患者的脊柱矫形器的有效性。通过 3D CUS,棘突角(SPA)可被定位和计算,这个参数可以用来预测 Cobb 角,从而确定压力垫的位置。矫形器超声波辅助设计组(实验组)与矫形器常规设计组(对照组)分别有 21 例患者和 22 例患者参加,对所有的测量结果进行盲测,结果显示,3D CUS 图像的 SPA 测量组内信度>0.9[ICC(3,3)=0.91, $p<0.05$]。在实验组中,21 例患者中的 13 例被要求调节压力垫的位置,从而实现最大的矫正效果。实验组佩戴矫形器的初始矫正效果(X 线片 Cobb 角测量平均胸弯矫正:10.3°,平均腰弯矫正:10.1°)显著高于对照组($p<0.005$)(X 线片 Cobb 角测量平均胸弯矫正:4.6°,平均腰弯矫正:6.0°)。结果表明,矫形器超声波辅助设计是有效的,62%的受试患者从中受益。因此,3D CUS 可以视为一个高效、无创、快速评估脊柱侧凸的方法,特别是可以提高矫形治疗的有效性。不仅如此,超声波的应用还可以进一步扩展到其他脊柱畸形研究方面。

在进行超声扫描时,图像的每个切片都能显示椎骨的横切面。一次扫描结束后,整个脊柱的三维重建的超声图像可以使用 Tom Tec 系统进行分析(见图 3 - 8(a))。棘突和椎板在横切面的图像上显示为明亮的白线,矢状面显示为曲线,冠状面显示为白点。椎骨样品的横切面如图 3 - 8(b)所示。图 3 - 8(c)给出了超声波图像中捕捉到的棘突最突出的区域。在这些图像中,棘突顶端都有一个明亮的反射(绿色圆圈)。在相同的图像上,可以观察到椎板起点的反射(红圈)。这些反射点就是用于确认 3D CUS 图像上的棘突和椎板的主要指标。

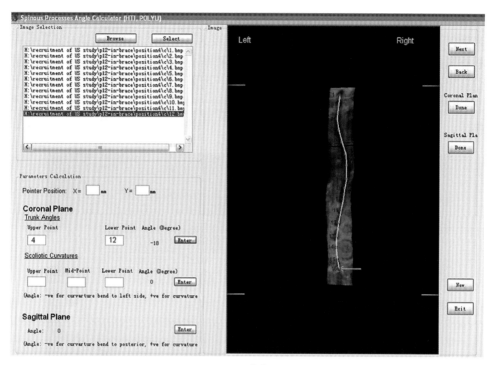

图 3 - 7　棘突角计算器用于测量临床超声图像的 SPA[63]

Figure 3 - 7　Spinous process angle calculator for measurements of SPA in clinical ultrasound image

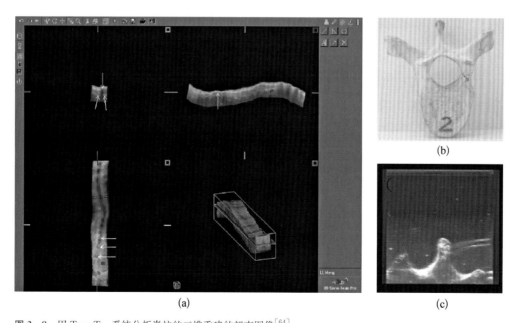

(a)

(b)

(c)

图 3 - 8　用 Tom Tec 系统分析脊柱的三维重建的超声图像[64]

(a) Tom Tec 系统重建的 3D CUS 图像;(b) 椎体样品;(c) 椎体样品的超声波图像(横切面)

Figure 3 - 8　Analysis of the 3D reconstructed ultrasound image with Tom Tec system

在该研究中,压力垫的位置(见图 3-9)和绑带的松紧程度由有经验的矫形师根据佩戴矫形器前的 X 线片和身体检查来确定和标记。脊柱矫形器背部开口的宽度设定为 6.5 cm,这样来确保超声波探头可以通过(超声波探头的宽度为 6.2 cm)。背部开口的宽度可用作标示来检查佩戴的松紧程度。然后 3D CUS 用来评估压力垫的最佳位置。解开绑带之前,快速固定装置用来保证矫形器的松紧度——背部开口的大小作为参考。解开绑带后,对露出的侧凸区域进行超声波扫描(见图 3-10)。压力垫的位置可进行调整,每一个位置上重复 3 次扫描。

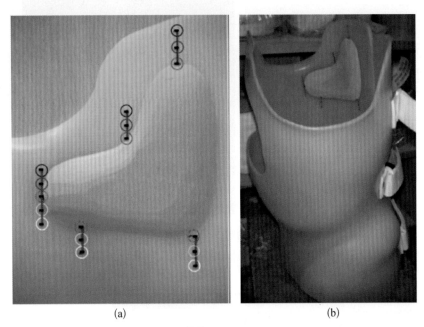

图 3-9 压力垫的位置及矫形器侧面观[64]
(a) 压力垫 5 个位置([1]:黑色圆圈,+2 cm;[2]:蓝色圆圈,+1 cm;[3]:红色圆圈,原来的位置;[4]:绿圈,−1 cm;[5]:白色圆圈,−2 cm);(b) 脊柱矫形器乙侧面观
Figure 3-9  Locations of pad and lateral view of orthosis

该研究显示,3D CUS 的 SPA 作为非侵入性的、可靠的、有效和快速的方法,已在这项研究中提出。X 线片上测量 Cobb 角和 3D CUS 图像上测量的 SPA 有显著的相关性。3D CUS 已被证明是用于改善脊柱矫形器精确性的有效工具。随着 3D CUS 的发展,这种技术可以进一步扩展到脊柱侧凸的筛选和常规评估中,也可以用在其他脊柱疾病的评估上。

3D 临床超声系统除了可以协助确定和优化矫形器的压力垫的位置外,还可以同时监测压力垫的位置和所施加的压力大小,从而达到最佳的矫形器初始矫正效果[65]。26 例 AIS 患者参加了这项研究,对照组 17 人(2 名男性,15 名女性),实验组 9 人(2 名男性,7 名女性)。对照组使用标准方法来设计矫形器。实验组除了采用标准方法外,还使用 3D CUS 系统、专门的压力测量系统和自制的软件用于协助选择实验组的压力垫的位置和压力水平。矫形师使用专门定制的站立位的 Providence 矫形器设计系统对患者的躯干施加压力,记录压力垫所施加的压力和实时的超声图像。矫形师决定是否需要调整压力垫的位置和压力的大小。可以重复这个过程直到确定达到模拟的最好的初始矫正效果时的压力垫的位置和压力的大

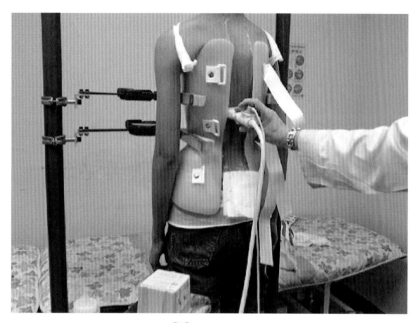

图 3 - 10　佩戴矫形器后超声波扫描[64]
**Figure 3 - 10**　In-brace ultrasound scanning

小。3D CUS 系统可以通过无辐射的方式确定压力垫最佳的位置和压力大小。每个受试者拍摄 X 线片的数量比对照组也显著降低。

中度青少年特发性脊柱侧凸一般采用矫形器矫正治疗。然而,穿上矫形器后多久达到最大矫正效果或脱下矫形器后多久会回到原本的侧凸角度,这个问题尚不完全清楚。Li 等[65]通过超声波评估了矫形器对侧凸脊柱矫正效果随着时间的变化情况。受试者分为两组,分别研究和记录穿戴组矫正效果达到最大的时间和脱卸组返回到原本角度的时间。为了避免多次 X 线照射产生的辐射,该评估采用无辐射的临床超声测量 Cobb 角,测量时间是穿/脱矫形器 0~180 min,每 30 min 测量一次。也可收集有关脊柱柔韧性(由 X 线片卧位估计)和身体质量指数(BMI)的信息。在参与实验的 9 例女性青少年特发性脊柱侧凸患者中,没有患者在穿/脱矫形器后 Cobb 角立即发生变化。穿/脱矫形器 30 min 后才能观察到超过 5°的角度变化,120 min 或之后角度发生最大变化。在脱卸矫形器组中,BMI 最低的患者达到 5°以上的变化所花的时间最长。在穿戴矫形器组中,BMI 最高的患者达到 5°以上的矫正所花的时间最长。

在脱下矫形器进行超声扫描时,受试者保持直立站立位,与 X 线片拍摄位保持一致(见图 3 - 11(a)),双脚与肩同宽,眼睛平视前方固定物(见图 3 - 11(b))。每一个阶段的测量都进行 3 次重复超声扫描。每一次的扫描从 C7 到 S1 即可获得侧凸脊柱区域的 3D 超声图像(见图 3 - 11(b)),约 1 min。在穿上矫形器进行超声扫描时,绑带的松紧程度由有经验的矫形师确定和标记。脊柱矫形器背部开口的宽度设定为 6.5 cm,以确保超声波探头可以通过(超声波探头的宽度为 6.2 cm)。解开绑带之前,快速固定装置用来保证矫形器的松紧度以使之与未解绑带前一样——背部开口的大小作为松紧度的参考。解开上面 2 根绑带后,

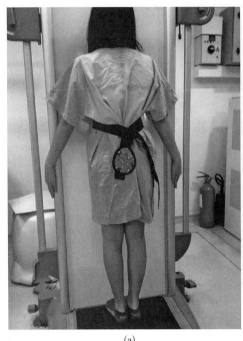
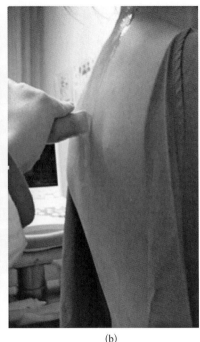

(a)　　　　　　　　　　　　　　　　　　(b)

**图 3 - 11**　受试者脱下矫形器进行超声扫描[65]

(a) 拍摄 X 线片的位置;(b) 脱下矫形器后进行超声扫描位置

**Figure 3 - 11**　Doff-orthosis ultrasound scanning

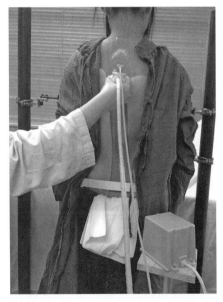

露出侧凸区域进行超声波扫描(见图 3 - 12)。每一个阶段的测量都进行 3 次重复超声扫描。每一次的扫描从 C7 到 S1 即可获得侧凸脊柱区域的 3D 超声图像。从不同阶段得到的超声图像用来比较角度变化与时间的关系。X 线片上仰卧位和站立位之间 Cobb角的差异,可用来测量受试者的脊柱柔韧性。每位受试者的 BMI 也被记录下来用以研究 BMI 和侧凸角度随时间变化的关系。

在脱卸矫形器组,图 3 - 13 给出了典型的侧凸曲线变化情况及脱下脊柱矫形器后脊柱侧凸的变化趋势(受试者 A4)。受试者 A4 为双主弯(右胸弯和左腰弯)。第 1 个弯曲介于 T4 和 T11(顶椎 T7)和第 2 弯曲介于 T11 和 L3(顶锥 L2)。右侧胸弯在脱下矫形器 30 min 后增加 5°或以上,左侧腰弯在脱下矫形器60 min 后增加 5°或以上。在穿戴矫形器组,图 3 - 14给出了典型的侧凸曲线变化情况及穿上脊柱矫形器

**图 3 - 12**　穿上矫形器后超声波扫描姿势[65]

**Figure 3 - 12**　Position for don-orthosis ultrasound scanning

后脊柱侧凸的变化趋势(受试者 B2)。受试者 B2 为双主弯(右胸弯和左腰弯)。第 1 个弯曲介于 T5 和 T12(顶椎 T8)之间,第 2 弯曲介于 T12 和 L4 之间(顶锥 L2)。右侧胸弯在穿上

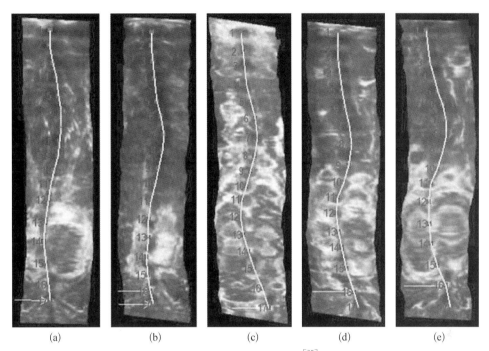

**图 3-13**　脱下脊柱矫形器后脊柱侧凸的变化的趋势（受试者 A4）[65]
（a）穿上矫形器 23 h；（b）脱下矫形器即刻；（c）脱下矫形器 30 min；（d）脱下矫形器 60 min；（e）脱下矫形器 180 min

**Figure 3-13**　The trend of doff-orthosis effect after doffing the spinal orthosis（subject A4）

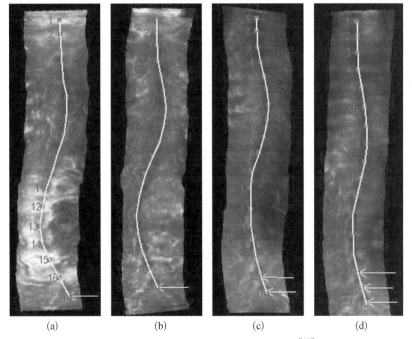

**图 3-14**　穿上脊柱矫形器后脊柱侧凸的变化的趋势（受试者 B2）[65]
（a）穿上矫形器 23 h；（b）脱下矫形器即刻；（c）脱下矫形器 30 min；（d）脱下矫形器 180 min

**Figure 3-14**　The trend of don-orthosis effect after donning the spinal orthosis（subject B2）

矫形器后 180 min 仍未达到 5°或以上的矫正,左侧腰弯在穿上矫形器 30 min 后矫正 5°或以上。

该研究表明,在参与实验的具有不同的柔韧性(通过直立位和仰卧位 X 线片测量得到)的 AIS 患者群体中,CUS 跟踪脊柱对矫形器的反应,指导穿戴和脱下矫形器的时间。从随访 180 min 的时间来看,大约 120 min 是脊柱侧凸对矫形器反应的一个阈值。总的来说,了解脊柱矫形器对 AIS 患者的生物力学作用是很有临床意义的——穿上矫形器后多久达到最大矫正效果? 脱下矫形器后多久会回到原来的侧凸角度? 此外,侧凸的脊柱对于矫形器干预的影响会有时间滞后,不同患者滞后时间的长短可能受到 BMI 和脊柱柔韧性的影响而不同。进一步研究仍需确认目前的观察结果,并促进矫形器对 AIS 患者的干预的综合理解。

(郑瑜 贺晨 黄文生)

## 参考文献

[1] Coillard C, Circo A, Rivard C. A prospective randomized controlled trial of the natural history of idiopathic scoliosis versus treatment with the spinecor brace[J]. European Journal of Physical and Rehabilitation Medicine, 2014, 50 (5): 479 - 487.

[2] Wang W, Zhu Z, Zhu F, et al. Different curve pattern and other radiographical characteristics in male and female patients with adolescent idiopathic scoliosis[J]. Spine, 2012, 37(18): 1586 - 1592.

[3] Nachemson A, Peterson L. Effectiveness of treatment with a brace in girls who have AIS. A prospective, controlled study based on data from the brace study of the SRC[J]. J Bone Jt Surg, 1995, 77(6): 815 - 822.

[4] Clarisse P. Pronostic evolutif des scolioses idiopathiques mineures de 10 - 29 degrees, en periode de croissance[M]. Thesis Lyon France, 1974.

[5] Rogala E J, Drummond D S, Gurr J. Scoliosis: incidence and natural history. A prospective epidemiological study [J]. The Journal of Bone and Joint Surgery, American volume, 1978, 60(2): 173 - 176.

[6] Bunnell W P. The natural history of idiopathic scoliosis[J]. Clinical Orthopaedics and Related research, 1988, 229 (229): 20 - 25.

[7] Bunnell W P. The natural history of idiopathic scoliosis before skeletal maturity[J]. Spine, 1986, 11(8): 773 - 776.

[8] Emans J B, Kaelin A, Bancel P, et al. The Boston bracing system for idiopathic scoliosis: follow-up results in 295 patients[J]. Spine, 1986, 11(8): 792 - 801.

[9] Maruyama T, Kobayashi Y, Miura M, et al. Effectiveness of brace treatment for adolescent idiopathic scoliosis[J]. Scoliosis, 2015, 10(51): S12.

[10] O'Neill P J, Karol L A, Shindle M K, et al. Decreased orthotic effectiveness in overweight patients with adolescent idiopathic scoliosis[J]. The Journal of Bone and Joint Surgery, 2005, 87(5): 1069 - 1074.

[11] Lonstein J E, Carlson J. The prediction of curve progression in untreated idiopathic scoliosis during growth[J]. The Journal of Bone and Joint Surgery, American volume, 1984, 66(7): 1061 - 1071.

[12] Peterson L E, Nachemson A L. Prediction of progression of the curve in girls who have adolescent idiopathic scoliosis of moderate severity. Logistic regression analysis based on data from The Brace Study of the Scoliosis Research Society[J]. The Journal of Bone and Joint Surgery, American volume, 1995, 77(6): 823 - 827.

[13] Upadhyay S, Nelson I, Leong J. New prognostic factors to predict the final outcome of brace treatment in adolescent idiopathic scoliosis[J]. Spine, 1995, 20(5): 537 - 545.

[14] Weiss H R. Rehabilitation of adolescent patients with scoliosis—what do we know? [J]. Pediatric Rehabilitation, 2003, 6(3 - 4): 183 - 194.

[15] Chan S L, Cheung K M, Luk K D, et al. A correlation study between in-brace correction, compliance to spinal orthosis and health-related quality of life of patients with Adolescent Idiopathic Scoliosis[J]. Scoliosis, 2014,

9(1)：1.

[16] Yrjönen T, Ylikoski M, Schlenzka D, et al. Effectiveness of the providence nighttime bracing in adolescent idiopathic scoliosis: a comparative study of 36 female patients[J]. Eur Spine J, 2006, 15(7): 1139 - 1143.

[17] Rigo M D, Gallo D, Dallmayer R. In-brace correction of the Cobb angle with RSC - CAD CAM compared with 'hand made' from the original author[J]. Scoliosis, 2010, 5(Suppl 1): 1 - 2.

[18] Janicki J A, Poe-Kochert C, Armstrong D G, et al. A comparison of the thoracolumbosacral orthoses and providence orthosis in the treatment of adolescent idiopathic scoliosis: results using the new SRS inclusion and assessment criteria for bracing studies[J]. J Pediatr Orthoped, 2007, 27(4): 369 - 374.

[19] Wong M. Computer-aided design and computer-aided manufacture (CAD/CAM) system for construction of spinal orthosis for patients with adolescent idiopathic scoliosis[J]. Physiotherapy Theory and Practice, 2011, 27(1): 74 - 79.

[20] Landauer F, Wimmer C, Behensky H. Estimating the final outcome of brace treatment for idiopathic thoracic scoliosis at 6-month follow-up[J]. Pediatric Rehabilitation, 2003, 6(3 - 4): 201 - 207.

[21] Rivett L, Rothberg A, Stewart A, et al. The relationship between quality of life and compliance to a brace protocol in adolescents with idiopathic scoliosis: a comparative study[J]. BMC Musculoskeletal Disorders, 2009, 10(1): 5.

[22] Zhang J, He D, Gao J, et al. Changes in life satisfaction and self-esteem in patients with adolescent idiopathic scoliosis with and without surgical intervention[J]. Spine, 2011, 36(9): 741 - 745.

[23] Climent J M, Sánchez J. Impact of the type of brace on the quality of life of adolescents with spine deformities[J]. Spine, 1999, 24(18): 1903.

[24] Weinstein S L, Dolan L A, Wright J G, et al. Effects of bracing in adolescents with idiopathic scoliosis[J]. New England Journal of Medicine, 2013, 369(1): 1512 - 1521.

[25] Karol L A. Effectiveness of bracing in male patients with idiopathic scoliosis[J]. Spine, 2001, 26(18): 18.

[26] Negrini S, Negrini F, Fusco C, et al. Idiopathic scoliosis patients with curves more than 45 Cobb degrees refusing surgery can be effectively treated through bracing with curve improvements[J]. The Spine Journal, 2011, 11(5): 369 - 380.

[27] Bohl D D, Telles C J, Golinvaux N S, et al. Effectiveness of providence nighttime bracing in patients with adolescent idiopathic scoliosis[J]. Orthopedics, 2014, 37(12): 1085 - 1090.

[28] Blount W P, Schmidt A C, Keever E D, et al. The Milwaukee brace in the operative treatment of scoliosis[J]. The Journal of Bone and Joint surgery, American volume, 1958, 40(3): 511 - 525.

[29] Lonstein J E, Winter R B. The Milwaukee brace for the treatment of adolescent idiopathic scoliosis. A review of one thousand and twenty patients[J]. The Journal of Bone and Joint Surgery, American volume, 1994, 76(8): 1207 - 1221.

[30] Edmonson A S, Morris J T. Follow-up study of Milwaukee brace treatment in patients with idiopathic scoliosis[J]. Clinical Orthopaedics and Related Research, 1977, 126(126): 58 - 61.

[31] Negrini S, Marchini G, Tomaello L. Efficacy of the symmetric, patient-oriented, rigid, three-dimensional (SPoRT) concept of bracing for scoliosis: a pair-controlled retrospetive short-term study on the Sforzesco Brace[C]. 3rd International SOSORT Meeting, Poznan, Poland: SOSORT, 2006.

[32] Katz D E, Richards B S, Browne R H, et al. A comparison between the Boston brace and the Charleston bending brace in adolescent idiopathic scoliosis[J]. Spine, 1997, 22(12): 1302 - 1312.

[33] Danielsson A J, Romberg K, Nachemson A L. Spinal range of motion, muscle endurance, and back pain and function at least 20 years after fusion or brace treatment for adolescent idiopathic scoliosis: a case-control study[J]. Spine, 2006, 31(3): 275 - 283.

[34] Weigert K P, Nygaard L M, Christensen F B, et al. Outcome in adolescent idiopathic scoliosis after brace treatment and surgery assessed by means of the Scoliosis Research Society Instrument 24[J]. Eur Spine J, 2006, 15(7): 1108 - 1117.

[35] Grivas T B, Kaspiris A. European braces widely used for conservative scoliosis treatment[J]. Stud Health Technol Inform, 2010, 158(1): 157 - 166.

[36] de Mauroy C J, Lecante C, Barral F. "Brace Technology" Thematic Series-The Lyon approach to the conservative treatment of scoliosis[J]. Scoliosis, 2011, 6(1): 1 - 14.

[37] Gammon S R, Mehlman C T, Chan W, et al. A comparison of thoracolumbosacral orthoses and SpineCor treatment of adolescent idiopathic scoliosis patients using the Scoliosis Research Society standardized criteria[J]. J Pediatr

Orthoped, 2010, 30(6): 531 – 538.

[38] Coillard C, Vachon V, Circo A B, et al. Effectiveness of the SpineCor brace based on the new standardized criteria proposed by the scoliosis research society for adolescent idiopathic scoliosis[J]. J Pediatr Orthoped, 2007, 27(4): 375 – 379.

[39] Negrini S, Marchini G, Tessadri F. Brace technology thematic series-The Sforzesco and Sibilla braces, and the SPoRT (Symmetric, Patient oriented, Rigid, Three-dimensional, active) concept[J]. Scoliosis, 2011, 6(1): 1 – 18.

[40] Negrini S, Atanasio S, Negrini F, et al. The Sforzesco brace can replace cast in the correction of adolescent idiopathic scoliosis: A controlled prospective cohort study[J]. Scoliosis, 2008, 3(1): 1.

[41] Lusini M, Donzelli S, Minnella S, et al. Brace treatment is effective in idiopathic scoliosis over 45: an observational prospective cohort controlled study[J]. The Spine Journal, 2014, 14(19): 1951 – 1956.

[42] de Mauroy J C, Lecante C, Barral F, et al. Prospective study and new concepts based on scoliosis detorsion of the first 225 early in-brace radiological results with the new Lyon brace: ARTbrace[J]. Scoliosis, 2014, 9(1): 1 – 19.

[43] Zaina F, de Mauroy J C, Donzelli S, et al. SOSORT Award Winner 2015: a multicentre study comparing the SPoRT and ART braces effectiveness according to the SOSORT – SRS recommendations[J]. Scoliosis, 2015, 10 (1): 1 – 7.

[44] Weiss H R, Weiss G M. Brace treatment during pubertal growth spurt in girls with idiopathic scoliosis (IS): a prospective trial comparing two different concepts[J]. Pediatric Rehabilitation, 2005, 8(3): 199 – 206.

[45] Kuroki H, Inomata N, Hamanaka H, et al. Efficacy of the Osaka Medical College (OMC) brace in the treatment of adolescent idiopathic scoliosis following Scoliosis Research Society brace studies criteria [J]. Scoliosis, 2015, 10(1): 1.

[46] Rahman T, Bowen J R, Takemitsu M, et al. The association between brace compliance and outcome for patients with idiopathic scoliosis[J]. J Pediatr Orthoped, 2005, 25(4): 420 – 422.

[47] Coillard C, Leroux M A, Zabjek K F, et al. SpineCor-a non-rigid brace for the treatment of idiopathic scoliosis: post-treatment results[J]. Eur Spine J, 2003, 12(2): 141 – 148.

[48] Wong M S, Cheng J C, Lam T P, et al. The effect of rigid versus flexible spinal orthosis on the clinical efficacy and acceptance of the patients with adolescent idiopathic scoliosis[J]. Spine, 2008, 33(12): 1360 – 1365.

[49] Guo J, Lam T P, Wong M S, et al. A prospective randomized controlled study on the treatment outcome of SpineCor brace versus rigid brace for adolescent idiopathic scoliosis with follow-up according to the SRS standardized criteria[J]. Eur Spine J, 2014, 23(12): 2650 – 2657.

[50] Price C T, Scott D S, Reed J R F E, et al. Night-time bracing for adolescent idiopathic scoliosis with the Charleston bending brace: Preliminary report[J]. Spine, 1990, 15(12): 1294 – 1299.

[51] Price C T, Scott D S, Reed Jr F R, et al. Night-time bracing for adolescent idiopathic scoliosis with the Charleston bending brace: long-term follow-up[J]. J Pediatr Orthoped, 1997, 17(6): 703 – 707.

[52] Wiemann J M, Shah S A, Price C T. Night-time bracing versus observation for early adolescent idiopathic scoliosis [J]. J Pediatr Orthoped, 2014, 34(6): 603 – 606.

[53] D'Amato C R, Griggs S, McCoy B. Night-time bracing with the Providence brace in adolescent girls with idiopathic scoliosis[J]. Spine, 2001, 26(18): 2006 – 2012.

[54] Chen W, Le L H, Lou E H. Ultrasound imaging of spinal vertebrae to study scoliosis [J]. Open Journal of Acoustics, 2012, 2(03): 95.

[55] Chen W, Lou E H M, Le L H. Using ultrasound imaging to identify landmarks in vertebra models to assess spinal deformity[C]. in Engineering in Medicine and Biology Society, EMBC, 2011 Annual International Conference of the IEEE, 2011.

[56] Chen W, Lou E H, Zhang P Q, et al. Reliability of assessing the coronal curvature of children with scoliosis by using ultrasound images[J]. Journal of Children's Orthopaedics, 2013, 7(6): 521 – 529.

[57] Letts M, Quanbury A, Gouw G, et al. Computerized ultrasonic digitization in the measurement of spinal curvature [J]. Spine, 1988, 13(10): 1106 – 1110.

[58] Wong M, Li M, Ng B, et al. The effect of pressure pad location of spinal orthosis on the treatment of adolescent idiopathic scoliosis (AIS)[J]. Research Into Spinal Deformities 8, 2012, 176: 375 – 378.

[59] Meng L, Wong M S, Keith D K, et al. Time-dependent response of scoliotic curvature to orthotic intervention: When should a radiograph be taken after putting on or taking off a spinal orthosis? [J]. Spine, 2014, 39(17):

1408－1416.

[60] Cheung C W J, Law S Y, Zheng Y P. Development of 3－D ultrasound system for assessment of adolescent idiopathic scoliosis (AIS): An system validation[C]. in Engineering in Medicine and Biology Society (EMBC), 2013 35th Annual International Conference of the IEEE, 2013.

[61] Wang Q, Li M, Lou E, et al. Reliability and validity study of clinical ultrasound imaging on lateral curvature of adolescent idiopathic scoliosis[J]. PloS One, 2015, 10(8): e0135264.

[62] Purnama K E, Wilkinson M, Veldhuizen A G, et al. A framework for human spine imaging using a freehand 3D ultrasound system[J]. Technology and Health Care, 2010, 18(1): 1－17.

[63] Li M, Cheng J, Ying M, et al. A preliminary study of estimation of Cobb's angle from the spinous process angle using a clinical ultrasound method[J]. Spine Deformity, 2015, 3(5): 476－482.

[64] Li M, Cheng J, Ying M, et al. Could clinical ultrasound improve the fitting of spinal orthosis for the patients with AIS? [J]. Eur Spine J, 2012, 21(10): 1926－1935.

[65] Li M, Wong M, Luk K D, et al. Time-dependent response of scoliotic curvature to orthotic intervention: when should a radiograph be obtained after putting on or taking off a spinal orthosis? [J]. Spine, 2014, 39(17): 1408－1416.

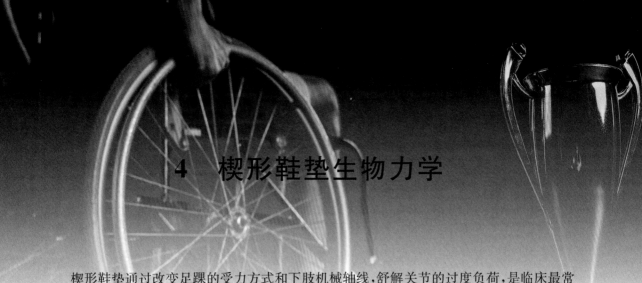

# 4　楔形鞋垫生物力学

楔形鞋垫通过改变足踝的受力方式和下肢机械轴线,舒解关节的过度负荷,是临床最常用的保守治疗之一。本章节回顾与楔形鞋垫相关的生物力学研究,当中包括关节力矩、足底压力及半月板受力等研究,为楔形鞋垫的循证设计及优化奠定基础。

## 4.1　楔形鞋垫设计与下肢步态生物力学

### 4.1.1　背景

膝关节骨性关节炎(osteoarthritis,OA)的发病率非常高[1,2],是肌骨系统最常见的疾病之一[3]。其致残率位列全球第 11 位,仅次于糖尿病和摔倒损伤[4]。在 2005 年世界卫生组织的一项调查中,全球约 1.5 亿人口在不同关节上患有关节炎,约占全球长者人口的 1/10[5]。我国年过 65 岁的长者中超过一半人患有关节炎,而在其他国家和地区如美国和我国台湾,数目更达到 70%[5]。此外,一项 2010 年的整合分析发现,膝关节炎患者的数目在 5 年间上升了 63%[4]。面对全球人口老龄化、肥胖流行和不健康的生活方式等情况日趋严重,膝关节炎的问题势必严峻[6]。

膝关节炎会引发疼痛,严重妨害活动及生活,增加摔倒及骨折的风险[7-9]。每年单一国家有超过 35 万宗膝髋关节置换手术,超过 90% 的病人都是关节炎患者,造成庞大的医疗开支及系统负担[10,11],且其造成的人力资源流失甚至高于焦虑症、哮喘和糖尿病[12]。

矫形鞋垫等辅具多用来调节早期患者的膝关节受力,凭借此舒缓痛楚及减慢恶化[13,14],但成效存疑[15,16]。膝内收力矩(knee adduction moment,KAdM)是软骨磨损和关节炎的重要风险指标[17],楔形鞋垫缩减膝关节和地面反作用力间的力臂,以期降低膝内收力矩[18]。然而有研究发现,楔形鞋垫无法有效地调节膝关节的受力状况[19],鞋垫的材料和设计可能是重要的相关因素[20,21]。这就促进了膝关节生物力学的研究,而步态实验则是测量患者关节力矩的重要手段[22,23]。探讨楔形鞋垫如何在行走中调节地面反作用力的传导,将会更全面有效地研究和优化楔形鞋垫的设计。

### 4.1.2　楔形支撑下关节力矩的实验研究

我们通过步态实验研究了不同楔形鞋垫膝关节的运动学和动力学的影响。实验招募了

10 名年龄为 18~30 岁的成年人,平均身高和体重分别为(159.5±3.1)cm 和(50.7±3)kg。参与者的下肢无长度不等、创伤、肌骨神经等问题,且过去 2 年没有手术经历。其胫骨粗隆角(Q-angle)、髁间距(负值为跨踝距)和松弛状态跟骨站立位置角度(resting calcaneal stance angle,RCSA)范围分别为 15°~17°、-5 mm 到 8 mm 和 2°~4°。

实验中使用 7 种不同设计的楔形鞋垫,鞋垫物料使用邵氏硬度为 A65 的高密度乙烯醋酸乙烯共聚物(EVA,英国 Podotech 公司),楔形角度为 5°[24]。如图 4 - 1 所示,楔形鞋垫的设计分别为[25]:① 平鞋垫/对照组(FF);② 后外侧楔形(LR);③ 后内侧楔形(MR);④ 前外侧楔形(LF);⑤ 前内侧楔形(MF);⑥ 全外侧楔形(WL);⑦ 全内侧楔形(WM)。鞋垫经剪裁后放入运动鞋(Superstar,德国阿迪达斯公司)进行步态实验。

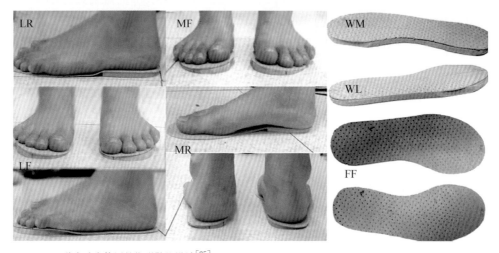

**图 4 - 1**  7 种实验中使用的楔形鞋垫设计[25]
LR—后外侧楔形;LF—前外侧楔形;MF—前内侧楔形;MR—后内侧楔形;WM—全内侧楔形;WL—全外侧楔形;FF—平鞋垫/对照组
**Figure 4 - 1**  Seven kinds of wedge insoles used in the experiment

步态实验在装有运动捕捉系统(Vicon MX - 40,英国 Oxford Metrics 公司)和三轴测力平台(OR6,美国 AMTI 公司)的实验室中进行。在实验进行前,10 名参与者有 3 min 去习惯不同的鞋垫。每种楔形鞋垫(7 种)会进行 7 组步行测试,并使用电子节拍器控制步频(120 步/分钟)。每组试验之间安排 5 min 休息时间。

实验数据导入 Visual 3D 软件(美国 C - Motion 公司)进行后处理,并按体重进行标准化。统计学使用单因素重复性方差分析(one-way ANOVA repeated measure)来研究 7 组楔形鞋垫状态对运动和动力学的影响,并集中在膝和踝关节的数据上进行深入讨论。统计分析采用 SPSS21 软件(美国 IBM 公司)。我们使用步态周期中最大膝内收力矩(KAdM)来进行组内相关度和统计检定力(statistical power)分析,组内系数($ICC_{1,1}$)为 0.946,统计检定力为 0.258。

图 4 - 2 给出了不同楔形鞋垫设计在步态中膝关节和踝关节在 3 个解剖面上的关节力矩。之后将在图中找出具有标志性的数据进行统计分析。在膝关节的屈伸力矩方面,伸展力矩的峰值(knee extension moment,KEM1,KEM2)约发生在 20% 和 90% 的步态周期中;内收力矩也有两个峰值(knee adduction moment,KAdM1,KAdM2),分别约在步态周期

30%和80%。在横剖面上,膝关节有一个最大内旋力矩(knee internal rotation moment,KIRM)和一最大外旋力矩(knee external rotation moment,KERM)。在踝关节上,3个解剖面各有一个峰值,分别为最大跖屈力矩(ankle plantar flexion moment,APFM)、最大外伸力矩(ankle abduction moment,AABM)和最大内翻力矩(ankle inversion moment,AIVM)。

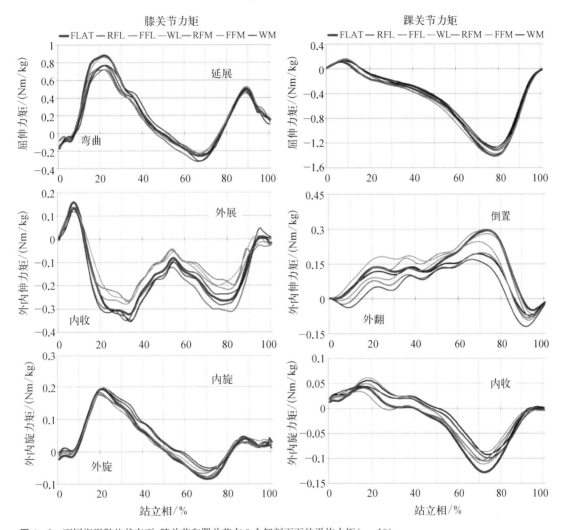

**图 4 - 2**  不同楔形鞋垫状态下,膝关节和踝关节在 3 个解剖面下的平均力矩($n=10$)
FLAT—平鞋垫/对照组;RFL—后外侧楔形;FFL—前外侧楔形;WL—全外侧楔形;RFM—后内侧楔形;FFM—前内侧楔形;WM—全内侧楔形
**Figure 4 - 2**  Average knee and ankle joint moment ($n = 10$) in three anatomical planes under different wedge insole conditions

表 4 - 1 表示膝关节和踝关节力矩在 7 个楔形鞋垫状态下的单因素重复性方差分析(one-way ANOVA repeated measure)。不同鞋垫设计可显著地影响膝关节内收力矩 KAdM1 和 KAdM2($p < 0.05$),影响的幅度高($\eta_p^2 > 0.14$)。接着,对 KAdM1 和 KAdM2 进行最小显著差法(least square difference)事后比较检定(post-hoc comparison)。除了比较 FF 和 MF 的 KAdM2 外,其余的所有成对比较都有显著性差异。

表 4-1 膝关节力矩在不同楔形鞋垫状态的统计分析($n=10$)

Table 4-1 Statistical analysis of the knee joint moment under different insole conditions

| 楔形鞋垫状态 | 平均(标准差)膝关节力矩($n=10$) | | | | | |
| --- | --- | --- | --- | --- | --- | --- |
| | 屈伸向/(Nm/kg) | | 内外伸向/(Nm/kg) | | 内外旋向/(Nm/kg) | |
| | KEM1 | KEM2 | KAdM1 | KAdM2 | KIRM | KERM |
| FF | 0.569 (0.331) | 0.460 (0.157) | 0.307 (0.138) | 0.222 (0.091) | 0.187 (0.100) | 0.069 (0.033) |
| LR | 0.563 (0.323) | 0.480 (0.071) | 0.326 (0.125) | 0.232 (0.078) | 0.198 (0.095) | 0.051 (0.023) |
| MR | 0.648 (0.206) | 0.514 (0.100) | 0.343 (0.090) | 0.254 (0.078) | 0.221 (0.076) | 0.047 (0.029) |
| LF | 0.586 (0.282) | 0.504 (0.666) | 0.309 (0.108) | 0.196 (0.064) | 0.219 (0.010) | 0.055 (0.031) |
| MF | 0.449 (0.398) | 0.423 (0.200) | 0.285 (0.088) | 0.221 (0.067) | 0.172 (0.107) | 0.037 (0.030) |
| WL | 0.709 (0.285) | 0.515 (0.053) | 0.274 (0.117) | 0.171 (0.060) | 0.224 (0.088) | 0.041 (0.018) |
| WM | 0.644 (0.224) | 0.466 (0.078) | 0.320 (0.082) | 0.235 (0.064) | 0.224 (0.063) | 0.046 (0.021) |
| $p$ | 0.38 | 0.19 | <0.05* | <0.01* | 0.21 | 0.09 |
| $\eta_p^2$ | 0.11 | 0.15 | 0.24# | 0.49# | 0.15 | 0.22 |

注:* $p$ 值根据单因素(鞋垫状态)重复性方差分析计算,$p<0.05$ 代表显著性差异。# 在统计学显著差异的条件下($p<0.05$),效果量值(partial eta squared)高($\eta_p^2>0.14$)。
KEM1,KEM2:第 1 和第 2 最大伸展力矩;KAdM1,KAdM2:第 1 和第 2 最大内伸力矩;KIRM:最大内翻力矩;KERM:最大外旋力矩;FF:平鞋垫/对照组;LR:后外侧楔形;MR:后内侧楔形;MF:前内侧楔形;LF:前外侧楔形;WL:全外侧楔形;WM:全内侧楔形。

在踝关节力矩方面,图 4-3 说明踝关节在 3 个解剖面两个方向上的最大力矩,包括踝内翻力矩(ankle inversion moment,AIVM)、踝外翻力矩(ankle eversion moment,AEVM)、踝内收力矩(ankle adduction moment,AADM)、踝外伸力矩(ankle abduction moment,AABM)、背屈力矩(ankle dorsiflexion moment,ADFM)和跖屈力矩(ankle plantar flexion moment,APFM)。只有踝关节内翻力矩(AIVM)在不同楔形鞋垫状态下存在显著性差异($p<0.05$;$\eta_p^2=0.268$)。另外,以配对 $t$ 检验(paired $t$-test)比较各楔形鞋垫状态与对照组

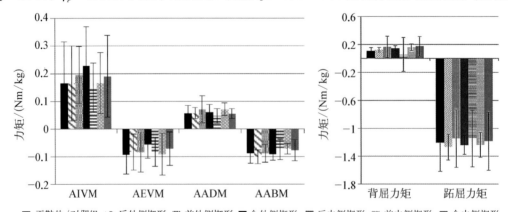

图 4-3 踝关节在步态中 7 个楔形鞋垫状态下的最大力矩[25]

Figure 4-3 Maximum ankle joint moment at different wedge conditions during gait

之间的差异,发现全外侧楔形鞋垫(WL)与踝内翻力矩(AIVM)、踝外翻力矩(AEVM)、背屈力矩(ADFM)和踝内收力矩(AADM)存在显著性差异($p<0.05$)。

研究发现,楔形鞋垫设计明显影响膝关节内收向的力矩($p<0.05$)。全内侧楔形鞋垫(WM)分别在步态为30%和80%时,可显著地降低10%(KAdM1)和23%(KAdM2)的力矩($p<0.05$),或有助于降低内侧关节炎的风险。然而,如果鞋垫的内侧楔形只集中在前足(LF)或后足(LR),舒解力矩的效果不明显,并有可能造成反效果。虽然研究发现力矩降低幅度比其他相关研究大,但整体结果趋势和结论普遍一致[17]。过去的研究发现,5°全内侧楔形鞋垫减少了5%~7%的膝关节内收向力矩[24,26]和约6%的内收冲量[18]。楔形的角度越大,力矩的下降幅度越大,最高可升至14%[24,27,28]。研究发现,力矩降低的效率同时取决于鞋垫的材料刚度,而材料刚度和角度同时影响使用者的舒适度[24,28-30]。另外,有文献也认为全内侧的楔形鞋垫比半楔形鞋垫能更有效地降低力矩[29]。

楔形鞋垫设计同时改变踝关节的内翻力矩,Hinman等[29]认为楔形鞋垫会转移反作用力中心的位置,因而改变力臂的长度,而Schmalz等[31]认为楔形鞋垫的功效会作用于踝关节和距下关节,并通过下肢闭锁动力链,由其他关节分担和代偿。Mündermann等[32]发现使用内侧楔形鞋垫时,踝的最大外翻角和内翻力矩增加,而内侧楔形鞋垫则会增加距下关节外翻力矩,但距下关节外翻力矩和膝关节力矩没有关联性[33]。

虽然研究普遍认为楔形鞋垫能降低膝关节内收力矩(KAdM),使其成为廉价的非手术治疗手段[15,16],但是相关研究变异度高,无法为楔形鞋垫的成效做出决定性的结论。不同的参与者穿着楔形鞋垫有着不同的效果[34],Kuroyanagi等[35]将此归咎于实验方法不一,Maly等[19]则认为鞋垫本身就是造成此不一致性的主要原因,个体化的足踝代偿运动和神经肌肉的适应方式也有可能造成效果不一[19,31,36],更有研究臆断,认为外侧楔形鞋垫会使关节炎恶化[33]。为了减少足踝代偿运动的差异,Jones等[37]在楔形鞋垫上加上足弓支撑,证明能有效降低距下关节力矩值,改善舒适度及提升结果一致性。

### 4.1.3  楔形鞋垫转移足底压力中心

在同一实验设计条件下(10名参与者,7种鞋垫状态,7组步行测试),参与者将同时进行足底压力测试。足底压力测量采用F-scan鞋内足压量测系统(美国Tekscan公司)(见图4-4)。一片鞋内鞋垫传感器有960组独立传感器,分辨率为每平方厘米4个传感器(型号:5100),长度约为20 cm,厚0.18 mm,并可根据使用者足部的长宽裁剪。系统的采样频率为100 Hz。在实验进行前,传感器按参与者足部和鞋履裁剪成合适的大小。根据系统的校准方法,参与者按自身体重单足站在传感器上进行校验。

F-scan软件会辨认步态中的站立相(stance phase),并计算在站立相间一个总体的压力中心点的坐标。图4-5比较了7组楔形鞋垫下的压力中心的内外向位置(center of pressure in medial-lateral direction,$COP_{ML}$),对照组(FF)的数据视为参考并设为零。单因素重复性方差分析(one-way ANOVA repeated measure)发现鞋垫设计对压力中心的内外向位置($COP_{ML}$)有显著性的影响($p<0.05$)。正如所料,全外侧楔形鞋垫(WL)使压力中心外移,但是非全垫(LF和LR)竟出现相反的效果,而且在事后比较检定(post-hoc

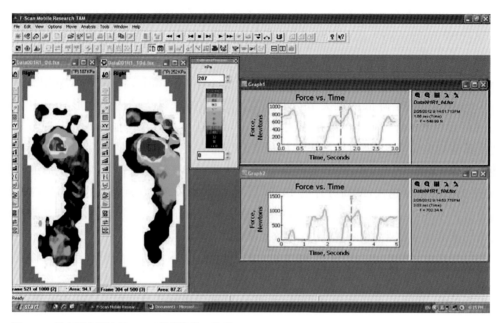

图 4-4 足底压力测试(F-scan)的操作接口演示

**Figure 4-4** Demonstration of the user interface of the F-scan plantar pressure system

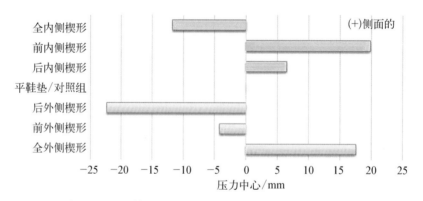

图 4-5 步态站立相间,整体压力中心在不同楔形鞋垫状态下的内外向位置(COP_{ML})

**Figure 4-5** Overall center of pressure in medial-lateral direction (COP_{ML}) in different wedge insole conditions during walking stance

comparison)中,后外侧楔形与其他外侧鞋垫(LF 和 WL)有明显差异($p < 0.05$)。内侧楔形鞋垫的趋势与外侧的相似,全内侧楔形鞋垫(WM)使压力中心内移,但非全内侧楔形鞋垫(MF 和 MR)则外移。

研究确认,外侧楔形鞋垫能使压力中心的位置(COP_{ML})外移,与以往的类似研究一致[19,28,33]。此外,Hinman 等[28]认为全楔比非全楔更为有效,研究结果不但得到相同的结论,而且更发现非全楔可能造成反效果,足踝的补偿性外内翻、膝关节的基础对线和关节的灵活性可能是造成全楔和非全楔结果不一的原因[31]。压力中心(COP_{ML})外移会增加踝关节的内翻力矩(AIVM),并且通过缩短力臂来降低膝关节内收力矩(KAdM)[28,38],原理如

图4-6所示。使用泊松积矩相关系数(Pearson correlation coefficient)来检视参数间的相关性,研究发现压力中心位置($COP_{ML}$)与最大踝关节内翻力矩(AIVM)和第二大膝关节内收力矩(KAdM2)呈现中度相关性($r=0.304$；$r=0.385$，$p<0.05$)。

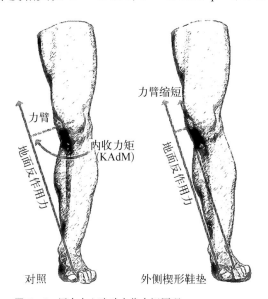

图4-6　压力中心改动内收力矩原理

**Figure 4-6** Mechanism of knee moment attenuation by center of pressure shift

## 4.2　楔形支撑下膝关节的计算生物力学研究

　　楔形鞋垫能改变行走时足底压力的中心位置,缩短膝关节力矩,有助降低膝关节疼痛。除了关节力矩外,肌力和软组织的受力情况同时影响膝关节炎的预后状况。本节探讨使用肌骨模型和有限元方法,对楔形鞋垫的生物力学做更深入研究。

### 4.2.1　肌骨模型及有限元分析

　　研究中招募了一名34岁的女受试者,受试者身高174 cm,体重70 kg,且没有下肢肌骨系统疾病。对该受试者进行了核磁共振成像(MRI)扫描和步态实验,为个体化计算机仿真提供三维重建的影像和模拟中加载条件的数据。

　　步态实验的实验方法与4.1.2节大致一样,受试者穿着3种不同斜度(0°、5°、10°)的外侧楔形鞋垫进行实验,鞋垫材料为高密度乙烯醋酸乙烯共聚物(EVA,英国A. Algeo公司),邵氏硬度为A65。如图4-7所示,实验数据经Visual 3D软件(美国C-Motion公司)处理后,将其导入肌骨模型软件OpenSim(美国康复及模拟研究中心)以此来估算步态所需肌肉力[39]。

　　从步态实验的数据中,抽取部分数据用作有限元仿真的边界条件,包括反作用力(ground reaction force)、小腿与地面成角(ground-shank angle)、踝关节和膝关节角。

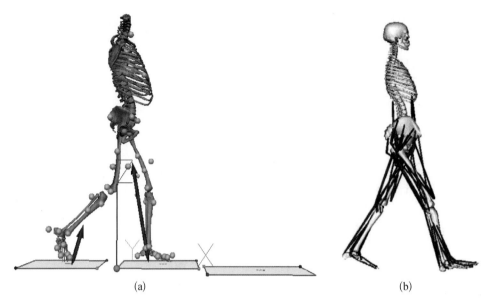

(a)                                                                    (b)

**图 4 - 7**　步态实验的数据演示
(a) Visual 3D 软件显示标记点位置及反作用力；(b) OpenSim 软件模拟及估算肌肉力

**Figure 4 - 7**　Illustration of gait experiment data

图 4 - 8 展示在步态中，以上参数在 3 种楔形鞋垫状态下的数值和趋势。另外，表 4 - 2 总结了 OpenSim 估算的肌肉力并比较以往通过肌电[40] 及肌肉横切面[41] 估算[42] 的肌肉力。

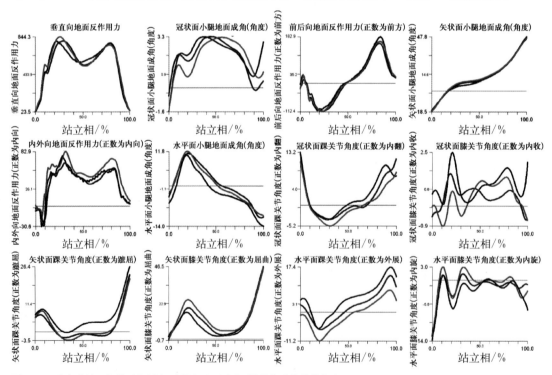

**图 4 - 8**　步态中站立相的反作用力、小腿与地面成角、踝关节及膝关节角度
黑线代表平鞋垫；蓝线代表 5°外侧楔形鞋垫；红线代表 10°外侧楔形鞋垫

**Figure 4 - 8**　Ground reaction force, ground-shank ankle, ankle and knee joint angle during stance

表 4 - 2　肌骨模型(OpenSim)估算的肌力值与文献值[40,41]的比较

Table 4 - 2　Comparison of OpenSim muscle force estimation to existing literature

| 肌　群 | 峰值发生时刻(%中立相) | 估算峰值/N | 文献建议峰值/N |
|---|---|---|---|
| 腓肠肌 | 70%~75% | 1 200 | 700 |
| 股肌 | 20%~25% | 600 | 430 |
| 比目鱼肌 | 75%~85% | 1 400 | 1 400 |
| 股二头肌 | 0%~10% | 570 | 220 |
| 内侧腘绳肌 | 0%~10% | 590 | 260 |
| 趾屈肌 | 70%~80% | 100 | 190 |
| 腓骨肌 | 70%~80% | 170 | 140 |
| 胫骨后肌 | 70%~75% | 250 | 170 |
| 胫骨前肌 | 0%~10% | 490 | 200 |

在重建三维有限元模型时,扫描受试者在非负重中立位状态下的右腿,扫描层厚为 1 mm。核磁共振成像使用 Mimics 及 Rapidform 软件进行分割,并参考解剖图谱进行三维重建。重建的部件包括 26 根足部骨头、肌骨远程、髌骨、胫骨和腓骨。软组织包括膝关节的半月板、关节软骨、十字韧带、股四头肌腱、髌腱和足部的其他韧带。重建后的模型导入 Abaqus 进行网格划分和有限元运算及分析。为了简化模型,足部的指骨间使用 2 mm 的填充层来充当关节软骨,其他足部的关节软骨侧使用非线性的接触算法来实现[43]。图 4 - 9 给出了重建后的三维模型、肌肉力的加载位置及其他加载条件。

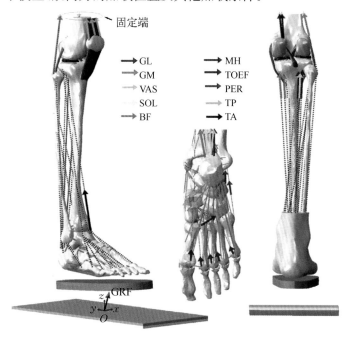

图 4 - 9　用于研究外侧楔形鞋垫的三维有限元模型及其加载方法和条件

GL—外腓肠肌;GM—内腓肠肌;VAS—股肌;SOL—比目鱼肌;BF—股二头肌;MH—内侧腘绳肌;TOEF—趾屈肌;PER—腓骨肌;TP—胫骨后肌;TA—胫骨前肌

**Figure 4 - 9**　Three-dimensional finite element models for the investigation of the biomechanics of lateral wedge insoles

此下肢模型的结构和设置主要参照早前建立的有限元模型[44-46]。如表 4 - 3 所示,大部分部件的材料都采用线弹性材料,而膝关节韧带和外围包裹的软组织则采用超弹性材料[45]。有限元分析采用准静态方法来仿真步态中具有代表性的时刻,包括反作用力第一峰值(1stGRF)、反作用力波谷(GRFv)、反作用力第二峰值(2ndGRF),它们分别发生于站立相约 30%、50% 和 80% 的时刻。如图 4 - 9 所示,模型的顶端部分(股骨和髌腱)会被固定。根据步态实验的反作用力及反作用力中心的数据,配合地面和小腿的相对角度,在地面上施加对应的载荷及边界条件,并加上肌肉力。有限元模型将研究 3 种不同鞋垫(0°、5°、10°)对半月板和肌骨远程软骨应力的影响。

表 4 - 3　有限元分析采用的网格单元和材料属性[45]

Table 4 - 3　Element types and material properties used in the finite element analysis

| 部　件 | 单 元 类 型 | 杨氏模量/MPa | 泊 松 比 | 横截面积/mm² |
|---|---|---|---|---|
| 骨(膝) | 四面体 | 16 000 | 0.3 | — |
| 软骨(膝) | 四面体 | 12 | 0.45 | — |
| 半月板 | 四面体 | 59 | 0.49 | — |
| 韧带(膝) | 四面体 | 超弹性 | — | — |
| 骨(足) | 四面体 | 7 300 | 0.3 | — |
| 包裹软组织 | 四面体 | 超弹性 | — | — |
| 软骨(足踝) | 四面体 | 1 | 0.4 | — |
| 韧带(足踝) | 桁架(只限拉伸) | 260 | — | 18.4 |
| 足底筋膜 | 桁架(只限拉伸) | 350 | — | 58.6 |
| 鞋垫 | 六面体 | 超弹性 | — | — |
| 地面 | 六面体 | 17 000(上层) 1 000 000(下层) | 0.3 | — |

## 4.2.2　半月板和软骨应力

图 4 - 10 表示 3 种外侧楔形鞋垫在步态期间对半月板应力的影响,其影响主要集中在内侧的半月板上。在步态站立相初期(1stGRF),使用 5° 和 10° 的外侧楔形鞋垫能分别减少 16.7% 和 20.9% 的应力。其后,5° 的外侧楔形鞋垫在步态站立相中期(GRFv)和后期(2ndGRF)最大应力降低 15.6% 和 14.1%,而 10° 的外侧楔形鞋垫最大应力则能降低 18% 和 19%。

图 4 - 11 为 3 种外侧楔形鞋垫在步态期间对股骨远程软骨应力的影响,其影响也集中在内侧的软骨上。在步态站立相初期(1stGRF),使用 5° 和 10° 的外侧楔形鞋垫能分别减少 14.5% 和 18.1% 的应力。其后,5° 的外侧楔形鞋垫在步态站立相中期(GRFv)和后期(2ndGRF)最大应力降低 11.4% 和 13.1%,而 10° 的外侧楔形鞋垫最大应力则能降低 20.9% 和 21.8%。

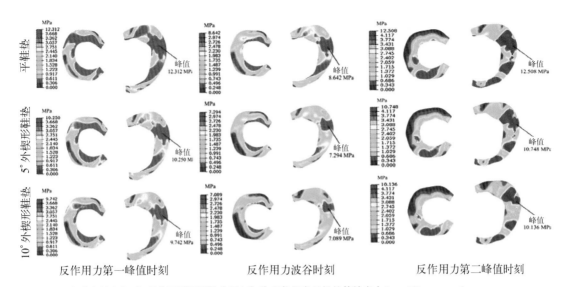

图 4 - 10　在步态站立相时,穿着不同楔形鞋垫下(0°、5°、10°)的半月板的等效应力(von Mises stress)
Figure 4 - 10　Von Mises stress of the menisci in 3 different wedge insoles (0°, 5°, 10°) during walking stance

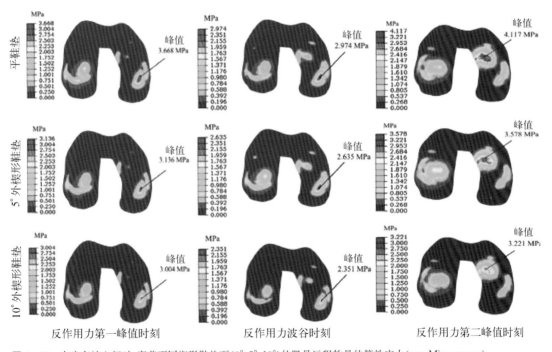

图 4 - 11　在步态站立相时,穿着不同楔形鞋垫下(0°、5°、10°)的股骨远程软骨的等效应力(von Mises stress)
Figure 4 - 11　Von Mises stress of the articular cartilage of distal femur in 3 different wedge insoles (0°, 5°, 10°) during walking stance

## 4.2.3 膝关节内侧负荷

据有限元分析所示,外侧楔形鞋垫能有效地降低膝关节内侧包括半月板和软骨的最大应力,从而降低内侧骨性关节炎的疼痛和风险[47]。虽然 10°的外侧楔形鞋垫比 5°的能更有效地减少应力,有研究认为角度过多的鞋垫会造成不适而且不方便置于鞋内[48]。

膝关节的内侧一般比外侧能承受更大的负荷,因而应力的最大值都出现在半月板和股骨软骨的内侧(见图 4-10 和图 4-11),模拟的整体结果与其他文献的临床发现[49]和有限元分析一致[50]。在整体的受力方面,5°和 10°的楔形鞋垫能减少约 75 N 和 100 N 的内侧负荷,而外侧的膝关节的受力也会增加以分担载荷,与 Adouni 等[51]的结论相符。因为膝关节外内侧的受力变得均等,因此膝关节的内翻力矩(KAdM)也会减少。

有限元分析广泛应用在临床肌骨疾病[52]及创伤[53,54]等分析中,同时也用于鞋履及足底支撑的参数分析及设计改良[55]中。通过对应力和力矩传导等参数进行分析,有限元提供了不同肌骨疾病、畸形、手术和支撑下肌骨系统的生物力学用于分析病机及评估疗效[52-55]。有限元模拟大多局限于下肢个别关节或部位[56-59],无法考虑对下肢整体的影响。本研究建立了包括膝踝足结构的整个下肢的有限元模型,研究足底支撑对下肢整体力传导的影响[60]。未来研究拟把模型扩展至髋及骨盘,用以研究足部支撑对肌骨系统的生物力学影响。

(黄伟志　王岩　张明)

## 参 考 文 献

[ 1 ] Guccione A A, Felson D T, Anderson J J, et al. The effects of specific medical conditions on the functional limitations of elders in the Framingham Study [J]. American Journal of Public Health, 1994,84(3): 351-358.

[ 2 ] Woolf A D and Pfleger B. Burden of major musculoskeletal conditions [J]. Bulletin of the World Health Organization, 2003, 81(9): 646-656.

[ 3 ] Pereira D, Peleteiro B, Araujo J, et al. The effect of osteoarthritis definition on prevalence and incidence estimates: A systematic review [J]. Osteoarthritis and Cartilage, 2011,19(11): 1270-1285.

[ 4 ] Cross, M, Smith E, Hoy D, et al. The global burden of hip and knee osteoarthritis: estimates from the Global Burden of Disease 2010 study [J]. Annals of the Rheumatic Diseases, 2014,73(7): 1323.

[ 5 ] Symmons D, Mathers C, Pfleger B. Global burden of osteoarthritis in the year 2000[J]. Geneva: World Health Organization, 2003.

[ 6 ] Fransen M, Bridgett L, March L, et al. The epidemiology of osteoarthritis in Asia [J]. International Journal of Rheumatic Diseases, 2011,14(2): 113-121.

[ 7 ] Woo J, Lau E, Lee P, et al. Impact of osteoarthritis on quality of life in a Hong Kong Chinese population [J]. The Journal of Rheumatology, 2004,31(12): 2433-2438.

[ 8 ] Kiadaliri A A, Lamm C, De Verdier M G, et al. Association of knee pain and different definitions of knee osteoarthritis with health-related quality of life: A population-based cohort study [J]. Osteoarthritis and Cartilage, 2016,24: S236-S237.

[ 9 ] Matsumoto H, Hagino H, Sageshima H, et al. Diagnosis of knee osteoarthritis and gait variability increases risk of falling for osteoporotic older adults: The GAINA study [J]. Osteoporosis and Sarcopenia, 2015,1(1): 46-52.

[10] Labek G, Thaler M, Janda W, et al. Revision rates after total joint replacement [J]. J Bone Joint Surg Br, 2011, 93(3): 293-297.

[11] Arden N and Nevitt M C. Osteoarthritis: epidemiology[J]. Best Practice and Research Clinical Rheumatology, 2006, 20(1): 3-25.

[12] Kotlarz H, Gunnarsson C L, Fang H, et al. Osteoarthritis and absenteeism costs: evidence from US National Survey Data [J]. Journal of Occupational and Environmental Medicine, 2010,52(3): 263-268.

[13] Shelburne K B, Torry M R, Steadman J R, et al. Effects of foot orthoses and valgus bracing on the knee adduction moment and medial joint load during gait [J]. Clinical Biomechanics, 2008,23(6): 814-821.

[14] Rafiaee M and Karimi M T. The effects of various kinds of lateral wedge insoles on performance of individuals with knee joint osteoarthritis[J]. International Journal of Preventive Medicine, 2012, 3(10): 693-698.

［15］ Malvankar S, Khan W S, Mahapatra A, et al. How effective are lateral wedge orthotics in treating medial compartment osteoarthritis of the knee? A systematic review of the recent literature ［J］. The Open Orthopaedics Journal, 2012, 6(1): 544 – 547.

［16］ Bennell K, Hall M, Hinman R. Osteoarthritis year in review 2015: rehabilitation and outcomes[J]. Osteoarthritis and Cartilage, 2016, 24(1): 58 – 70.

［17］ Radzimski A O, Mündermann A, Sole G. Effect of footwear on the external knee adduction moment —— a systematic review[J]. The Knee, 2012, 19(3): 163 – 175.

［18］ Hinman R S, Bowles K A, Metcalf B B, et al. Lateral wedge insoles for medial knee osteoarthritis: effects on lower limb frontal plane biomechanics ［J］. Clinical Biomechanics, 2012, 27(1): 27 – 33.

［19］ Maly M R, Culham E G, Costigan P A. Static and dynamic biomechanics of foot orthoses in people with medial compartment knee osteoarthritis[J]. Clinical Biomechanics, 2002, 17(8): 603 – 610.

［20］ Abdallah A A and Radwan A Y. Biomechanical changes accompanying unilateral and bilateral use of laterally wedged insoles with medial arch supports in patients with medial knee osteoarthritis[J]. Clinical Biomechanics, 2011, 26(7): 783 – 789.

［21］ Fukuchi C, Worobets J, Wannop J W, et al. The influence of footwear with a small integrated lateral wedge on knee joint loading during walking ［J］. Footwear Science, 2011, 3(sup1): S56 – S8.

［22］ 王常海, 李峰, 张蓉, 等. 步态分析技术在膝骨性关节炎康复中的应用[J]. 中国康复理论与实践, 2007, 13(7): 686 – 687.

［23］ 郝智秀, 金德闻, 张宇, 等. 步态变化对人体膝关节接触生物力学特性的影响 ［J］. 清华大学学报: 自然科学版, 2009, 49(5): 39 – 42.

［24］ Kerrigan D C, Lelas J L, Goggins J, et al. Effectiveness of a lateral-wedge insole on knee varus torque in patients with knee osteoarthritis ［J］. Archives of Physical Medicine and Rehabilitation, 2002, 83(7): 889 – 893.

［25］ 黄萌, 张明, 梁锦纶. 利用步态分析研究楔形鞋垫对膝关节载荷的影响[J]. 医用生物力学, 2011, 26(4): 294 – 298.

［26］ Crenshaw S J, Pollo F E, Calton E F. Effects of lateral-wedged insoles on kinetics at the knee[J]. Clinical Orthopaedics and Related Research, 2000, 375: 185 – 192.

［27］ Butler R J, Barrios J A, Royer T, et al. Effect of laterally wedged foot orthoses on rearfoot and hip mechanics in patients with medial knee osteoarthritis ［J］. Prosthetics and Orthotics International, 2009, 33(2): 107 – 116.

［28］ Hinman R S, Payne C, Metcalf B R, et al. Lateral wedges in knee osteoarthritis: What are their immediate clinical and biomechanical effects and can these predict a three-month clinical outcome? ［J］. Arthritis Care and Research, 2008, 59(3): 408 – 415.

［29］ Hinman R S, Bowles K A, Bennell K L. Laterally wedged insoles in knee osteoarthritis: do biomechanical effects decline after one month of wear? ［J］. BMC Musculoskeletal Disorders, 2009, 10(1): 146.

［30］ Jenkyn T R, Erhart J C, Andriacchi T P. An analysis of the mechanisms for reducing the knee adduction moment during walking using a variable stiffness shoe in subjects with knee osteoarthritis[J]. Journal of Biomechanics, 2011, 44(7): 1271 – 1276.

［31］ Schmalz T, Blumentritt S, Drewitz H, et al. The influence of sole wedges on frontal plane knee kinetics, in isolation and in combination with representative rigid and semi-rigid ankle - foot-orthoses ［J］. Clinical Biomechanics, 2006, 21(6): 631 – 639.

［32］ Mündermann A, Dyrby C O, Hurwitz D E, et al. Potential strategies to reduce medial compartment loading in patients with knee osteoarthritis of varying severity: reduced walking speed ［J］. Arthritis and Rheumatism, 2004, 50(4): 1172 – 1178.

［33］ Kakihana W, Akai M, Nakazawa K, et al. Effects of laterally wedged insoles on knee and subtalar joint moments ［J］. Archives of Physical Medicine and Rehabilitation, 2005, 86(7): 1465 – 1471.

［34］ Kakihana W, Akai M, Nakazawa K, et al. Inconsistent knee varus moment reduction caused by a lateral wedge in knee osteoarthritis ［J］. American Journal of Physical Medicine and Rehabilitation, 2007, 86(6): 446 – 454.

［35］ Kuroyanagi Y, Nagura T, Matsumoto H, et al. The lateral wedged insole with subtalar strapping significantly reduces dynamic knee load in the medial compartment: Gait analysis on patients with medial knee osteoarthritis ［J］. Osteoarthritis and Cartilage, 2007, 15(8): 932 – 936.

［36］ Chapman G J, Parkes M J, Forsythe L, et al. Ankle motion influences the external knee adduction moment and may predict who will respond to lateral wedge insoles: an ancillary analysis from the SILK trial ［J］. Osteoarthritis and Cartilage, 2015, 23(8): 1316 – 1322.

[37] Jones R K, Zhang M, Laxton P, et al. The biomechanical effects of a new design of lateral wedge insole on the knee and ankle during walking [J]. Human Movement Science, 2013,32(4): 596 - 604.

[38] Duivenvoorden T, van Raaij T M, Horemans H L, et al. Do laterally wedged insoles or valgus braces unload the medial compartment of the knee in patients with osteoarthritis? [J]. Clinical Orthopaedics and Related Research ©, 2015,473(1): 265 - 274.

[39] Delp S L, Anderson F C, Arnold A S, et al. OpenSim: open-source software to create and analyze dynamic simulations of movement [J]. Biomedical Engineering, IEEE Transactions on, 2007,54(11): 1940 - 1950.

[40] Perry J. Gait analysis: Normal and pathological function[M]. 2nd ed. New Jersey: Slack Incorporated, 2010.

[41] Dul J. Development of a minimum-fatigue optimization technique for predicting individual muscle forces during human posture and movement with application to the ankle musculature during standing and walking (Doctoral Dissertation)[D]. Nashville: Vanderbilt University, 1983.

[42] Kim K - J, Kitaoka H B, Luo Z - P, et al. In vitro simulation of the stance phase in human gait [J]. Journal of Musculoskeletal Research, 2001,5(02): 113 - 121.

[43] Athanasiou K, Liu G, Lavery L, et al. Biomechanical topography of human articular cartilage in the first metatarsophalangeal joint [J]. Clinical Orthopaedics and Related Research, 1998,348(348): 269 - 281.

[44] 刘璇,张明,樊瑜波. 膝关节对于足底支撑的生物力学响应:人体下肢计算机仿真[J]. 世界复合医学,2015,(1): 53 - 57.

[45] Liu X and Zhang M. Redistribution of knee stress using laterally wedged insole intervention: finite element analysis of knee-ankle-foot complex[J]. Clinical Biomechanics, 2013, 28(1): 61 - 67.

[46] Yu J, Cheung J T M, Wong D W C, et al. Biomechanical simulation of high-heeled shoe donning and walking [J]. Journal of Biomechanics, 2013,46(12): 2067 - 2074.

[47] 冯法博,程立明,郭万首. 膝关节支具及足底楔形垫治疗膝关节骨性关节炎进展[J]. Chinese Journal of Rehabilitation Medicine, 2012, 27(11): 1080 - 1084.

[48] Bennell K L, Bowles K A, Payne C, et al. Lateral wedge insoles for medial knee osteoarthritis: 12 month randomised controlled trial [J]. BMJ, 2011,342: d2912.

[49] 程晏,王予彬. 膝关节骨性关节炎步态分析的研究进展[J]. 中国康复医学杂志,2013,28(7): 676 - 680.

[50] Yang N H, Nayeb-Hashemi H, Canavan P K, et al. Effect of frontal plane tibiofemoral angle on the stress and strain at the knee cartilage during the stance phase of gait [J]. Journal of Orthopaedic Research, 2010,28(12): 1539 - 1547.

[51] Adouni M, Shirazi-Adl A, Shirazi R. Computational biodynamics of human knee joint in gait: from muscle forces to cartilage stresses[J]. Journal of Biomechanics, 2012, 45(12): 2149 - 2156.

[52] Wang Y, Wong D W C, Zhang M. Computational models of the foot and ankle for pathomechanics and clinical applications: a review[J]. Annals of Bomedical Engineering, 2016, 44(1): 213 - 221.

[53] Wong D W C, Niu W, Wang Y, et al. Finite element analysis of foot and ankle impact injury: Risk evaluation of calcaneus and talus fracture [J]. PloS One, 2016,11(4): e0154435.

[54] Yu J, Wong D W C, Zhang M. Dynamic foot model for impact investigation[M]//Zhang M, Fan Y. Computational Biomechanics of the Musculoskeletal System. Boca Ration: CRC Press, 2014: 61 - 71.

[55] Cheung J T M, Yu J, Wong D W C, et al. Current methods in computer-aided engineering for footwear design [J]. Footwear Science, 2009,1(1): 31 - 46.

[56] Wong D W C, Zhang M, Leung A K L. First ray model comparing normal and hallux valgus feet[M]//Zhang M, Fan Y. Computational Biomechanics of the Musculoskeletal System. Boca Ration: CRC Press, 2014: 49.

[57] Wong D W C and Zhang M. Knee implant model: A sensitivity study of trabecular stiffness on periprosthetic fracture[M]//Zhang M, Fan Y. Computational Biomechanics of the Musculoskeletal System. Boca Ration: CRC Press, 2014: 93 - 102.

[58] Wong D W C, Pang Z, Yu J, et al. Hip Model for Osteonecrosis [M]//ZHANG M, FAN Y. Computational Biomechanics of the Musculoskeletal System. Boca Raton: CRC Press, 2014: 113 - 123.

[59] 姚杰,樊瑜波,张明,等. 前交叉韧带损伤的继发性生物力学影响[J]. 力学学报,2010,42(1): 102 - 108.

[60] Liu X, Fan Y, Zhang M. 12 foot-ankle-knee model for foot orthosis[M]//Zhang M, Fan Y. Computational Biomechanics of the Musculoskeletal System. Boca Ration: CRC Press, 2014: 141.

# 5  自主意识控制机器人辅助下的脑卒中后患者上肢康复

　　脑卒中(又称中风)是突然发生的由脑血管病变引起的局限性脑功能障碍,为神经系统的常见疾病,其致残率和病死率都很高。在我国,脑卒中的致残率高达80%,复发率为41%,每10万名患者中就有116～142人死亡,给社会及患者家庭均带来沉重的负担[1]。

　　基于脑卒中发生部位及其大小和性质的不同,患者会出现不同的临床表现。例如,偏瘫(大脑中动脉分布区病损)、交叉瘫(中脑脑桥部病损)、四肢瘫(脑干损伤)等。其中,大脑中动脉供血区病损所引起的偏瘫是脑卒中最常见且最具代表性的病症,患者出现单侧半身的运动功能障碍,可能出现包括肌张力异常(软瘫或痉挛)、运动失用、共济失调等在内的各种临床表现,且各种体征在上肢的表现比下肢更为严重且恢复速度较慢,同一肢体的远端关节较近端关节更为严重[1-5]。据统计,70%～80%的脑卒中患者会在脑卒中后暂时或永久地丧失上肢的运动功能,对其日常生活能力造成严重的负面影响,这也是当下脑卒中后康复治疗亟待解决的问题之一[4,5]。

## 5.1  脑卒中后患者的功能损伤及传统上肢康复

　　在脑卒中发生后的短时间内(急性期和亚急性期),患者处于软瘫状态,即患侧躯干和肢体的肌肉活动减弱或消失,通常难以观察到其上肢的活动;而在病情逐渐稳定的亚急性期内,患者的运动功能可以得到一定程度的自主恢复,同时随着病程的发展由肌张力减弱的软瘫期逐渐往肌张力增高的硬瘫期(痉挛期)过渡,目前临床上普遍认为这两个阶段(一般在发病后的6个月内)是脑神经可塑性最高和损伤功能重建的最佳时期[6,7]。在发病6个月之后患者便逐渐步入脑卒中的慢性恢复期,脑神经的可塑性开始下降,运动功能的恢复逐渐减慢并趋于稳定,因此临床上通常会基于6个月左右的影像学表现来评估脑卒中患者上肢的功能预后[8]。尽管如此,慢性期脑卒中患者的功能康复却并非毫无希望。早在20世纪六七十年代,Johnstone的研究就已发现,大量地进行重复作业以完成特定的动作训练可以促进包括慢性期患者在内的脑卒中病人的运动功能恢复[9]。而近年来的一些研究,如Albert及Jodie等人对200位慢性期病人进行的为期15个月的多中心随机对照临床实验,也同样观察到高强度的重复性运动训练及新兴的机器人辅助训练都可以有效地促进慢性期脑卒中患者上肢运动功能的恢复[10]。也就是说,即便错过了传统意义上的"黄金治疗期",脑卒中患者仍然有希望通过康复训练来恢复自己上肢的运动功能。

　　脑卒中的传统康复方法一般是在神经科常规治疗的基础上,对病人的患侧肢体进行被动活动和感觉刺激,目的在于维持患肢残余的运动功能,保持正常的关节活动度,预防关节肿胀乃至僵硬及促进瘫痪肢体的活动尽早出现[1,6,7]。然而在过往的文献当中,传统康复方法的治疗效果表现不一,治疗细节(如施力角度、施力大小等数据)也鲜有详述。澳大利亚的神经康复专家 Janet 指出,相当大比例的脑卒中患者即使在住院期间接受了康复训练,其出院之后很长一段时间内仍然无法恢复上肢的有效使用,甚至由于种种原因罹患疼痛肩[7]。这种情况主要受以下几方面因素的影响。

　　(1) 传统康复缺乏有效的主动运动训练。Volpe 在研究中发现,与仅接受被动运动的康复治疗相比,脑卒中后主动运动训练的介入可以使患者上肢功能的治疗效果更好[11]。Robert 和 Richardo 进行了一系列的临床实验并提出,尽管脑卒中患者在发病后的运动非常困难,且注意力难以集中,但进行以日常简单动作为任务目标的主动运动训练可以促进患者受损脑组织的自我修复[6]。此外,近年来很多文献也都认为患者的自主运动才是诱发中枢神经系统损伤后自我修复的关键所在[8,12-16]。而在当前传统的康复方法中,对病人患肢无论是采用手法治疗抑或物理因子治疗,大多采用的仍是被动训练模式。这既是由于目前治疗人员对脑卒中后主动运动训练的观念尚不稳固,同样也是受传统康复方法本身的技术特点所限,很难做到仅仅通过人力便完成对脑卒中患者主动运动的有效引导和客观评估。

　　(2) 康复资源的限制。多数神经科医师与康复治疗师曾一度认为脑卒中患者上肢的康复治疗收效甚微,因此过去一般都将重点放在下肢运动功能的改善上[6]。这种观点导致了以往临床上很多患者虽然在住院期间便恢复了站立与行走的功能,但其日常生活能力(activity of daily life,ADL)事实上并没有得到很大的改善,这是由于上肢的有效使用在ADL 的改善过程中起着无可或缺的作用[4,6,7,14,16]。这种具有偏向性的治疗所产生的种种负面影响往往在患者出院返家之后才逐渐体现出来。

　　在我国,脑卒中康复的医疗资源分布不均。目前,香港脑卒中患者的平均住院时间为3～4 周,住院早期即可接受医院提供的例行康复治疗服务,并且在出院之后的一年内仍可前往该医院接受日间的康复治疗[17,18];在大陆,患者能否接受早期康复治疗则需视其所在地区及所住医院的情况而定,如上海、广州等地三甲医院的患者接受早期康复治疗的比例较高,患者病情稳定后即可接受系统的康复治疗,其平均住院时间为 3～5 周[19-21],而二三线城市的康复资源则相对匮乏,能接受系统的早期康复治疗的患者比例相对较低,部分患者甚至在首次住院期间都未曾进行康复治疗。纵观各地脑卒中康复的医疗现状,其共同点在于:患者出院后想要接受进一步的康复治疗都需要在时间和经济上承担额外的压力。此外,由于国内的社区康复刚刚起步,包括北京在内一线城市的社区残疾居民对康复服务的了解都还远远不够,康复治疗的平均消费水平较低,而且社区康复人员的服务能力和技术水平目前同样有限,因此大多数脑卒中患者出院后在家的康复状况并不理想[22,23]。

　　(3) 治疗人员专业素质的差异。当前的脑卒中康复治疗仍以治疗师与患者一对一的手法运动治疗(如 Brunnstrom、Bobath 和 PNF 技术等)为主,辅以其他的物理因子疗法(如神经肌肉电刺激、蜡疗等,中医的电针亦可属此类)。由于手法运动治疗技术的专业性,其治疗效果在很大程度上依赖于治疗师个人的技术水平及其相应的临床经验,同时在力量控制、动作准确性、稳定性和重复性等方面还受到治疗师个人身体素质(如臂长、臂力、身高等因素)的影响[7]。加上我国现代康复与国外相比起步较晚,治疗人员的受教育程度和技术水平参差不齐,给脑卒中患者上肢功能康复带来了不同程度的影响。

## 5.2　机器人训练系统辅助下的脑卒中患者后上肢康复治疗

　　在传统脑卒中的上肢功能康复面对诸多限制的情况下,探寻一种既可以在医院也可以在社区或家庭中使用,能够在最大限度有效地激发和引导患者自主地完成日常动作,并且还能将训练过程标准化的现代康复方法成为众多脑卒中康复研究小组的共同目标[24]。因此,迅速发展的上肢康复机器人技术在近几年引起了广泛的重视。自 20 世纪 90 年代开始的一系列临床研究已然证明了机器人辅助训练系统的稳定性和安全性,对患肢的支撑和运动辅助的机械工程技术趋近成熟且形式颇为多样[11,25-30]。机器人辅助训练的优点主要体现在康复技术和医疗资源两个方面。从技术层面上来说,专业治疗人员监督下的机器人辅助康复训练具有以下几点优势:① 可以满足脑卒中患者较高强度的持续性重复训练需要,并大大减轻治疗师的劳动负担;② 能够保证训练动作的完整度和准确度,不会受到治疗师与患者双方体力所限而发生动作变形;③ 可以同时辅助完成远近端多个关节的协同运动,使目标动作更趋近于健康人,从而达到更好的训练效果;④ 机器人系统还可以作为监控平台监测并记录患者训练过程中的各种数据(如肌力大小、关节活动度、肌电信号等)。从资源层面来说,机器人辅助训练系统可以极大地丰富患者个人的康复资源,大大增加其治疗时间和训练强度。此外,随着便携式、穿戴式设备的出现,除治疗师之外的如护理人员、患者家属乃至患者自己在经过培训后都可以较快掌握其操作技巧,从而使得机器人辅助下的上肢康复逐渐走出医院,在社区或家庭康复中得以推广。

　　目前普遍采用的康复机器人训练系统所采用的运动模式主要包括以下 3 类[15,27,30]:

　　(1)持续性被动运动模式(continuous passive motion,CPM)。CPM 系统是当前最广泛应用的机器人辅助训练系统之一,它在运动训练中提供全程的被动辅助力矩,支撑患肢完成固定轨迹下的完全被动运动训练。

　　(2)辅助性主动运动模式(active-assisted movement)。近年来研发的很多机器人系统都尝试在早期康复中提供由患者主动运动触发的辅助运动训练。这些系统均采用"交互式控制",即采集患者自主运动的生物反馈信号并将之数据化处理后用于控制机器人训练系统的机械辅助启动与否[11]。

　　(3)难度(挑战)性运动模式(challenge-based movement)。应用该训练模式的机器人系统并非像模式 1 和模式 2 中一样在训练中为患者提供机械辅助,而是提供机械阻力训练或设置更高难度的训练任务来强化患者已恢复的运动能力[31]。

近年来文献报道的机器人大部分都可以提供这 3 种运动训练模式,如麻省理工机械学院研发的 MIT - MANUS 上肢训练系统是常见的终末效应器机器人,可令患者在水平平面内完成获取目标物的上肢运动,其特点是利用阻抗控制来保持运动的轨迹不受扰动。此外,还有 Reinkensmeyer 研发的 ARM Guide 是一款可同时进行训练和评估患者上肢够物(arm reaching)运动能力的机器人训练系统,Colombo 设计的单 DOF(degree of freedom)腕部训练设备和双 DOF 肘部训练设备,以及 Sivakumar 研究小组研发的穿戴式外骨骼上肢康复机器人等[26,31,32]。

目前普遍认为,采用辅助性主动运动训练模式的机器人系统给患者所带来的恢复效果要优于采用持续性被动运动模式的训练系统,因此这些新开发的康复机器人设备基本上都应用了可提供辅助性主动运动模式的交互式控制策略,使其训练系统能够对患者的自主运动作出相应的反应[32]。但是这些系统仍然存在很大的局限性,它们过度简化了患者自主运动信号传入机器人系统的处理过程,仅仅采用了最为简单的"开/关"式交互控制策略,具体表现为患者仅需在训练的起始阶段进行患肢的自主运动或尝试收缩目标肌肉,只要其产生了生物反馈信号(肌电信号、力矩信号或角速度信号等)并为系统所捕获即可触发提供给患肢的机械辅助。一般来说,在触发之后的整个训练动作中并不需要再使用任何力量即可在该系统预定轨迹内完成被动动作。在此过程中患者主要体验被动的运动模拟[33]。

但根据 Dipietro 的运动感觉联合理论,脑卒中后受损脑区的功能重建除了需要接受运动动作的感觉刺激外,还需要进行反复的主动信号输出,在临床上则体现为脑卒中患者使用自身的力量完成重复性的高强度运动训练[34]。因此,香港理工大学生物医学跨领域学部(BME/PolyU)的研究小组开发了一种持续交互式控制策略,并应用在其研制的一系列上肢康复机器人中。在这种控制策略下,脑卒中患者瞬时的自主运动所产生的生物反馈信号只能触发机器人系统提供瞬时的辅助,这也就意味着与前面的"开/关"式控制不同,一旦患者停止进行患肢的自主运动或目标肌肉的主动收缩,该训练系统会随之立即停止提供机械辅助力矩。因此,在整个训练过程中,患者必须持续地进行主动的肢体运动或肌肉收缩才可获得系统辅助并完成预定轨迹的任务动作。这种系统控制策略可以确保训练过程中患者的持续性自主运动,同时机器人系统给予辅助支持或刺激诱发患肢产生更强的自主运动[15,24,27]。相较于传统的"开/关"式控制算法控制下的机器人辅助-主动运动,这套新的算法显然更有利于激发患者的主动运动。接下来本章将主要介绍由 BME/PolyU 研制的这一系列自主意识控制的脑卒中上肢康复机器人辅助训练系统。

## 5.3 自主意识控制的机器人辅助训练系统

### 5.3.1 持续性自主意识控制的主动-辅助运动训练模式康复机器人——PolyJbot 系统

PolyJbot 康复机器人训练系统可应用于肘关节、腕关节、膝关节及踝关节四个部位的康复训练(见图 5-1)。在 PolyJbot 提供的持续自主意识控制的主动–辅助运动训练中,肌电(electromyography,EMG)信号来自控制腕部屈伸活动的 2 块主要主动肌(同时两者互为拮抗肌)——桡侧腕屈肌(flexor carpi radialis,FCR)与桡侧腕伸肌(extensor carpi radialis,ECR),两者分别作为腕部屈曲动作和伸展动作的自主意识性运动的生物信号来源,用以触发 PolyJbot 的机械外骨骼支架产生辅助力矩。对正常人而言,腕部的屈曲或伸展运动都是以一块肌肉主动收缩(肌肉长度缩短),其拮抗肌静力收缩(肌肉长度不变或伸长)来进行协调配合。慢性期脑卒中病人的常见问题在于上肢伸肌肌力的减弱或丧失以及上肢屈肌的痉挛,拮抗肌对之间的协调运动失衡。例如,当患者试图完成伸腕动作时,腕伸肌仅能进行有限的主动收缩,而腕屈肌却产生不当的收缩活动或发生肌痉挛。当腕伸肌无法完成主动收缩时,患肢上臂的肱二头肌和肱三头肌亦有可能产生代偿性运动募集,从而导致了腕部的伸展动作受限或因屈肌张力过强而产生屈曲动作。PolyJbot 训练系统可以识别持续运动训练时屈肌与伸肌肌群的收缩情况,通过捕获和分析两者在腕部屈伸运动时的 EMG 信号的

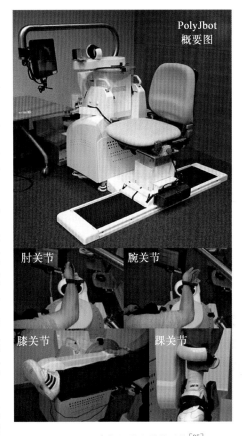

**图 5-1** PolyJbot 康复机器人训练系统[35]
**Figure 5-1** PolyJbot Rehabilitation Training system

差异,使机械辅助的屈曲力矩只能由 FCR 主动收缩时产生的 EMG 信号触发。同理,机械辅助的伸展力矩也仅由 ECR 主动收缩时的 EMG 信号触发,运动训练过程中机械系统所提供的净力矩与主动的 EMG 信号值成正比[5,15,30,36]。整个系统的信号处理流程如下:

(1) FCR 和 ECR 的原始 EMG 信号首先在 10~400 Hz 的带通滤波并增强 1000 倍,随后这些信号在 1000 Hz 的 A/D 卡中取样并为电脑程序所捕获,在经过全波整流器之后获得 EMG 信号包络,并随后在 100 ms 的窗口内进行滑动平均。经过上述步骤处理之后的 FCR 和 ECR 等肌肉的 EMG 信号记为 $EMG_i$,i 代表相应的 ECR 或 FCR 肌群。

(2) 随后已经处理的 EMG 信号($EMG_i$)被换算成 0~1 范围内的数值,即

$$M_{\text{flexion/extension}} = \frac{EMG_i - EMG_{i,\text{rest}}}{EMG_{i,\text{IMVC}} - EMG_{i,\text{rest}}} \quad \substack{i=\text{FCR in flexion} \\ i=\text{ECR in extension}} \qquad (5-1)^{[5]}$$

式中,i 代表进行主动收缩时相应的 FCR 或 ECR 肌群,$EMG_{i,\text{rest}}$ 是相应肌群在静息状态下的已经处理的 EMG 信号的幅值,$EMG_{i,\text{IMVC}}$ 是在使用 PolyJbot 进行训练过程中,腕部处于中立位,腕关节与前臂成角为 0°时相应肌群在做最大等长主动屈曲或随意收缩(isometric maximum voluntary contraction,IMVC)时可监测到的 EMG 信号的最大幅值。

(3) PolyJbot 追踪患肢运动时提供的辅助力矩公式如下:

$$T_a = \begin{cases} G \cdot T_{IMVF} \cdot M_{Flexion}, & \text{屈曲轨迹运动阶段} \\ G \cdot T_{IMVF} \cdot M_{Extension}, & \text{伸展轨迹运动阶段} \end{cases} \qquad (5-2)^{[5]}$$

式中,$T_a$ 表示当追踪患肢进行屈曲或伸展运动时产生的辅助运动力矩,$G$ 是一个适于辅助力矩大小变化的增益常数。$T_{IMVE}$ 和 $T_{IMVF}$ 分别代表了当患者的腕部处于中立位,腕关节与前臂成角为 0° 时进行等长伸展(isometric extension)和等长屈曲(isometric flexion)收缩运动所产生的最大力矩值(IMVE 和 IMVF)。

(4) PolyJbot 上肢机器人训练系统除了提供辅助力矩之外,还可选择性地提供阻力力矩以达到难度性训练的目的。其阻力力矩既可以沿着屈腕方向也可以沿着伸腕方向,其算法如下:

$$T_{r, Flexion/Extension} = a \cdot T_{MVC, Flexion/Extension} \qquad (5-3)^{[5]}$$

式中,$T_{r, Flexion/Extension}$ 是阻力力矩,$a$ 是阻力系数(例如,10% 或 20%,可根据受试患者情况的不同进行调整以达到因人而异的可接受难度),$T_{MVC, Flxexion/Extension}$ 包括两种独立情况,一种为最大 $T_{IMVF}$ 力矩仅由腕部主动屈曲阶段(flexion phase)产生的,另一种为最大 $T_{IMVE}$ 力矩仅产生于腕部主动伸展阶段(extension phase)。

训练时的 PolyJbot 系统为患肢提供的净力矩为 $T_n$($T_n = T_a - T_r$)($T_a$ 为机械辅助力矩,$T_r$ 为阻力力矩)。由此可见,净力矩高度依赖于训练过程中受试者患肢本身的肌肉功能。此外,在使用 PolyJbot 的临床运动实验中研究人员发现,阻力力矩的存在可以提高腕部屈伸肌群的肌力[5,28,30]。

基于式(5-1)和式(5-2)可知,该系统在屈腕和伸腕两个阶段均可提供由受试者连续进行自主肌肉收缩或主动运动产生的 EMG 信号才可触发的机械辅助力矩,当任何一个阶段目标肌肉(如伸腕时为 ECR,屈腕时为 FCR)的主动收缩 EMG 信号无法检测到时,PolyJbot 不会提供任何辅助力矩。此外,根据式(5-3),训练过程中 PolyJbot 也会提供一定的阻力力矩。在临床实验中,屈曲运动时阻力力矩的大小等于 IMVF 时腕部力矩的 20%,伸展运动时阻力力矩的大小等于 IMVE 时腕部力矩的 10%,阻力力矩与辅助力矩共同存在于实验对象每一次的训练动作中。

## 5.3.2 肌电驱动的手功能康复机器人——HRR 系统

由于脑卒中后的功能损伤缺乏有效的特异性治疗,尽管接受了及时的临床常规治疗和早期的院内康复,脑卒中患者出院时日常生活能力(activity of daily living,ADL)和生活质量(quality of life,QOL)评分仍然普遍偏低[35]。究其原因,一方面在于患者上肢的运动功能在日常活动中所起的作用至关重要,上肢功能尤其是手部的运动功能在脑部的神经控制中较为精细,所占的脑区面积较大,在脑卒中损伤后恢复进展缓慢;另一方面也是因为手功能锻炼在当前的脑卒中早期康复中常为治疗人员所忽视,从而导致患者上肢的功能恢复比下肢更慢,且远端肢体(手/腕)比近端肢体功能(肩/肘)恢复慢[4,5,30,36,37]。

　　为了解决脑卒中后手功能锻炼缺乏的问题,世界上很多研究小组已经或正在研发可以改善脑卒中病患手功能的机器人辅助训练设备。例如,Takahashi 研发的具有三 DOFs 的 HWARD 手功能机器人以及前面提到的 ARM - Guide 手功能设备等。BME/PolyU 的研究小组亦于 2010 年左右在 PolyJbot 系统的基础上,开发了一款手部康复机器人(hand rehabilitation robot, HRR),用于脑卒中患者的手功能包括整个手掌的抓握和伸展、单个手指的屈伸等动作的功能性训练(见图 5 - 2)。该机器人的每个手指均为独立结构且由单独的马达驱动,相较于上述其他手功能训练设备,该机器手可以帮助患者实现更为多变的运动模式及完成更为复杂的训练目标。基于 Boissy 等的研究,脑卒中患者患肢的平均握力为 130 N[34]。参考其他机器手功能训练器的设计,HWARD 的可调输出范围是 4～15 N, Rutger Master Hand Ⅱ 的输出是 16 N,HandCare 的输出为 15 N[37,39],因而 HRR 系统使用了一种线性长度为 100 mm、传动比为 50∶1 的微型线性驱动器(型号: L12)以提供足够的速度(23 mm/s)和应力(12 N)来辅助脑卒中患者的手指运动功能[28,38,40,41]。

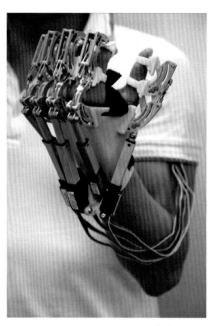

**图 5 - 2** HRR 手功能康复机器人[38]
**Figure 5 - 2** Hand rehabilitation training system

　　HRR 训练系统为一款可穿戴的机器人训练设备,其总重量仅 500 g,其设计初衷是帮助脑卒中患者进行伸掌和抓握功能的运动训练。它由一个手掌基座及五个指状配具组成(每个手指配件可以单独对应每个手指),每个指状配具均由一个独立的 L12 线性驱动器驱动。线性驱动器可以同时移动掌指关节(metacarpal phalangeal joint, MCP)和近端指间关节(proximal interphalangeal joint, PIP)来使手指屈曲和伸展,MCP 的关节活动度为 0°～55°,PIP 的关节活动度为 0°～65°。通过调整指状配具的中点使之与 MCP 和 PIP 的关节中心对齐,可使 HRR 适用于不同大小的手掌或是不同长短的手指。每个线性驱动器均配有线性滑动电位计(ALPS 型号: STRSA0N12S),可以通过测量驱动器的移动距离反馈手指的位置信号。此外,每个驱动器还配有应力传感器用以测量手指在训练过程中的压力大小:一对 5 mm 的箔应变计安装在指节处,反馈的电压需要校准换算为牛顿(N),用以测量手指在伸展和屈曲时产生的应力。测试 HRR 系统时,研究人员将多个 250 g 的沙袋逐渐加挂在 HRR 系统上测量屈伸两个方向的应力数据,最大加到 5 kg。由于选用的箔应变计具有良好的线性展度,当应力超过 5 kg 或 49 N 时 HRR 系统仍可进行测量。患者的手指用魔术贴与 HRR 系统的手掌外骨骼支架紧紧地绑在一起,这种设计方便安装和拆卸,并作为一种安全装置让患者可在任何时候轻易地解开自己的手指[4,38,41](见图 5 - 3)。

　　HRR 训练系统采用与 PolyJbot 类似的 EMG 控制的持续性自主意识的交互式控制策略。但由于手指肌肉的主动运动功能不如腕、肘关节灵敏,在实际训练中,患者可以根据自

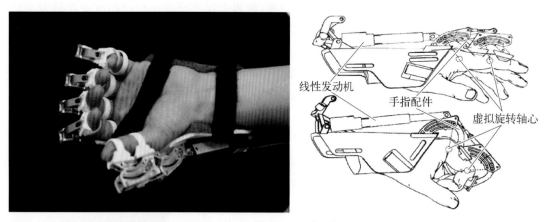

**图 5 - 3** HRR 系统的外骨骼支架(掌面)外观及其整体机械结构图解[4,38]

**Figure 5 - 3** The design of the HRR system, diagrammatize the exoskeleton orthosis and mechanical structure

己的情况自主选择以下 3 种训练模式之一[4,5,27,30]。

(1) 持续性被动活动(continuous passive motion, CPM MODE)。即当患者无法正常使用患掌时,完全依赖 HRR 训练系统进行持续性被动运动。

(2) 肌电触发运动模式(EMG - TRIGGER MODE)。即当患者进行自主运动或目标肌肉主动收缩时,HRR 系统成功捕获到过阈的 EMG 信号(固定阈值,与 PolyJbot 中的正比式控制不同,参见 5.3.1 节)之后,机械辅助组件即被触发并带动患掌进行一次完整的被动运动,该模式下患者只需在运动开始的阶段做出主动努力就行。

(3) 持续性主动控制运动模式(continuous EMG - driven motion, cEMG MODE)。即只有当患者在全程保持主动的过阈 EMG 信号活动时,HRR 系统才会提供辅助运动支持,当 EMG 信号停止或低于阈值时,系统不会停止运作。

HRR 康复机器人系统既是一个可提供抓握和伸掌等运动训练的康复设备,又是一个可进行包括主动关节活动度测量、手指力量(肌力)检查和(手掌开合及手指运动时的)EMG 信号水平在内的手功能评估系统。研究人员选择了与手功能密切相关的一对拮抗肌用以监测患者手部通过指伸肌(extensor digitorum, ED)与拇短展肌(abductor pollicis brevis, APB)伸掌与抓握动作的主动信号。前者主要控制手掌伸展的动作,后者在抓握动作中起重要作用。两对 Ag/AgCl 的 EMG 信号传感器分别贴放在这对拮抗肌的肌腹上。在每次训练之前脑卒中患者患掌的最大主动运动肌力都会被重新评估。研究人员将要求患者分别做两次最大主动收缩(maximum voluntary contraction, MVC)的伸掌动作和两次最大主动收缩的抓握动作,测量过程中捕获同一动作的两次最大 EMG 的均值用来调整该次训练的机械辅助 EMG 激活阈值。此外,系统会将训练过程中测得的关节角度转换成百分比值,手指被动屈曲的关节活动度最大值记录为 0%,而手指被动伸展的关节活动的最大值记录为 100%,患者在进行实验中所能做到的最大主动关节活动度将与目标肌肉的 EMG 信号值一同被系统记录,并作为评估数据在实验后进行分析[4,5,27-30]。

### 5.3.3　肌电驱动的 FES－机器人复合康复系统

康复机器人系统可以在训练中为患肢提供机械辅助力矩,并使其沿着预定的运动轨迹完成相应动作,自主意识控制的机器人系统更可以进一步强化患者的主动运动训练,然而研究人员同时注意到,单纯的康复机器人辅助训练无法直接令单块肌肉进行主动收缩,也不能解决因目标肌肉力量不足而导致的非运动相关肌肉的代偿性募集,长此以往即会出现"习惯性误用"的问题,阻碍患者运动功能和本体感觉的恢复[6,14,42]。因此,研究人员将目光转向了康复机器人联合功能性电刺激(function electrical stimulation,FES)的治疗方式,这两种治疗方案的联合使用能增强每一种治疗所带来的效果,也能扩大其适应证。虽然生理学研究表明由 FES 所诱发的肌肉活动不同于自发肌肉收缩时的正常运动单位的募集,但是在临床康复训练中 FES 也能有效地改善患肢的肌肉力量,同时它还能通过准确的刺激目标肌肉来限制脑卒中患者的"习惯性误用"[14,15,42,43]。

尽管此前已有使用 FES 与其他系统相结合的研究,如 Hara 在 2008 年研制的力矩-EMG 驱动的 FES 治疗仪[44],但目前临床上使用的 FES 和康复机器人仍是两个独立的治疗系统,两者结合之后与单纯康复机器人相比有哪些方面的改善及效果也需进一步研究。香港理工大学率先将 FES 系统与其研发的自主意识控制的上肢机器人辅助设备在系统水平上进行了整合,研发了一套肌电驱动的 FES－机器人复合康复训练系统,用于 FES 与机器人辅助相结合的脑卒中上肢功能康复治疗。

最初研发的 FES－机器人复合训练系统是一个腕部的单关节治疗系统,如图 5－4 所示主要包括了依赖于普通电脑的控制台、功能性电刺激组件、机器人组件及其他配件等[14,42,43]:

装有控制台程序的电脑与其他组件之间的接口是一个模拟-数字转换器,而该控制台的主要作用有:提供轨迹运动训练任务并通过视觉反馈引导受试者;在训练中调控 FES 和机器人组件;保存训练中的各项实验数据。

FES 组件是一个双通道程控电压刺激器,在以下的训练实验中,程控刺激器的一个信号输出是恒幅 100 V、脉冲间隔 25 ms 的正方形脉冲(即刺激频率为 40 Hz),脉冲宽度在 0～200 $\mu$s 间变动。图 5－4(a)所示的是脑卒中患者使用 FES－机器人训练系统单独进行腕部运动训练时的实验设备布置,患者穿戴好腕部组件并将患肢其余部分予以固定。两对 EMG 信号感受器电极和两对 FES 电极分别贴放在腕关节运动的一对拮抗肌——桡侧腕伸肌(extension carpi radialis,ECR)和桡侧腕屈肌(flexion carpi radialis,FCR)上,贴放位置如图 5－4(b)所示(当进行肘部运动训练时,电极则均贴放在肱二头肌与肱三头肌上)。

该系统是单 DOF 系统,即腕部的机器人组件仅可沿着屈曲和伸展两个方向的轨迹进行运动。腕部组件的支架可以容纳和支撑患者的前臂和手掌等部分。在独立驱动器的带动下,可以为脑卒中患者的运动训练提供机械辅助力矩。

该训练系统采用的功能性电刺激和机械辅助力矩的控制算法可描述如下:

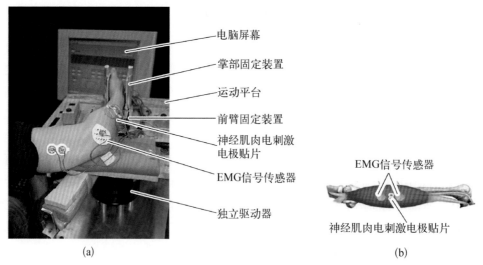

(a)　　　　　　　　　　　　　　　　(b)

图 5-4　FES-机器人复合训练系统[42]

(a) FES-机器人复合训练系统的主要构成部件；(b) 神经肌肉电刺激（neuromuscular electric stimulation，NMES)的电极贴片以及 EMG 信号传感器在目标肌肉上的贴置，实验中使用的神经肌肉电刺激（NMES)均为功能性电刺激（FES)

**Figure 5-4**　Integrated FES-Robotic Training System

$$\text{Assistance}_{\text{FES-robot}} = \text{Assistance}_{\text{Robot}} + \text{Assistance}_{\text{FES}} \tag{5-4}$$

从 FES 组件部分中获得的辅助支持可定义如下：

$$\text{Assistance}_{\text{FES}} = \begin{cases} K \cdot W_{\text{max, FCR}} \cdot M_{\text{Flexion}}, & \text{屈曲轨迹运动阶段} \\ K \cdot W_{\text{max, ECR}} \cdot M_{\text{Extension}}, & \text{伸展轨迹运动阶段} \end{cases} \tag{5-5}$$

式(5-5)中的 $M_{\text{Flexion/Extension}}$ 定义如下：

$$M_{\text{Flexion/Extension}} = \frac{EMG_{\text{m, Flexion/Extension}} - EMG_{\text{mREST}}}{EMG_{\text{mIMVC}} - EMG_{\text{mREST}}} \tag{5-6}$$

式中，$\text{Assistance}_{\text{Robot}}$ 表示从该系统的机器人组件部分获得的辅助支持；$\text{Assistance}_{\text{FES}}$ 表示从 FES 组件中获得的电刺激辅助支持；$\text{Assistance}_{\text{FES-robot}}$ 表示该 FES-机器人系统对患肢的总辅助支持[35]。$K$ 是一个实验前设置好的增益常数（范围在 0~1 之间），$W_{\text{max, FCR/ECR}}$ 是前臂水平固定而腕部起始在中立位时施加在 FCR 或 ECR 肌肉上的最大的电刺激脉冲宽，这也是令腕部产生最大收缩动作（屈曲或伸展）的电刺激阈值。

　　在早期的实验中，研究人员发现 FES 电刺激会产生 EMG 的伪迹干扰信号，故而在后续的设计中使用了采样分析 S/H 软件（Labview 平台）对 EMG 信号进行了数字化降噪处理。该软件可以识别电刺激干扰的开端及随后的快速增高的信号片段并在预设的阻断区间（3~5 ms)内将其输出数据归零。阻断区间的长度则是在之前的预实验中对受试者进行电刺激后 EMG 伪迹的记录而获得的。除了肌肉主动收缩产生 EMG 信号外，由电刺激诱发的 M 波同样也会在轨迹运动训练中被监测系统所捕获到。故而所有采集到的原始 EMG 信号都将经过全波整流器和 100 ms 窗口移动平均之后才代入上面的公式进行计算。在此之后的 EMG 信号处理则与 PolyJbot 系统基本一致,而 FES-机器人复合系统所提供的辅助力矩及阻力力矩等机制及力矩算法也都与其类似,可参见 PolyJbot 部分[4,5,27-30]。

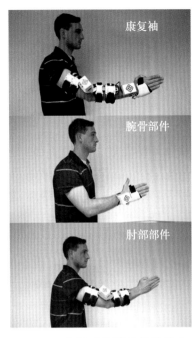

图 5-5 升级后的可穿戴便携式 FES-机器人复合康复训练系统——康复袖[44]

**Figure 5-5** Developed integrated FES-Robotic training system with wearable and portable design, named the Rehabilitation Sleeve

在临床训练实验中,该腕部单关节治疗系统不但成功地改善了脑卒中患者的腕部运动功能,还部分改善了上肢其他近端关节(肘关节、肩关节)的运动功能[14,42,43]。研究人员进一步将 FES-机器人系统从单关节治疗系统升级成了一个上肢多关节外骨骼可穿戴式的机械臂系统,并命名为 Rehabilitation Sleeve(康复袖)(见图 5-5)。康复袖具有两个独立的驱动组件,可以分别覆盖支撑和带动患肢的腕部和肘部运动。患者可以在训练中穿戴整套康复袖系统进行多关节协同运动训练,也可为了易化训练动作、减轻机械阻力和重力负荷而单独穿戴其中的一个组件(见图 5-5)。此外,康复袖系统与患肢直接接触的外骨骼支架内层添加了一套新型绑带系统,在运动训练中起固定和保护患肢的作用,同时该系统还可具有调节湿度与压力的功能,可加强穿戴时的舒适度(见图 5-6)。目前,康复袖系统对患者上肢的多关节协同运动治疗效果仍在临床实验当中。

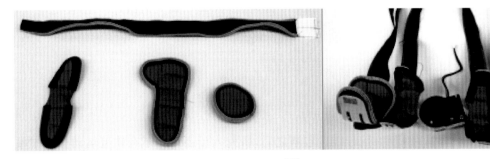

图 5-6 康复袖系统的外骨骼支架内层采用的新型绑带系统[45]

**Figure 5-6** The novel bracing system adopted in the exoskeleton orthosis of the Rehabilitation Sleeve

## 5.4 自主意识控制的机器人辅助脑卒中患者康复训练及临床效果评估

在之前大多数脑卒中康复的研究中,研究人员仅通过使用临床评分量表以前后对照的方法来评估患者的功能恢复情况[6-13,31]。常用的临床评分量表包括评估主动运动功能的

Fugl‑Meyer Assessment (FMA)量表、评估日常生活功能独立性的 Function Independence Measurement (FIM)量表、评估手指及上肢运动功能的 Action Research Arm Test (ARAT)量表及评估肌张力的 Modified Ashworth Scale (MAS)量表等[14,16,27],然而不同的研究人员在使用这些量表进行评估时会出现一定的主观偏差,从而影响实验结果的可靠性和不同实验之间的可对比性。

由 BME/PolyU 研发的一系列脑卒中康复机器人系统不仅能提供具有高重复度和良好稳定性的运动训练,还可以在训练过程中记录和分析患者肢体的运动数据。因此,它也能作为一个评估系统用不同的参数(如关节活动度、角速度、肌力、肌电信号等)来反映患肢残存的运动功能和比较训练前后的功能改善情况。此外,这些机器人训练系统所使用的都是量化的参数,因此得出的实验结果具有较好的客观性和可对比性[4,5,14,27,34-36]。

在香港理工大学的研究小组所进行的临床实验中,机器人系统作为评估平台测得的用来客观反映患者上肢运动功能恢复情况的参数如下。

1) 肌电信号活动水平

肌电信号活动水平(EMG activity level)主要反映肌电信号的振幅变化,与进行运动实验时患肢主动运动所募集的目标肌肉的肌力大小密切相关。香港理工大学的科研人员在之前 PolyJbot 的康复训练实验中不仅研究了腕屈肌肌群和腕伸肌肌群的 EMG 信号(如 ECR 和 FCR),还研究了与肘关节相关的两大肌肉群:肱二头肌群(biceps brachii, BIC)和肱三头肌群(triceps brachii, TRI)的 EMG 信号。在患者腕部运动训练的追踪中,来自 ECR、FCR、BIC 和 TRI 这 4 块肌肉的 EMG 信号经放大及硬件滤波后将被电脑以 1 000 Hz 采样记录并保存,随后这些已记录的 EMG 信号将依次经过以下处理[4,5,16,35]。

(1) 归一化处理:即将 EMG 信号相对于此肌肉的 MVC 最大值做归一化,使之在 −1 与 1 之间变化。

(2) 全波整流。

(3) 低通滤波(四阶 10 Hz 截断频率,零相位前置和反转 Butterworth 滤波)用于取得信号包络。

2) 不同成对肌肉之间的协同收缩系数

在得到了目标肌肉 EMG 信号线性包络之后,研究人员还计算了在轨迹运动实验中不同的成对肌肉(muscle pairs)的协同收缩系数(co-contraction index, CI)[14]。

$$CI = \frac{1}{L} \int_L A_{ij}(t) \, dt \qquad (5-7)$$

式中,$A_{ij}$ 是成对肌肉(肌肉 $i$ 和肌肉 $j$)的 EMG 信号线性包络重叠部分的活动水平,$L$ 是该重叠部分的信号长度。协同收缩系数(CI)的数值范围在 0 到 1 之间(0 表示在一次收缩试验中两肌肉的 EMG 信号无任何重叠部分,1 表示在该次收缩试验中两肌肉的 EMG 信号完全重叠)。图 5‑7 为一次轨迹运动实验中获得的典型的 EMG 线性包络片段。协同

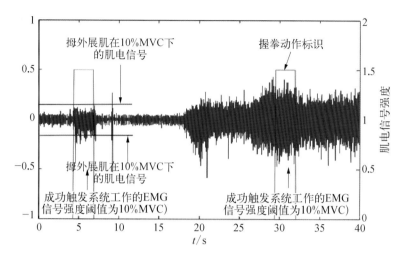

**图 5 - 7** 患者使用 HRR 系统进行一次握拳的运动轨迹试验时捕获的标准 EMG 线性包络片段[38]

**Figure 5 - 7** A standard EMG envelope captured during a hand grasping tracking trial assisted by the HRR system

收缩系数 $CI$ 可以体现在单次运动目标中成对肌肉间的协同运动模式(脑卒中患者常见的病理运动模式)。

3) 最大关节活动度与运动轨迹均方根误差

最大关节活动度(maximal range of motion,maxROM)指在预定轨迹的运动试验中,腕关节或肘关节在一个方向上(屈/伸)所能达到的最大的关节活动范围。均方根误差(root-mean-squared-error,RMSE)则是反映单次预定轨迹的运动实验中进行目标关节屈曲或伸展运动的最大关节活动度与实验预期值之间的差异,RMSE 的数值越小,目标动作与患肢实际动作的差异性越低,患者动作的完成度和准确度就越高。反之,RMSE 的数值越高,两者的差异性就越高,患者动作的完成度和准确度就越低[16,29,36]。

为了检验自主意识控制机器人辅助运动训练对脑卒中患者上肢康复的临床治疗效果,研究人员已经完成了两组随机对照实验(randomized controlled trial,RCT)。实验经由香港理工大学人体实验伦理委员会审核批准,在筛查了香港地区自愿参与该项研究的脑卒中患者之后,选择了符合以下标准的实验对象[4,5,14,24,27-30]:

(1) 单侧缺血性脑损伤或出血性脑卒中发作后至少 6 个月。

(2) 患侧上肢中度运动障碍(Fugl - Myer 评分:肩/肘 9~27 分,掌/腕 6~18 分)。

(3) 受试者需有足够能力完成全部训练过程。

实验应用了多基线的设计,研究人员除了使用各项临床评分量表对患者进行功能评定之外(实验开始之前的两周内评定 3 次、实验完全结束后评定 1 次),还使用康复机器人系统对每次实验中患者的运动功能进行了实时监测和评估,在实验全部结束后将所有数据汇总并进行数据分析,以量化的方法对两组实验结果进行了比较。

### 5.4.1 自主意识控制的 PolyJbot 训练系统与持续性被动运动训练系统对患者上肢运动功能的训练效果

1) 脑卒中临床评分量表

在经过共计 20 次的持续性自主意识控制的机器人辅助运动训练实验之后,PolyJbot 训练组脑卒中患者的上肢 FMA 评分普遍有了提高,这表明患者上肢的主动运动功能,不单单是腕部的运动功能,还包括肘部的运动功能,在腕部的运动训练后均得到了改善,这些观察结果与之前文献中对于脑卒中患者远端肢体的功能性训练可以促进其近端肢体功能恢复的研究结果是一致的。此外,PolyJbot 训练组患者在 FMA 评分中显示的已获得的功能恢复在接下来的 3 个月内得以保存(见图 5-8(a))。而持续性被动关节活动训练(continuous passive motion training,CPM)训练组脑卒中患者的上肢 FMA 评分在 20 次的训练实验前后并没有明显的改变。这有可能说明完全的被动辅助运动对脑卒中患者上肢主动运动功能恢复并不能起改善作用,这也完全符合之前文献中关于完全被动训练对主动运动功能的康复效果不佳的报道。CPM 训练的治疗效果体现在其降低了脑卒中患者的腕部的肌张力(MAS 评分降低),但这种改善是短暂的且无法维持 3 个月;而在使用 PolyJbot 系统训练后,脑卒中患者腕部和肘部肌肉的肌张力均得以改善,并在接下来的 3 个月内可以维持(见图 5-8(b))[29]。

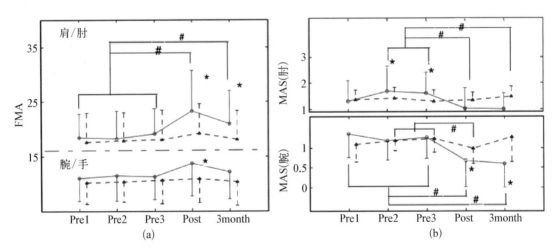

**图 5-8** 采用不同训练方法的两个实验组中脑卒中患者在不同时间点(实验前 3 次、实验后及 3 个月后的随访时)的临床量表评分[29]

(a) 上肢 Fugl-Meyer 量表,用于评价脑卒中患者上肢自主运动功能,分数越高代表上肢功能越好;(b) 修正的 Ashworth 评分量表,用于评价脑卒中患者上肢肌张力的变化,分数越低代表患者的肌张力缓解越显著

红色实线代表 PolyJbot 训练组,蓝色虚线代表 CPM 训练组;具有显著性意义的组间差异在图中用"＊"标记,组内差异用"＃"标记(1-way ANOVA with post hoc tests, $p < 0.05$)

**Figure 5-8** Clinical scores of the patients in the two groups adopting different training approaches at variant time spot (three times pre-training, post-training and 3-month follow-up assessment)

2) EMG 活动水平、CI 值及 RMSE

图 5-9(a)为用 20 次运动实验中 PolyJbot 和 CPM 实验组的脑卒中患者的 EMG 活动水平的均值反映各组脑卒中患者运动功能的恢复过程,从图中可以观察到以下两个现象:

在整个运动训练的实验中，PolyJbot 训练组患者的 4 块肌肉(ECR、FCR、BIC、TRI)的 EMG 活动水平普遍高于 CPM 训练组患者；随着实验进程的发展，PolyJbot 训练组患者屈肌(FCR 和 BIC)的 EMG 活动水平持续降低，在 CPM 训练组中患者仅有 FCR 的 EMG 活动水平降低。

PolyJbot 训练组患者的 EMG 信号来自主动运动训练时相应肌肉的主动收缩，而 CPM 训练组患者接受的是持续性被动运动，因此其 EMG 信号主要来自肌肉的静力收缩，即反映的是相应肌肉的肌张力水平，所以在两组的训练过程中 PolyJbot 训练组的 EMG 活动水平一般是高于后者的。CPM 训练组患者 FCR 的 EMG 活动水平降低主要反映了在训练后 FCR 的肌张力降低、肌痉挛缓解的情况；而 PolyJbot 训练组中 FCR 和 BIC 的 EMG 活动水平降低则有两个主要原因：一是肌张力降低，肌痉挛缓解；二是患者在训练中逐渐熟练掌握如何使用目标肌肉，对其他无关肌肉的代偿性募集减少，即腕部进行活动时肘部的相关肌肉不再参与运动募集[4,5,16,29]。研究中发现在经过 7 次主动的轨迹运动训练后，大部分实验目标的动作都可趋于相对稳定。

图 5-9(b)所示的是 20 次运动训练实验中 PolyJbot 训练组的脑卒中患者进行腕部主动运动时其肌肉之间协同收缩指数(co-contraction index, CI)值的变化(CPM 训练组患者的 CI 值在训练过程中并无改变)。可以观察到，不同肌对(BIC-TRI、BIC-FCR、BIC-ECR、ECR-FCR)的 CI 值随着训练的进程均呈下降趋势，这是由于以下几点因素造成的：肌肉活动水平下降，即肌肉控制力得到提高，代偿性募集减少；肌肉的协同收缩反应减弱，患肢分离运动的能力得到提高。BIC 相关肌肉间的 CI 值与 EMG 活动水平相关性较高，两者曲线的下降轨迹极为相似。同时，由图 5-9 可知第 13 次训练之后，FCR 的 EMG 信号值不再下降，ECR 的 EMG 信号值仍有波动，但此时 ECR 和 FCR 的 CI 值仍持续降低，这说明第 13 次训练之后拮抗肌协同收缩反应逐渐消失，患肢运动功能得以改善[29]。

图 5-10 中展示了前 8 次运动实验中 PolyJbot 实验组患者 RMSE(均方根误差)值逐渐下降的趋势，代表自主意识控制的机器人在辅助运动训练期间对患肢运动的准确度有所改善，而之后 RMSE 值便趋于稳定，这与上面的 EMG 信号活动水平的发展情况是基本吻合的，两者共同反映了脑卒中患者上肢运动功能的改善。该实验成功地验证了自主意识控制的 PolyJbot 系统可以改善脑卒中患者患肢的运动功能，主要表现在恢复受损肌力、缓解肌肉痉挛、消除肌肉协同收缩反应等方面，其训练效果可以(在最后一次评估之后)在 3 个月内得以维持[4,5,16,29]。

## 5.4.2 FES-机器人复合训练系统与单纯的机器人训练系统对脑卒中患者上肢运动功能的训练效果

为了验证 FES-机器人复合训练系统对脑卒中患者上肢运动功能的训练效果并将其与单纯机器人训练系统(pure robot)的治疗效果进行比较，研究人员进行了另一项随机对照的腕部运动实验。该实验共招募到 73 名缺血性脑卒中慢性期的患者，研究人员从中筛选出 26 名符合实验标准的患者并随机将其分成两组：FES-机器人复合训练组(n=11)以及单纯机器人训练组(n=15)。两个实验组的患者都在不同的机器人系统的辅助训练下接受了频率

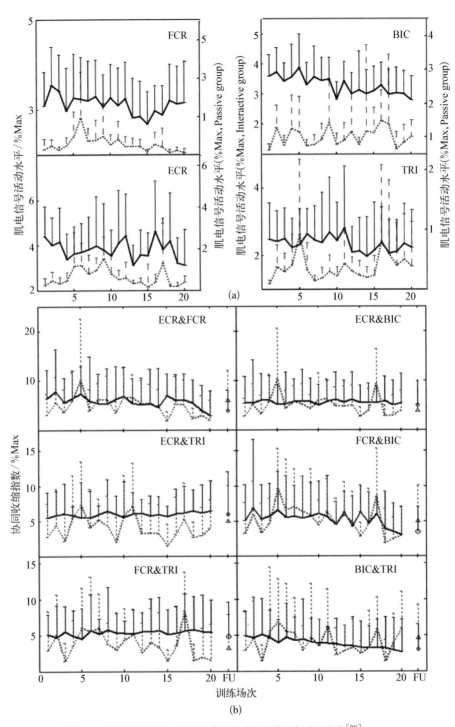

**图 5 - 9** 全部的 20 次训练中两组患者的肌电信号数据的均值及标准差变化[29]

蓝色实线代表 PolyJbot 训练组患者的肌电活动水平及 CI 值的变化,红色虚线代表 CPM 训练组患者的肌电信号及 CI 值变化。(a) 两组的 EMG 活动水平;(b) 不同肌肉对之间的 CI 值

**Figure 5 - 9** Variations in means and standard deviations of the EMG parameters during the entire 20 training sessions

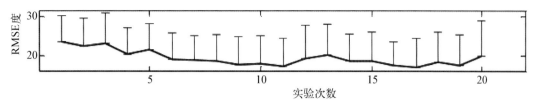

**图 5 - 10** 在整个随机对照实验的 20 次运动训练中 PolyJbot 实验组患者 RMSE 值的变化[29]

**Figure 5 - 10** The variation patterns of the RMSE values across the 20 motion trainings in the RCT in PolyJbot group

为每周 3～5 次且在连续 7 周内完成共计 20 次的腕部运动训练[14,36]。

1) 脑卒中后上肢功能评定

该实验使用了 FMA、MAS、ARAT 及 FIM 等临床评分量表对患者上肢的运动功能进行评定,实验前后的评定结果如图 5 - 11 所示[14]。图中两组脑卒中患者的肩/肘关节功能评分(shoulder/elbow - FMA)在训练后都得到了显著提高($p < 0.05$),而两组之间也具有显著的组间差异($p < 0.05$):FES-机器人复合训练组的患者在实验后评估及 3 个月的跟踪测试中的肩/肘关节功能评分高于单纯机器人训练组的患者。FES-机器人复合训练组的患者腕/手功能评分(hand/wrist - FMA)在训练后同样获得了显著提高,且在 3 个月后评估中仍

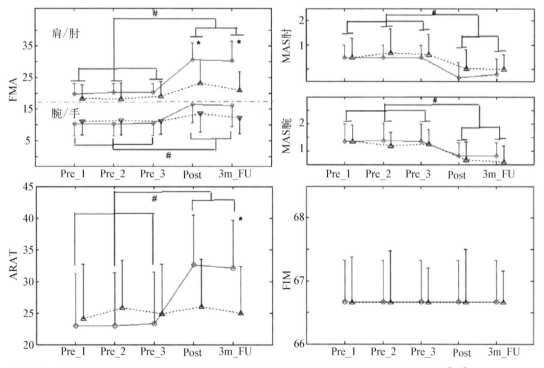

**图 5 - 11** 两个实验组患者在实验前后评估以及 3 个月的随访测试中上肢功能临床量表评分的变化[4,5]

红色实线代表 FES-机器人复合训练组,蓝色虚线代表单纯机器人训练组的评估数据。$T$ - test 分析后得出的具有显著性统计学意义的组间差异($p < 0.05$)在图中以"*"示出,根据 1 - way ANOVA with post hoc test 计算得出的显著性组内差异在图中则以"#"示出($p < 0.05$)

**Figure 5 - 11** The variation patterns of the clinical scores on the upper limb motor function among the assessments before and after the training experiment as well as the 3-month follow-up for both two groups

可保持($p<0.05$),而单纯机器人训练组的患者在这方面并没有得到很明显的改善。FMA的改变说明在接受该实验后两组患者上肢运动功能都得到了一定程度的提升,FES-机器人复合训练可以显著提高患者上肢肩肘及腕掌的运动功能且训练效果在 3 个月后仍可维持,而单纯机器人训练仅能明显提高上肢肩肘的功能且训练效果尚弱于前者。这可能是因为对大部分慢性期的脑卒中患者来说,由于在脑卒中早期接受了更多的自主运动训练,其近端肢体残存的运动功能通常要高于远端或末端肢体,而在进行单纯机器人辅助下远端肢体训练的过程中发生了习惯性的肌肉代偿性募集及远近端肢体的运动竞争现象[14,43]。同时研究人员还发现,两组的上肢动作研究量表(ARAT)评估中有明显的组间差异,FES-机器人复合训练组患者的评分在实验后评估和 3 个月后跟踪测试中均有显著提高,而单纯机器人训练组患者的评分在实验前后并没有明显变化,同时在 3 个月后的跟踪测试中,FES-机器人复合训练组患者的 ARAT 评分显著高于单纯机器人训练组的患者($p<0.05$),由于 ARAT 评分更倾向于评估手指的运动功能,这说明 FES-机器人复合训练组的脑卒中患者手指功能得到了显著的改善。

由于脑卒中患者远近端肢体运动竞争的存在,以往的一些远端肢体康复训练的研究选择了暂时麻痹患者的近端肢体以达到减少运动竞争及代偿性募集的目的[46]。而此次研究中,研究人员发现尽管并未对近端肢体进行抑制,FES-机器人复合训练组患者的远端肢体运动功能仍然得到了具有显著性意义的改善($p<0.05$),同时患者近端肢体的功能也得到了一定程度的恢复。这说明使用 FES-机器人复合训练干预不仅可以提高患侧上肢的运动功能,还可以促进远近端肢体肌肉活动的协调性,且肌电信号数据分析中也可以看到类似的实验结果。此外,研究人员还通过使用改良的 Ashworth 肌张力评定量表(MAS)对两组患者偏瘫上肢的肌张力进行了评估,发现经过 20 次训练之后两组患者的肌张力评分均显著降低($p<0.05$),意味着患者的肌痉挛情况都得到了明显的控制,且该效果可以维持到 3 个月后。而两组患者的 MAS 评分并没有显著的组间差异,这正说明脑卒中患者肌张力的下降、肌痉挛的控制主要依赖于机器人辅助训练效果而与神经功能电刺激的作用关联不大[14,27,43]。

2) EMG 活动水平和各肌肉对的 CI 值

正常健康人的拮抗肌对之间发生协同收缩的情况较少,以腕部单一平面上的屈伸运动为例,在腕部屈曲时,FCR 肌肉收缩而 ECR 保持静息状态,当腕部伸展时,ECR 肌肉收缩而 FCR 保持静息状态;而在脑卒中患者中常见这两块拮抗肌出现很强的病理性协同收缩模式,无论是在屈腕或是伸腕动作中 ECR 和 FCR 均会出现同时收缩的情况,这也是导致大部分脑卒中患者腕关节僵硬的原因之一[14,43]。

实验中采集到的肌电信号主要揭示了训练中上肢肌肉的运动模式,图 5-12 所示为两组患者患侧不同肌肉对的 CI 值。通过进行 2-way ANOVA 分析,研究人员观察到 2 个训练组的显著性组间差异主要表现在以下 4 个肌肉对中:ECR-FCR、ECR-BIC、BIC-TRI及 FCR-BIC。同时还注意到,单纯机器人训练组的 ECR-FCR 肌肉对的 $CI$ 值在训练过程中并没有明显的改变,而 FES-机器人复合训练组 ECR-FCR 的 $CI$ 值会随着实验的进程明显降低($p<0.05$);而两组患者其他 3 个肌肉对的 ECR-BIC、ECR-TRI 及 FCR-BIC的 CI 值都显著降低了($p<0.05$)。在进行了 10 次辅助运动训练之后,FES-机器人复合训

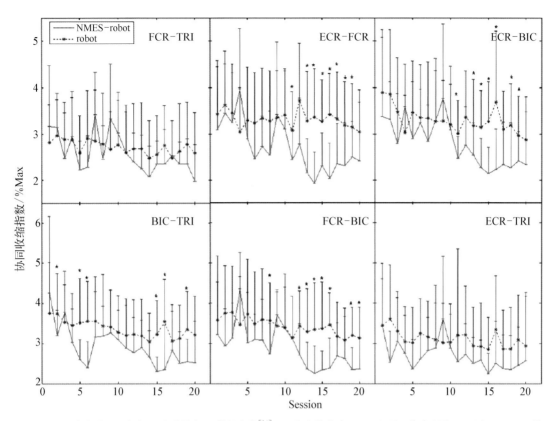

**图 5 - 12**  两个实验组患者在 20 次训练中 CI 值的变化[14]。红色实线代表 FES—机器人复合训练组（图中 NMES 即使用的是 FES），蓝色虚线代表单纯机器人训练组在各个肌肉对的 CI 值变化，反映出训练过程中不同肌肉对的协调运动情况的变化。显著性组间差异在图中以"＊"标出（T - test，$p < 0.05$）

**Figure 5 - 12**  The variation patterns of the CI value for both two groups across the 20 training sessions

练组大部分肌肉对的 CI 值都显著地低于单纯机器人训练组的数据，具有显著性差异的结果（$p < 0.05$）均在图中用"＊"标注。这些具有显著性意义的组间差异都说明 FES-机器人复合系统辅助下的运动训练相较于单纯的机器人辅助训练能更快地降低各肌肉对的 CI 值，减少了近端肢体肌肉（BIC、TRI）在患者进行远端运动时（ECR、FCR）产生的协同收缩，同时也改善了远端肢体拮抗肌对 ECR - FCR 的协同收缩情况。同时，运动训练过程中用于 ECR 和 FCR 的功能性电刺激可以起到提示目标肌肉的作用，令患者训练时在远端肢体上施以更多的自主努力，从而达到减少代偿、抑制竞争的目的，这亦是临床评估中 FES-机器人训练组患者 ARAT 评分提高和更快的肌肉协调性改善的原因之一。由此可见，复合训练系统中的 FES 组件不仅可以诱发肌肉收缩还可以作为感觉信号引导患者在训练中正确地使用目标肌肉[37]。

自主意识控制的上肢康复机器人技术是一项目前仍在发展的先进康复工程技术，它具有传统康复治疗和经典机器人技术的双重优势，体现了解放治疗师的劳动和寻求患者主动训练的现代康复理念，对脑卒中后的康复治疗具有重要意义。同时便携式和可穿戴式设计的思路以及与 FES 等脑卒中早期康复方法的结合使它在早期康复治疗中占有一席之地，当然其治疗效果仍需通过大量的临床实验来予以验证。

现代康复中提出的创造"恢复和学习环境"的概念要求为脑卒中患者提供更为丰富的康复环境,通过多种刺激来激发大脑的适应性和重组,但这项技术暂时还无法做到。随着神经科学以及生物医学工程的发展,这项技术已经开始与虚拟现实(VR)、脑机接口(BCI)等相关技术相结合,成为脑卒中康复的一个新的研究方向。

（钱秋阳　谭永昌　胡晓翎　潘伟生）

## 参 考 文 献

[ 1 ] 史长青,倪朝民.神经康复学[M].北京：人民卫生出版社,2008：43-77.

[ 2 ] 罗祖明,汪凯,贾建平.神经病学[M].北京：人民卫生出版社,2010：171-205.

[ 3 ] Hu X L, Tong K Y, Tsang V S, et al. Joint-Angle-Dependent neuromuscular dysfunctions at the wrist in Persons after stroke[J]. Archives of Physical Medicine and Rehabilitation, 2006, 87(5)：671-679.

[ 4 ] Hu X L, Tong K Y, Wei X J, et al. The effects of post-stroke upper-limb training with an electromyography (EMG)-driven hand robot[J]. Journal of Electromyography and Kinesiology, 2013, 23(5)：1065-1074.

[ 5 ] Hu X L, Tong K Y, Song R, et al. Quantitative evaluation of motor functional recovery process in chronic stroke patients during robot-assisted wrist training[J]. Journal of Electromyography and Kinesiology, 2008, 19(4)：639-650.

[ 6 ] Robert W, Teasell R V. Textbook of neural repair and rehabilitation[M]. 2rd ed. London：Cambridge University Press, 2014.

[ 7 ] Janet H C, Roberta B S. Motor relearning program for stroke. 2rd ed //中风病人的运动在学习方案[M]. 黄永禧,徐本华,译. 北京：北京医科大学出版社,2002.

[ 8 ] Takeuchi N, Izumi S I. Rehabilitation with poststroke motor recovery：A review with a focus on neural plasticity [J]. Stroke Research and Treatment, 2013,2013：1-13.

[ 9 ] Johnstonekk. Restoration of Motor Function in the stroke patient[M]. London：Churchill Livingstone, 1978.

[10] Albert C L, Peter D G, Lorie G R, et al. Robot-Assisted therapy for long-term upper-limb impairment after stroke [J]. New England Journal of Medicine, 2010, 362(19)：1772-1783.

[11] Volpe B T, Ferraro M, Lynch D, et al. Robotics and other devices in the treatment of patients recovering from stroke[J]. Current Atherosclerosis Reports, 2004, 6(4)：314-319.

[12] van Hartingsveld F, Lucas C, Kwakkel G. Improved interpretation of stroke trial results using empirical Barthel item weights[J]. Stroke, 2006, 37(1)：162-166.

[13] Granger C V, Linn R T. Biologic patterns of disability[J]. J Outcome Meas, 2000, 4(2)：595-615.

[14] Hu X L, Tong K Y, Ho S K, et al. Wrist rehabilitation assisted by an electromyography-driven neuromuscular electrical stimulation robot after stroke[J]. Neurorehabilitation and Neural Repair, 2015, 29(8)：767-776.

[15] Tong K Y, Ng M F, Li L S. Effectiveness of gait training using an electromechanical gait trainer, with and without functional electric stimulation, in subacute stroke：A randomized controlled trial[J]. Archives of Physical Medicine and Rehabilitation, 2006, 87：1298-1304.

[16] Song R, Tong K Y, Hu X L, et al. Arm-eye coordination test to objectively quantify motor performance and muscles activation in persons after stroke undergoing robot-aided rehabilitation training：A pilot study[J]. Experimental Brain Research, 2013, 229(3)：373-382.

[17] Hospital authority statistical Reports[R/OL]. http：//www. ha. org. hk, 2005-2013.

[18] Woo J, Chan S Y, Sum M W C, et al. Maria in patient stroke rehabilitation efficiency：Influence of organization of service delivery and staff numbers[J]. BMC Health Services Research, 2008, 8(86)：86.

[19] 赵军,张通,李冰洁,等.强制性运动治疗脑损伤后上肢运动功能障碍的疗效观察[J].中华物理医学与康复杂志,2006,28(11)：752-756.

[20] 陈君,李泽兵.脑卒中患者恢复后期康复住院费用的研究及预测[J].中国康复医学杂志,2001,16(5)：275-278.

[21] 邱纪方,李建华,梁小平,等.康复科住院患者功能独立性测量与住院费用和时间的关系[J].中华物理医学与康复杂志,2002,24(7)：391-395.

[22] 崔立军,胡永善,沈国光,等.我国脑卒中社区康复治疗模式研究现状[J].中国康复医学杂志,2010,25(2)：185-189.

[23] 李野.脑卒中恢复期运动功能障碍患者居家康复技术的适用性筛选研究[D].北京：北京中医药大学,2014.

[24] Hu X L, Song R, Zheng X J, et al. A novel continuous intention-driven rehabilitation robot and its training effectiveness. Biomechatronics in Medicine and Healthcare[M]. Singapore: Pan Stanford Publishing Pte Ltd, 2011: 61 - 76.

[25] Krebs H I, Hogan N, Aiesen M L, et al. Robot-aided neurorehabilitation[J]. IEEE Trans Rehabil Eng, 1998, 6 (1): 75 - 87.

[26] Reinkensmeyer D J, Dewald J P A, Rymer W Z. Guidance-based quantification of arm impairment following brain injury: A pilot study[J]. IEEE Trans Rehabil Eng, 1999, 7(1): 1 - 11.

[27] Hu X L, Song R, Tong K Y, et al. Variation of muscle coactivation patterns in chronic stroke during robot-assisted elbow training[J]. Archives of Physical Medicine and Rehabilitation, 2007, 88(8): 1022 - 1029.

[28] Tong K Y, Hu X L, Li L, et al. Assistive control system using continuous myoelectric signal in robot-aided arm training for patients after stroke[J]. IEEE Transactions on Neural Systems and Rehabilitation Engineering, 2008, 16(4): 371 - 379.

[29] Hu X L, Tong K Y, Song R, et al. A comparison between electromyography-driven robot and passive motion device on wrist rehabilitation for chronic stroke[J]. Neurorehabilitation and Neural Repair, 2009, 23(8): 837 - 846.

[30] Song R, Tong K Y, Hu X L, et al. Myoelectrically controlled wrist robot for stroke rehabilitation[J]. Journal of Neuro Engineering and Rehabilitation, 2013, 10(1): 52.

[31] Marchal C, Reinkensmeyer D J. Review of control strategies for robotic movement training after neurologic injury [J]. Journal of NeuroEngineering and Rehabilitation, 2009, 6(1): 20.

[32] Colombo R, Pisano F, Micera S, et al. Robotic techniques for upper limb evaluation and rehabilitation of stroke patients[J]. IEEE Transactions on Neural Systems and Rehabilitation Engineering, 2005, 13(3): 311 - 323.

[33] Dipietro L, Ferraro M, Palazzolo J J, et al. Customized interactive robotic treatment for stroke: EMG-triggered therapy[J]. IEEE Transactions on Neural Systems and Rehabilitation Engineering, 2005, 13(3): 325 - 334.

[34] Boissy P, Bourbonnais D, Carlotti M M, et al. Maximal grip force in chronic stroke subjects and its relationship to global upper extremity function[J]. Clinical Rehabilitation, 1999, 13(4): 354.

[35] Hu X L, Wang Y W, Zhao T, et al. Neural coding for effective rehabilitation[J]. BioMed Research International, 2014,2014: 1 - 17.

[36] Cramer S C, Takahashi C D, Der-Yeghiaian L, et al. Robot-based hand motor therapy after stroke[C]. Presented in the International Stroke Conference, 2007, San Francisco, CA.

[37] Oliver Lambercy, Ludovic D, Berna S, et al. Robot-Assisted rehabilitation of hand function after stroke with the HapiticKnob and the Handcare. Biomechatronics in Medicine and Healthcare [M]. Singapore: Pan Stanford Publishing Pte Ltd, 2011: 43 - 59.

[38] Tong K Y, Ho S K, Pang P M K, et al. An intention driven hand function task training robotic system[C]. Annual International Conference of the IEEE Engineering in Medicine and Biology, 2010: 3406 - 3409.

[39] Bouzit M, Burdea G, Popescu G, et al. The Rutgers master II-new design force-feedback glove[J]. IEEE/ASME Transactions on Mechatronics, 2002, 7(2): 256 - 263.

[40] Tong K Y, Hu X L. Service robotics: robot-assisted training for stroke rehabilitation. Service Robotis[M]. Vienna, Austria: I - Tech Education and Publishing, 2008.

[41] Tong K Y, Chen M, Hu S K, et al. Interactive rehabilitation robot for hand function training[C]. IEEE International Conference on Rehabilitation Robotics, 2009: 770 - 780.

[42] Hu X L, Tong K Y, Li R, et al. The effects of electromechanical wrist robot assistive system with neuromuscular electrical stimulation for stroke rehabilitation[J]. Journal of Electromyography and Kinesiology, 2012, 22(3): 431 - 439.

[43] Rong W, Tong K Y, Hu X L, et al. Effects of electromyography-driven robot-aided hand training with neuromuscular electrical stimulation on hand control performance after chronic stroke[J]. Disabil Rehabil Assist Technol, 2015, 10(2): 149 - 159.

[44] Hara Y. Neurorehabilitation with new functional electrical stimulation for hemiparetic upper extremity in stroke patients[J]. J Nippon Med Sch, 2008, 75(1): 4 - 14.

[45] Lee K M, Chung C Y, Park M S, et al. Reliability and validity of radiographic measurements in hindfoot varus and valgus[J]. J Bone Joint Surg Am, 2010, 92(13): 2319 - 2327.

[46] Takeuchi N, Izumi S. Maladaptive plasticity for motor recovery after stroke: mechanisms and approaches[J]. Neural Plasticity, 2012,2012: 1 - 9.

# 6  脑瘫儿童足踝矫形的生物力学

脑性瘫痪(cerebral palsy, CP)简称脑瘫。在 2001 年的 WHO International Classification of Functioning, Disability and Health (ICF)大会上,将脑瘫定义为"自受孕开始至婴儿期非进行性脑损伤和发育缺陷所导致的综合征"。脑瘫儿童由于脑损伤而主要影响运动系统,其主要表现为运动障碍及姿势异常。其中,运动障碍常伴随感觉、认知、交流、感知、和(或)行为障碍、和(或)癫痫、和(或)继发性肌肉骨骼障碍。其发病率在发达国家约为 2‰,我国为 1.5‰~5‰[1]。脑瘫是目前我国儿童发生肢体残疾的主要疾病之一,给社会、家庭与个人带来极大的经济负担与心理压力。对脑瘫儿童康复的终极目标是使患儿获得自由移动的功能,生活能自理,最终能够回归社会。

矫形器和康复辅具主要通过力的作用矫正肢体的畸形或防止畸形加重。在儿童生长发育阶段,由于各肌群的肌力、肌张力不平衡或姿势异常容易引起骨与关节的畸形。足是人体重要的负重单元,因脑瘫引起的足踝畸形一直备受关注。随着康复医学的发展,康复工程的矫形治疗在脑瘫康复中发挥极其重要的作用。

脑瘫足踝部骨与关节畸形可分为两类:可复性和僵硬性。可复性畸形可以应用手法被动矫正,然后再应用矫形器保持骨关节于功能位。僵硬性畸形是由于长期的肌力不平衡,姿势异常得不到矫治,进而导致肌肉、关节周围软组织挛缩或发育中的骨关节变形。僵硬性畸形多数只能通过手术方式矫治。由于近代高分子材料学、生物力学、电子学等高科技的迅猛发展,以及临床医学、康复医学发展的需要,矫形器及康复辅具的制作、适配、临床应用技术在脑瘫儿童足踝矫形领域得到了快速的发展,并成为一项与物理治疗、作业治疗、言语治疗同样重要的康复工程技术。本章简要概述了脑瘫导致的足踝畸形种类、检测、评价和生物力学矫治方法,并对脑瘫儿童足踝矫形中的关键科学问题进行了讨论和展望。

## 6.1  脑瘫儿童足踝畸形特征与评价

### 6.1.1  脑瘫分类

根据受损部位和表现方式不同,脑瘫可以分为以下几种类型[2]:① 痉挛型(spastic):以锥体系受损为主;② 手足徐动型(athetoid):以锥体外系受损为主,不随运动增多;③ 舞蹈样动作型(choreiform);④ 僵硬型(rigid);⑤ 共济失调型(ataxic):以小脑受损为主;⑥ 肌张力低下型(hypotonic):往往是其他类型的过渡形式;⑦ 混合型(mixed)。其中,痉挛型脑瘫占所有脑瘫患者的80%左右,是最常见的脑瘫类型。痉挛型脑瘫是指中枢神经系统在未发育成熟前病损,引起上运动神经元与下运动神经元间的平衡调控能力失衡。由于运动神经损伤,脑瘫患儿常会表现出异常的运动模式,比如肌张力增高、肌反射增强、肌肉痉挛或挛缩等[3]。

按照受累程度可以将脑瘫分为:单侧受累型和双侧受累型。其中,单侧受累型可分为单瘫和偏瘫,双侧受累型又分为双瘫、三肢瘫和四肢瘫。

## 6.1.2 脑瘫儿童足踝畸形的特征

虽然脑瘫是一种非进行性的脑病,但肌骨系统的畸形却经常是随着年龄的增长而逐渐加剧[4],以足踝部位畸形最为常见。脑瘫儿童足踝畸形按照不同部位和运动平面分类为:

踝矢状面:马蹄足(又称尖足)畸形和跟足畸形;

足冠状面:足内翻畸形和足外翻畸形;

足水平面:足内收畸形和足外展畸形;

前足畸形:拇外翻畸形,趾屈畸形。

在实际的临床观察中,脑瘫儿童足踝畸形往往由2个或3个畸形组合构成。较为常见的有尖足内翻畸形、尖足外翻畸形和跟足外翻畸形。其中,尖足内翻畸形又常常伴随前足内收畸形一同出现,而尖足外翻畸形通常会合并有前足外展畸形。因此,对脑瘫儿童足踝畸形的研究,要考虑足踝在多个平面的协同运动方式[5,6]。

## 6.1.3 脑瘫儿童足踝畸形的评价

对儿童足踝疾病做出正确的诊断和矫正方案,需要依据正确的评估方式。对儿童足部问题的研究在国内外已经有几百年的历史。目前常用的评价方法有量表法、影像学评价法、体表测量法、足底压力测量法和有限元法。

1) 量表法

评定量表是用来量化观察中所得印象的一种测量工具[7]。在对脑瘫儿童运动能力和痉挛程度进行评价时,常常用到的有粗大运动功能系统量表(gross motor function classification system,GMFCS)[8]、Ashworth量表法和改良的Ashworth量表法(MAS)[9]。

GMFCS量表评分法是1989年由美国Russell创用,可以对脑瘫患儿的运动功能进行个体化描述及量化记录,通常用于测量脑瘫患儿的粗大运动状况、随时间或由于干预而出现的运动功能改变的情况,其临床应用价值已经获得了广泛的临床认可[8]。

Ashworth量表法最早在20世纪60年代由Ashworth提出,最初用以评估多关节硬化症患者的痉挛程度。它是一个5分制的量表,将不同痉挛程度用0～4级加以区分。发展到1987年,Bohannon和Smith在Ashworth量表基础上添加了"1+"这个等级,称为改良的Ashworth量表[10]。Ashworth量表及改良的Ashworth量表通常用于对脑瘫肌张力程度的评价当中。而肌张力异常是出现尖足畸形的主要原因,由于儿童小腿三头肌的痉挛而牵拉跟腱导致跟腱挛缩,从而引发尖足畸形。因此,对痉挛的程度做出评估可以对尖足畸形的程度做出预测,改良的 Ashworth 量表内容如表 6 - 1 所示。

采用量表法很难对足部畸形进行详细评估,多数用于综合性的评估当中。

表 6 - 1　改良的 Ashworth 肌张力分级法[10]
Table 6 - 1　Modified Ashworth Scales

| 肌张力等级 | 评　分　依　据 |
| --- | --- |
| 0 级 | 无肌张力增加 |
| 1 级 | 肌张力轻度增加:受累部分被动屈伸时,在关节活动范围(rang of motion, ROM)之末(即肌肉接近最长距离时),呈现出最小阻力或突然的卡住和释放 |
| 1+级 | 肌张力轻度增加:在 ROM 后 50% 范围内(肌肉在偏长的位置时)突然卡住,继续进行被动关节活动(passive rang of motion, PROM)始终有小阻力 |
| 2 级 | 肌张力增加较明显:在 PROM 的大部分范围内均觉肌张力增加,但受累部分的活动仍算容易进行 |
| 3 级 | 肌张力严重增高:PROM 检查困难 |
| 4 级 | 僵直:僵直于屈或伸的位置,不能活动 |

2) 影像学评价法

影像学评估主要是通过 X 线、超声、核磁共振、CT 等手段获取足的二维或三维的几何形状,客观测量足部骨骼以及关节之间的各种角度和相对位置,并进行特征参数的测量。影像学的评价方法对足的临床治疗及疗效评估有着非常重要的意义。

用 X 线测定距跟角、跟骨角、距骨角、第一跖骨与距骨中轴线的夹角、第一跖骨与距骨的夹角等参数是临床上作为足外翻程度及矫形手术效果的判定依据[11,12]。正常足的距跟角和跟骨角与外翻足有明显的不同,根据 X 线片中上述角度值的改变量可以判定外翻的程度,如图 6 - 1 所示。

X 线能够通过测量骨、关节之间的角度、距离等参数定量化评判足部畸形的程度,具有直观、准确性高的特点。但是 X 线具有一定程度的辐射,对于发育期的儿童,短期内不能多次照射。对于二维的 X 线片,MRI 三维成像系统能更全面地显示参数化信息。

影像学法的优点是精度和准确度高,对病灶的定位准确,简便,易于操作,能够直观地、定性地判断足的畸形程度。采用影像学方法可以客观地评价足部畸形的程度,并且对畸形进行定量化的研究,是目前临床上最常用的检测和评价手段。但是这种方法目前多用于判断足的静态几何特征,费用较高,具有一定的辐射危害,并且花费的时间较多。

3) 体表测量法

体表测量法也是目前临床中对脑瘫足部畸形进行评价和分级的主要依据,操作较为简便,节省时间,并且能够直观地反映畸形的特点。

关节活动度(ROM),又称关节活动范围,是指关节在活动时可以达到的最大角度。关节活动范围的测定是评定患者肌肉骨骼系统和神经系统疾病的常用方式,用以评定关节运动功能范围与程度。例如,正常的踝关节活动度为背屈 $10°\sim20°$,跖屈 $40°\sim55°$[13]。从踝关

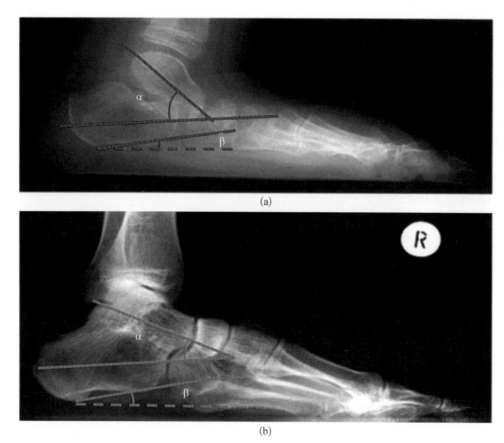

**图 6-1** X 线法测量足的距跟角和跟骨角
（a）外翻足；（b）正常足；α—距跟角；β—跟骨角
**Figure 6-1** X-ray measurement of the talocalcaneal angle and the calcaneal pitch angle

节活动度指标可以评价尖足畸形或跟足畸形的程度，当踝关节活动度小于正常的跖屈或背屈活动度时，提示足部可能具有跟足或尖足步态；后足外翻角度（hindfoot valgus angle）[14]、负重位时跟骨外翻角度（relaxed calcaneal stance position，RCSP）[15] 和外翻指数（valgus index）[16] 也是在临床上常用的测量外翻程度的几何特征参数。体表的形态学特征测量法也是一种客观的评价足畸形程度的方式，且体表测量法对身体没有任何辐射等损伤。但这种检查方式存在的问题是可靠性较差，不同医生测量之间的结果误差性较大。

4）足底压力测量法

足底压力测量法是一种定量的分析和衡量异常足底应力分布和步态的测量方法。足底压力研究可揭示人体在不同状态下足的动力学特性。在脑瘫足部畸形评价体系中，足底压力测量法已逐渐成为临床生物力学研究诊断病理足与足部康复评定的重要手段。

足底压力测量法通过光学影像精确测量足压分布、3D 步态还原、动静态影像撷取的方式，分析足部各个区域的垂直压力分布情况。如图 6-2 所示，足底压力测试分为静态测试和动态测试两种，能够为临床足部畸形患者的步态特征分析提供技术支持[17]，为足部的功能康复、疗效评定和手术后效果鉴定提供客观评价。随着人体足底压力的各项研究逐步深入，指标由较为单一的垂直力逐渐丰富到压力时间积分、压力中心的飘移速率等各种生物力

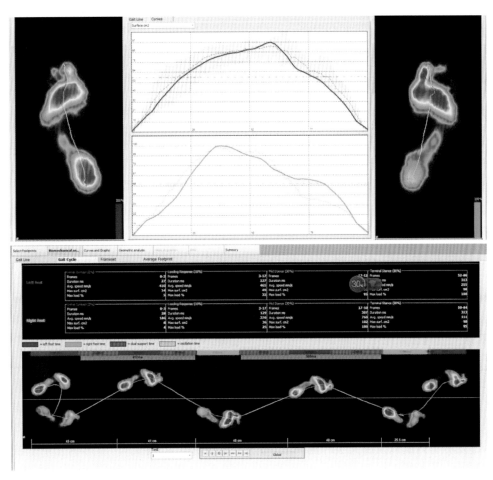

图 6 - 2　足底压力测试法

**Figure 6 - 2**　Plantar pressure measurement

学参数。足底压力分析技术广泛运用于康复工程和康复医学领域,通过对足底压力分布进行定量化分析,同时结合临床医生的评估,是目前全世界范围内足部医疗专家公认的最简单、准确和有效的评价方法[18]。目前有很多商业化足底压力测试系统,为足部畸形检测手段提供可靠的压力测试,如 E - Med、Tek - Scan、Rsscan。Falso[19]等人应用足底压力技术测量了脑瘫儿童尖足畸形的足底压力特点,通过测量站立位时足底压力面积、前足和后足的峰值压强及重心到两只脚压力中心的距离来判断尖足畸形的程度。

5) 有限元法

2000 年,Gefen[20]和 Chen[21]提出利用足底压力测试系统和足部数值模拟相结合的方法,通过对足部进行 MRI 冠状面的扫描,建立了包含有骨骼和主要韧带的足部有限元模型。随着计算机的发展和软件更新,足部模型的建立更加符合其解剖结构,Cheung[22]建立的模型更加完善了软骨和足底筋膜的结构,使有限元分析计算的结果更加符合真实情况。足部有限元模型逐渐应用于足部疾病的特殊性研究中,根据研究目的的不同,其建模方法越来越具有针对性。Brilakis[23]和 Lemmon[24]等人采用有限元计算的方法量化分析了矫形器对足部的作用效果,将有限元法作为行之有效的研究方法逐渐应用到足部的病理分析中,加深了对足踝畸形的发展和发生机制的了解。

## 6.2 足外翻与足内翻矫形的生物力学

对于正常发育期的儿童,在婴儿阶段,足都是呈"肥胖、扁平且松软"。在刚刚开始负重的阶段,足都呈现"扁平足"状,内侧纵弓还未发育,且跟骨呈现 $5°\sim10°$ 的外翻[25]。在儿童生长发育阶段,跟骨外翻角度以平均每年 $1°$ 的速度减小。当儿童在 $3\sim6$ 岁时,足弓开始逐渐发育。当儿童发育到 $7\sim8$ 岁时,后跟将处于中立位,初始的后跟外翻角完全消失,跟骨纵轴与地面水平线垂直。

### 6.2.1 足外翻与足内翻畸形的特征和原因

脑瘫儿童是由于神经系统损伤导致了运动能力障碍,因此,脑瘫儿童足外翻畸形与正常儿童足外翻畸形有所区别。从解剖结构上看,造成足外翻的原因是足外翻肌群(包括腓骨长短肌和第三腓骨肌)与足内翻肌群(包括趾长屈肌和胫骨前后肌)的肌肉力量不平衡所致[26]。它的特点是在负重位时前足外展,中足和后足都呈外翻状并同时伴随有足弓的塌陷。长期的外翻畸形会导致舟距关节半脱位或全脱位,成为负重的主要承载区域,并引发疼痛,严重影响患儿的行走能力。且这种外翻畸形如不加以控制,将会随着年龄的增长逐渐加重。足外翻畸形会导致足弓塌陷、舟距关节脱位、踝关节变形,进而影响小腿和膝关节正常对线,继发胫骨内旋以及膝关节外翻畸形,易发生运动时疲劳、疼痛,严重影响儿童下肢发育及运动功能[27]。

足内翻亦是脑瘫足部典型畸形之一,经常表现为足跟内翻、前足内收、足前部内翻并伴随有高弓畸形。具有内翻畸形的脑瘫儿童在行走后会诱发跗骨排列异常,继而导致发育障碍和畸形。脑瘫患儿并发足内翻的患病率目前尚无准确统计,据初步统计为 $8\%\sim10\%$[28]。脑瘫儿童发生足内翻畸形亦是下肢足内翻肌群和足外翻肌群的肌肉力量不等而导致,如图 6-3 所示。

内翻畸形通常伴随尖足畸形同时发生,称为尖足内翻畸形[29]。而外翻畸形伴随有尖足畸形发生时,则称为尖足外翻畸形。同时,尖足内翻畸形在一定程度上也会伴随有前足内收畸形。尖足畸形与外翻畸形同时发生时,称为尖足外翻畸形。Perry 和 Hoffer[30] 在 1977 年用"绞索理论"对尖足外翻畸形的发生机制进行了描述,即儿童前足触地时,胫后肌群软组织痉挛或挛缩导致尖足,同时后足受力处于外翻位。这种发生机制如同小腿三头肌像绞索状作用在踝关节和距下关节。跟骨在距骨下方发生旋转下移,与距骨成垂直位置,并失去了载距突的支持,表现为尖足外翻畸形。

无论是内翻畸形或外翻畸形,在儿童阶段进行生物力学矫治可以起到积极的作用,恢复足踝骨与关节正常对线关系。若儿童期未能及时进行生物力学矫治,则容易引发骨性畸变,需手术才能矫治。对足外翻和足内翻的治疗需要建立在对足内外翻畸形正确的评价基础之

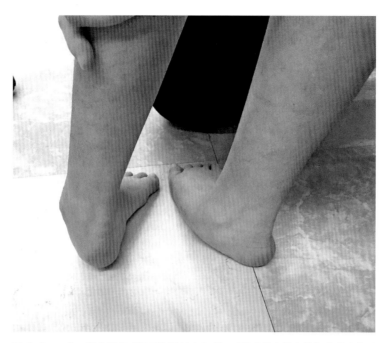

图 6 - 3　一位 9 岁典型的 GMFCS Ⅲ 级痉挛型双下肢瘫脑瘫儿童足部表现为左足
内翻、右足外翻畸形

**Figure 6 - 3**　This 9-year-old boy has spastic diplegia（GMFCS level Ⅲ）and has
varus deformity in left foot and valgus deformity in right foot

上,因此足内外翻畸形的评价一直是脑瘫康复中重要研究课题之一。

## 6.2.2　足外翻和足内翻畸形的评价方法

1）影像特征

2010 年,Oeffinger[31]通过对青少年扁平足的 X 线片正立位的调查,发现距骨中轴线与
第一跖骨轴线的夹角、与横断面的夹角和跟骨跖屈角是测量足弓塌陷的可靠指标,为足外翻
的康复治疗提供了有参考价值的资料。

2）几何特征

足内翻和足外翻的几何特征测量指标有后足内外翻角度、负重位跟骨角度和踝外翻
指标。

后足外翻角度（hindfoot valgus angle）[14]指以跟腱中点为起点,以小腿中点和足跟中点
为止点分别作延长线,两条延长线的交角为跟骨外翻角度,如图 6 - 4（a）所示。负重位跟骨
外翻角度（relaxed calcaneal stance position,RCSP）[15]指跟骨的中线相对于垂直方向的偏斜
角度,如图 6 - 4（b）所示,RCSP 值用正值表示外翻,用负值表示内翻,绝对值越大,则表示外
翻（内翻）程度越明显。

踝外翻指标（malleolus valgus index,MVI）[16]是指外踝和内踝相对于足底平面作出投
影点 A 和 B,然后从足印上作出足跟中点到第三趾的足平分线,平分线和 AB 连线的交点为
C 点,如图 6 - 5 所示。踝外翻指标的计算公式如下,MVI 指标的正常范围为 -1.0～16.8,

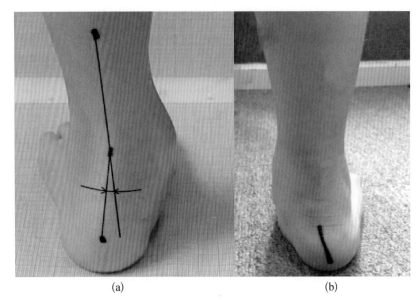

(a)                                    (b)

图 6-4　足外翻角度的两种典型测量方式

（a）冠状面内小腿中点，跟腱中心与跟骨中心的连线夹角计算后跟外翻角和（b）负重位冠状面内跟骨中线与垂直线的夹角测量跟骨外翻角

**Figure 6-4**　Experiment measured hindfoot valgus angle and relaxed calcaneal stance position

当 MVI 值小于−1.0 时，可以判定足具有内翻表现，当 MVI 指标大于 16.8 时，则认为足具有外翻表现。

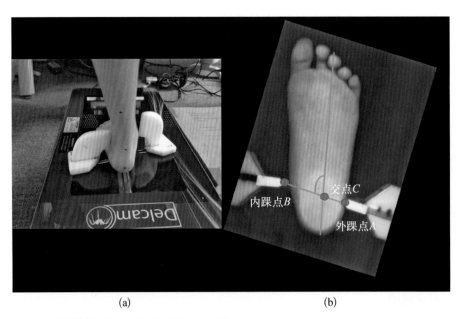

(a)                                    (b)

图 6-5　踝关节外翻指标（MVI）测量方法示意图

（a）扫描足底形态并记录内外踝在足底平面的投影点；（b）根据内踝点 B、外踝点 A、足底中点与第三趾连线与 AB 的交点 C 计算 MVI 值

**Figure 6-5**　Experiment measurement of MVI

$$MVI = \frac{\dfrac{1}{2AB} - AC}{AB} \qquad (6-1)$$

3) 足底压力特征

足外翻和足内翻在足底压力上具有明显的差异,冠状面压力指标(coronal plane pressure index, CPPI)[32,33]经常被作为足外翻压力评估的参数,如图6-6所示,用足内侧压力和足外侧压力的差值比率来衡量足内翻或足外翻的程度。其中,LFF表示前足外侧,MFF表示前足内侧,LMF表示中足外侧,MMF表示中足内侧,Heel表示足跟区域。

冠状面压力指标(CPPI)计算公式为

$$CPPI = \frac{(MMF + MFF) - (LMF + LFF)}{MMF + MFF + LMF + LFF}$$
$$(6-2)$$

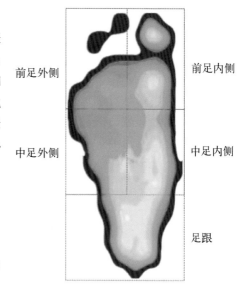

前足外侧　前足内侧
中足外侧　中足内侧
足跟

**图6-6** 计算冠状面压力指标所用足底压力分区示意图

**Figure 6-6** The five segments of the foot from pressure image

根据文献中对CPPI指标的定义[32,33],正常人的CPPI指数在−30～12,若CPPI值大于12,则可判定为足外翻,若CPPI值小于−30,则可判定为足内翻。应用这个指标可以对外翻儿童足的压力特性做定量化的评定。

除了根据足底部各区域压力/压强比值来作为评价足外翻程度的指标外,足各区域的接触面积、压力-时间比值、动态足底压力中心(center of pressure,CoP)在水平方向上的位移也可以在一定程度上反映出足外翻的程度[34,35]。

4) 距下关节表观刚度测量法

距下关节位于距骨下方,是距骨和跟骨之间的关节,其间包绕着距腓前韧带、跟腓韧带和距腓后韧带等。距下关节作为足传递重力的枢纽关节,处于非常重要的位置,包含2种不同的关节面即球面和圆柱面,围绕距下关节轴在水平面、冠状面和矢状面3个平面上运动,产生旋前、旋后的动作,临床上称为距下关节的外翻、内翻。距下关节与跗横关节(舟距和跟骰关节)联合作用于胫骨,产生前足旋前、旋后的动作。Manter[36]在1941年测量得出了距下关节的旋转轴与水平面存在42°夹角,与矢状面存在16°夹角。

距下关节是参与足内翻和外翻运动的最重要关节,因此距下关节复位可以重建距下关节运动能力和功能[37,38]。距下关节复位的难易程度,也可以评估足外翻或足内翻的严重程度[39]。在整个复位的过程中,不仅有距下关节的运动,同时也有舟距关节、跟骰关节等其他足间关节的运动。用距下关节复位的难易程度来估测足外翻畸形的程度是临床上常用的评估方式。临床医生用食指和中指对从舟距关节处对距下关节进行复位,用估测的方式来对足外翻畸形程度进行快速判断。

但是,医生徒手法感受到的对抗力是一种基于主观的评价方法。Payne[40]设计了一种作用于成人的距下关节的矫正带,来使外翻的足做内翻的运动,通过在向上牵引的刚性绳上放置拉力传感器,可以探知外翻足在抵抗内翻运动过程中所受到的拉力,并首次将这种对抗的矫正力记录下来。这种测量装置所获得的拉力是竖直方向的,用测量所得到的力的大小来对距下关节运动能力进行描述。

陈薇等[5,41]在近期的研究中提出了用距下关节表观刚度这一生物力学指标作为足外翻评价的依据。距下关节表观刚度作为评定足的生物力学特征指标,可以更加生动直观地反映出足从外翻位回复到中立位对线的能力。该研究将距下关节表观刚度表达为全足抵抗外部载荷的能力,将骨、足间关节、韧带、肌肉当作一个整体。将足从外翻位回复到中立位所需要加载的力称为矫正力 $F$,将整个复位过程中矫正力 $F$ 所需要的位移定义为 $s$。距下关节表观刚度测量原理如图 6-7 所示,刚度 $K$(apparent stiffness)获得的公式为

$$K = \mathrm{d}F/\mathrm{d}s(\mathrm{N/mm}) \tag{6-3}$$

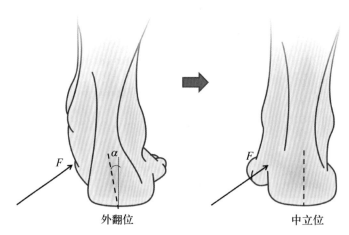

图 6-7　足由外翻位回复中立位对线示意图
**Figure 6-7**　A schematic of a valgus foot from pronated position to neutral position

循着这一思路,该研究设计了相关的实验装置,验证了装置的可靠性,并实现了对脑瘫儿童距下关节表观刚度的测量,得到脑瘫足外翻畸形患者距下关节表观刚度的特点,如图 6-8 所示。

该研究同时测量了脑瘫儿童足外翻角度(RCSP),并分析了距下关节表观刚度这一指标与几何特征指标的关系。研究结果表明,距下关节表观刚度与外翻角度(RCSP)之间没有显著的相关性($r = -0.217$, $p = 0.190$)。这在一定程度上反映出视觉上判定较为严重的足外翻变形,其足的刚度不一定会相应增大。研究结果表明,采用距下关节表观刚度作为足外翻的评价方式并进行矫正治疗,或许可以更加准确地描述和预测脑瘫患儿足外翻畸形发展情况,从而为选择适当的治疗方案提供重要依据,也可以用于足踝部生物力学的相关研究,具有较重要的科学意义和实际应用价值。

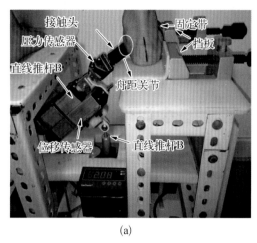
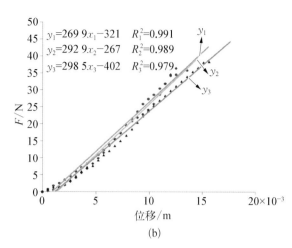

**图 6-8** 距下关节表观刚度测量[2,3]
(a) 距下关节表观刚度测量装置实物；(b) 痉挛型脑瘫距下关节表观刚度测量结果
**Figure 6-8** Overview of the instrumentation set-up to measure the STJ passive stiffness

## 6.2.3 足外翻和足内翻畸形的治疗方法

### 1) 手术治疗

跟骨延长截骨术是一种较为常见的矫治足外翻畸形的手术方式[42]，其原理为通过在骰骨部位植入楔形自体骨块，来调整距下关节相对位置，改善跟骨的对线情况[43]。距下关节制动术在足外翻矫正中也有所应用。关节制动术最早在 1985 年由 Giannini 等提出[44]，这种术式是在跗骨窦中放入一个金属或塑料的植入物，以此来限制距下关节旋前运动，实现对足外翻的矫治。

由于手术风险高，创伤性大，因此一般在保守疗法无效的情况下才考虑手术方案。且手术疗法创伤性大，对关节在某种程度上进行融合或者限位，丧失了关节的活动度，有假关节、畸形复发、距骨头坏死、疼痛及感染等并发症，同时手术瘢痕亦会造成软组织挛缩、粘连等后遗症。对于儿童来说，在生长发育期，发生的足部畸形症状，往往是可以通过非手术疗法来矫正的。因此，对于儿童足部畸形的矫正，通常在早期用非手术疗法进行干预。

除了关节手术之外，软组织手术也常用于脑瘫足外翻的矫正。最常见的是肌腱转移术，可以在关节融合或制动术中配合使用。患者出现足外翻畸形，也是由于外翻肌群和其拮抗的内翻肌群之间肌力不平衡导致。因此调整相关的肌腱位置，可以有效改善肌群之间的平衡关系，达到矫正外翻的效果。

### 2) 物理康复治疗

对于脑瘫儿童，出现足外翻和足内翻畸形情况，往往是可以通过保守疗法来矫正的。脑瘫足内翻、足外翻最突出的临床表现是小腿内外侧力量不平衡，站立或行走时足底不能放平，常伴随下肢出现异常姿势。因此缓解肌肉痉挛，抑制异常姿势，是脑瘫儿童物理康复治疗的关键[28]。

在康复中，治疗方法有运动疗法、牵伸技术、手法按摩等多种方式。其中，最常用的方式是对足进行手法矫正，其特点为：通过牵伸和按摩，使挛缩的肌腱得到适度的牵拉。牵引由弱到强,逐级加力,缓慢施行。对痉挛的肌群轻柔摩擦,对肌腱进行按压和松解,平衡小腿内、外侧肌张力。

除了手法按摩训练之外,也可以使用一些帮助内外翻的康复训练器械模拟对足内翻和外翻的手法矫正来对足内翻或外翻畸形进行矫正训练和测评。

3) 矫形鞋垫和矫形鞋矫治

物理康复治疗的作用时间相对有限,且疗效不能持久,效果不理想,因此矫形器(orthosis)应时而生。矫形器是指装配在人体四肢和躯干等部位、用于改变神经肌肉和骨骼系统的功能特性或结构的体外装置,也曾称为支具。矫形器的作用主要是预防、控制或矫正畸形,并代偿关节或肢体的功能[45,46]。通过使用矫形器配合临床手术或是康复训练,可以达到更好的矫正结果。矫形器的使用已经成为现代康复治疗技术的重要组成部分,与物理治疗(physiotherapy,PT)、作业治疗(occupational therapy,OT)和言语治疗(speech therapy,ST)共同组成了康复医学中最重要的4项康复治疗技术。在神经系统疾病的中早期,合理地选用适配矫形器,能够有效预防、矫正或代偿这些病损可能造成的功能障碍,改善畸形。通过使用矫形器,对足部实施合理的控制,维持足部的正常结构,通过增大患儿的足底接触和承重面积来实现控制关节运动,并通过限制异常运动来保持踝关节的稳定性。通过矫正力的施加,可以实现肢体的畸形矫正或者预防畸形的加重,也可以减轻足部骨骼肌肉系统的功能障碍,减少或者完全矫正畸形,从而促进脑瘫儿童的运动功能发育,提高脑瘫儿童的生活自理能力。

应用于儿童足踝部位的矫形器按照作用部位,可以划分为踝足矫形器(ankle-foot-orthosis,AFO)和足矫形器(foot orthosis,FO)[47]。足矫形器包括足部的塑料矫形器、矫形鞋(orthopedic shoe,OS)和矫形鞋垫(insert)等。矫形鞋是外观类似于正常鞋的矫形装置,矫形鞋的基本功能是改善足踝疾病的程度,预防畸形、功能障碍和防止畸形、功能障碍加重[56]。矫形鞋配合临床的康复矫正使用,用以保持和巩固手术和康复训练的效果,防止畸形复发。矫形鞋定做需要根据个人情况进行个性化设计,由矫形医生制订矫形鞋处方,由矫形技师根据医生的处方进行制作。矫形鞋根据目标患者的不同年龄、病因、疾病类型和程度,以及足的力学特性不同,采取的矫形鞋设计方案都应该是不同的。矫形鞋垫通常是指放置于鞋内的用来保护、支撑或改善足部功能的各种装置,在儿童的足外翻或者足内翻矫正中,是通过提供支持和稳固作用来控制柔性的足恢复到中立位,对已有的畸形起到防止进一步加剧,并重新调整足底压力分布。这些足踝部或足部矫形器通过强制在足部施加适当荷载,促进踝足骨骼的生理性塑建和重建,实现对肌肉和肌腱有效牵引,有效缓解关节周围肌肉紧张程度,对足外翻和足内翻畸形矫正具有积极意义。

内翻足和外翻足的矫正原则是巩固手法按摩治疗效果,稳定复位后的关节。由于受到矫正力的作用,足部结构会随之改变,这种改变还需要经过临床的验证才能够得到广泛的应用。对于儿童来说,骨骼发育尚未完全,其矫正方式和矫正结果都跟成人有所差异。我们认为矫正力作为矫正足部畸形的重要因素,在对足部畸形评估、畸形矫正过程中都起重要的作用。以先前的研究为基础,利用生物力学的原理对儿童足踝畸形的评价以及矫正做出设计。

对于脑瘫足外翻和足内翻儿童,矫形鞋主要的功能是控制踝关节变形,为内置矫形鞋垫预留空间,制作时先对患者进行三维足部扫描,如图 6-9 所示,然后根据扫描结果所获得的模型进行相关的趾围、跗围等足部参数测量,根据测量数据进行个性化矫形鞋定制(见图 6-10)。

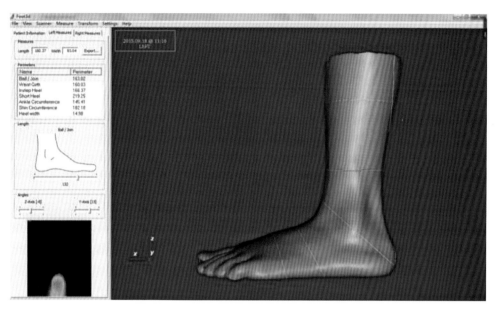

**图 6-9** 通过三维扫描的方式获取足部模型,计算足部各参数
**Figure 6-9** 3D Foot model based on 3D scanner

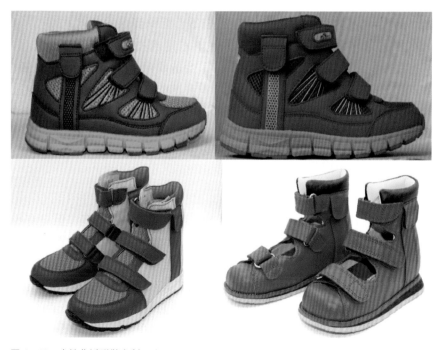

**图 6-10** 个性化矫形鞋定制
**Figure 6-10** Custom shoes manufacture

无论是矫形鞋垫还是矫形鞋,在制作完成后都要对产品进行调试,在患者穿戴一定时间后进行回访和复查,对矫形产品进行修改。这样,才能对足内翻和足外翻畸形达到良好的矫治效果。

# 6.3 马蹄足(尖足)步态矫形的生物力学

对于脑瘫儿童,在发育过程中,由于异常的骨骼肌肉系统问题,长骨的生长速度和邻近的肌肉和肌腱生长速度不同,加之小腿三头肌和胫前肌的肌力失衡,将会导致踝关节处于跖屈的状态,这种状态称为马蹄足畸形或尖足畸形[48,49]。

## 6.3.1 尖足畸形的特征和原因

尖足畸形导致了足部负重点从足跟部位转移到前足。脑瘫导致的痉挛性尖足多见于双下肢瘫,同时多数患儿伴随有膝关节反张或屈曲。痉挛性尖足有可能伴随有增强的跟腱反射和非连续性的、可反复的踝阵挛[25]。在这种情况下,患儿小腿后群肌肉群将可能出现肌腹部分上移,假性肥大,并最终发展成为肌肉的伸张性挛缩,同时,深层的腱反射活动减小或者消失。在非负重状态下,踝关节的背屈与跖屈平衡是踝关节背屈肌力和跖屈肌力之间的杠杆平衡。当背屈肌力大于跖屈肌力时,踝关节趋于背屈,当跖屈肌力大于背屈肌力时,踝关节趋于跖屈。在承重状态下,矢状面内,踝关节的平衡主要是跖屈肌、背屈肌和重力之间的杠杆平衡。当重力线位于踝关节前方时,重力的作用使踝关节背屈,此时,跖屈肌收缩产生的拉力来平衡重力,维持踝关节平衡。相反,若重心后移到踝关节后方,重力的作用使踝关节跖屈,此时背屈肌收缩产生的拉力来平衡重力,稳定踝关节。

尖足步态是一种低效并且稳定性较差的步态,会造成行走时重心转移的流畅性差,大大增加了患者跌倒的风险。另一方面,由于正处于发育期的足跟长期受力不充分,所以尖足很有可能会影响脑瘫儿童跟骨发育。根据膝关节伸展状态下,踝关节的背屈角度范围不同,尖足畸形分为静态尖足(背屈角度≥0)和动态尖足(背屈角度<0)两种。

## 6.3.2 尖足畸形的评价方法

1) 量表法

临床上及科学研究中用于对脑瘫儿童尖足步态评价的量表有很多。但是有些通常并不是直接对尖足步态的评价,而是对于肌肉的评价,如之前章节提到的改良 Ashworth 量表等。改良的 Tardieu 量表(MTS)常用来对脑瘫儿童尖足患者进行评价,是对患者肌肉痉挛的一种测量方式。使用 MTS 时,痉挛根据肌肉在特定速度下牵伸的反应进行定量评估[10]。这些量表评价方法与医师的手法有非常密切的关系,通常需要医师给予患者一定的力,通过医师的主观感觉进行评定。这种方法虽然操作起来比较简单,成本也很低,但是评价结果非常主观,与医师的操作手法、操作时间甚至孩子的情绪都有很大的关系,因此可靠性较低。

另外一类基于量表的评价方法是步态观察分析法[50]。这种方法一般是通过医师裸眼观察或者在一定区域内安装摄像头,记录脑瘫患者行走或慢跑时的步态,然后在后期利用视频处理软件的慢放功能仔细观察患者的步态,通过量表(改良的医师评价量表即 OGS 量表[51])打分的方式对尖足步态进行评价。这种方法所需成本较低,且操作方便,与三维运动捕捉系统相比,更加适用于对身材偏小的幼年脑瘫患儿的评估。

2) 关节活动度评价法

关节活动有主动与被动之分,因此关节活动范围也分为主动活动范围和被动活动范围[52]。主动的关节活动范围是指作用于关节的肌肉随意收缩使关节运动时所通过的运动弧。被动的关节活动范围是指由外力使关节运动时所通过的运动弧。尖足畸形在临床上通常用踝关节活动度来进行评价,用角度尺作为测量工具,以踝关节能够达到的最大背屈角度和跖屈角度作为踝关节活动度的评价指标,测量方法如图 6-11 所示。踝关节活动度的测定是评定脑瘫尖足畸形程度的指标之一。检查踝关节活动度的主要目的是:确定是否有踝关节活动受限并确定踝关节活动受限的程度,为踝关节活动能力提供客观的评价依据。踝关节活动度评价法具有直观、测量简便的特

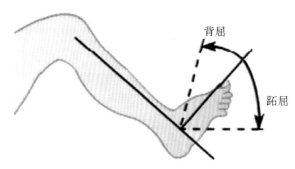

图 6-11 踝关节活动度评定

**Figure 6-11** Range of motion(ROM) of ankle measurement

点,但是可重复性较差,不同的医师测量的数据具有较大的误差。

3) 足底压力评价法

用平板式足底压力测试系统,以后足与前足峰值的压力比,即足跟与前足区域最大压强比值[53]对尖足程度进行评价,是一种用于静态站立位时评价脑瘫儿童尖足畸形的生物力学指标。比值越大,表示足跟负重百分比越大,尖足程度越轻。反之,比值越小,代表前足负重百分比越大,当比值小于 1 时,可以认定为具有尖足畸形,随着比值减小,其尖足畸形越明显,当比值小于 0.4 时,就认为尖足畸形程度达到重度。对比用角度尺手法测量获得的踝关节跖屈角度指标,采用足底压力分析的手段对尖足进行评价更为客观和可靠[53]。图 6-12 所示为足底压力分区示意图,根据脑瘫儿童足底压力测试结果将足分为前足(forefoot)、中足(midfoot)和后足(heel)三个部分。

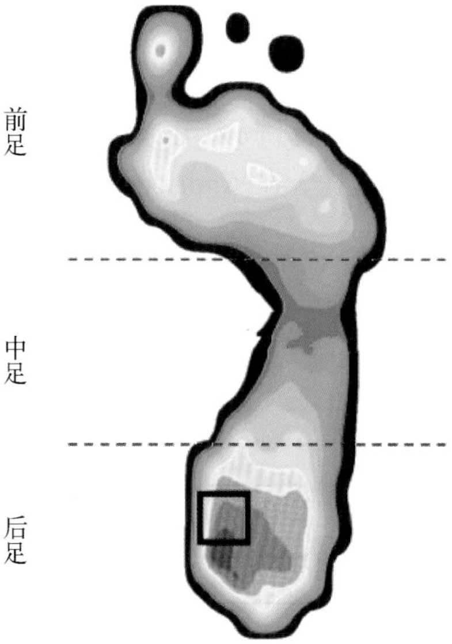

前足

中足

后足

图 6-12 足底压力分区示意图

**Figure 6-12** The 3 segments of the foot from pressure image

测力板可以准确测量足底或鞋底的压力及分布,但无法准确评定足与鞋之间的受力情况,并且由于测力板的面积较小,通常只能测量人体站立状态下或行走过程中很少的几个单步的压力参数,无法长时间持续测量。目前,压力鞋和鞋垫测量技术的应用在脑瘫尖足畸形的评价中也越来越

广泛,测量时将传感器放置在鞋或鞋垫中,可以连续测量足与鞋界面的压力参数,并进行实时监测和反馈,可有效地评价脑瘫引发的尖足畸形,对客观评价病情和治疗效果有着重要的意义[54]。

Bennett 等人自主研发的足底压力处理软件,可以实现对脑瘫儿童尖足步态的动态测试,并提出了用动态足底压力指数(dynamic foot pressure index,DFPI)来对脑瘫尖足患者步态周期支撑期的足底压力分布进行客观定量评价的方法,实现了对注射肉毒素后脑瘫儿童尖足步态改善效果的评估[55]。临床应用情况表明,DFPI 与临床对于踝关节动态范围背屈角度的测量值及每个时刻的 OGS 量表打分都有很好的相关性。同时,DFPI 的改变与踝关节动态范围背屈角度以及 OGS 量表打分的变化也有很好的相关性。根据 Bennett 等人的研究结果,用 DFPI 可以对脑瘫儿童尖足患者步态周期的支撑期中的足底压力分布进行定量测量和评价。同时还可以估计尖足的严重程度,从所有承重都在前足的纯尖足(DFPI=0)到在支撑期有一定程度足跟承重的轻度尖足都可以很好地评价。另一方面,足底压力测量系统测得的绝对压力值可能会随着时间的推移而有所衰减,因此用相对测量值代替绝对测量值会更加准确合理。由于 DFPI 是一个相对的值,不同的足底压力测量系统测得的 DFPI 值应该是一致的。另一方面,相比于静态足底压力测试,Bennett 等人提出的基于 DFPI 的动态足底压力测试方法能很好地反映行走过程中步态情况,对于尖足的评价更加全面客观。然而,这种基于 RSscan 压力平板的 DFPI 测试方法只能对单个步态进行评价。对于动态尖足患者,他们可以通过自我有意识的控制来达到优于日常的步态,尤其是在他们知道有医师在旁观察的时候。因此,只对一个步态进行评价是不准确的。

针对这一问题,在 Bennett 的研究基础上,Pu[54] 等人探究了在给予实时反馈的条件下,脑瘫尖足患者能否根据声音反馈信号调整尖足步态,以及在不同阈值设置条件下(固定阈值反馈与个性化阈值反馈)对脑瘫尖足儿童训练步态的影响,如图 6-13 所示。系统由硬件和软件两部分组成。硬件实现足底两通道的足底压力信号采集和发送。在 Andriod 系统平台

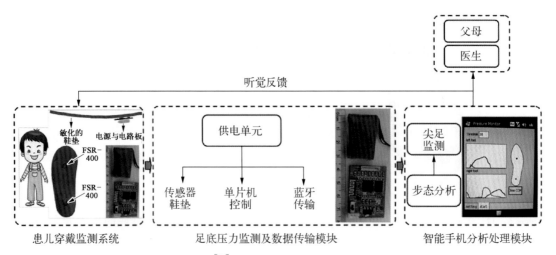

**图 6-13** 脑瘫儿童尖足实时监测及报警系统[54]

**Figure 6-13** Monitoring and alarm system for toe-walking gait in children with cerebral palsy

开发的软件则实现信号的接收、实时处理并控制反馈信号的产生。通过临床实验对此系统进行验证。结果表明,与 Bennett 等人的研究结果对比,此方法对于正常儿童行走过程中DFPI 的计算结果与 RSscan 的测量结果基本一致,因此认为此方法对于 DFPI 的计算结果是准确可靠的。单因素方差分析结果表明,实验组 8 名脑瘫尖足患者健侧与患侧 DFPI 的均值之间有显著性差异($p=0.01$)。这也证明了此系统能反映不同尖足程度,有效地对尖足步态进行评估。实验结果还表明此系统对于脑瘫儿童尖足步态的判断正确率为 95.3%,能够有效地区分正常步态和尖足步态,并且一旦发现患者以尖足步态行走,系统就会发出声音报警信号,提醒患者实时自我纠正步态。这样就能提高患者在康复中的主观参与度,提高康复训练效率。尖足步态反馈报警训练系统实现了对脑瘫儿童尖足畸形的实时报警反馈,对尖足畸形实现了主动矫正,获得了良好的效果。

4) 三维运动系统捕捉法

三维步态分析系统由运动捕捉系统、测力平板系统和表面肌电系统及三维步态分析软件组成[56],可以运用各种测试手段对运动的各种参数进行采集和计算(如地面反力、各关节点在空间的三维坐标信息等),并在这些信息的基础上计算出能反映人体步态特点的特征参数(如质心位移、关节角度),通过逆向动力学计算还可以获得肌肉产生的力矩及肌肉功率等,实现对步态的定量分析。例如,用三维运动分析的方式可以获得实时的踝关节背屈或跖屈角度,用以记录步行过程中脑瘫儿童尖足畸形。

5) 人体运动学肌电分析法

人体运动学肌电分析方法是指确定肌电信号与关节活动和步态周期之间关系的技术和方法[57]。现在的肌电分析方法通常是指表面肌电图分析。将表面电极放置在特定的肌肉位置,通常测量肌肉群的肌电情况,用于分析肌肉的肌力。动态肌电图能为医师提供这些肌肉的时序和活动信息[58]。早在 1986 年,Kalen 等人就对正常儿童模拟的尖足步态、脑瘫儿童尖足步态及儿童习惯性尖足步态的腓肠肌和胫骨前肌的表面肌电信号进行了对比分析[59]。结果表明脑瘫尖足儿童和习惯性尖足儿童的腓肠肌肌电活动要显著迟于正常儿童模拟尖足步态过程中的肌电活动。而对于胫骨前肌的肌电信号则恰好相反,尖足患者的肌电活动都显著早于正常儿童模拟尖足步态行走过程中的肌电活动。这从另一个方面也证明了表面肌电信号能够在一定程度上对尖足步态进行评估。但是肌电信号提供的是肌肉活动的电信号,并无法直接提供内部肌肉、关节及骨的力的信息。虽然随着科技水平的进步,现在的肌电图信号相对来说噪声很小,测量也准确[58],但是由于肌电信号的获取、记录及分析都需要专业人员的参与,并且需要有很强的信号解读能力,所以多局限于实验室研究中。

## 6.3.3 尖足畸形的治疗方法

1) 手术法

手术方法是临床较为常用的矫正尖足畸形的方式。根据手术类型,可以分为软组织手术、神经手术和骨手术。

跟腱延长术是矫正尖足畸形的一种常用而有效的软组织手术方式,它通过对跟腱的部分离断后牵拉来实现跟腱延长的目的[60]。跟腱延长术可以使得踝关节得到背屈,至少处于中立位。但是跟腱延长术复发率高,如果不在手术后期使用矫形器保持,很容易导致手术失败[61]。

注射肉毒素 A(botulinum toxin A,BTXA)是一种通过注射药物缓解尖足畸形的手术方法[62]。肉毒素 A 作用于胆碱能运动神经的末梢,干扰乙酰胆碱从运动神经末梢的释放,使肌纤维不能收缩致使肌肉松弛,从而有效地降低脑瘫患儿的痉挛程度,最终达到矫正尖足的目的。这种方式安全程度高,但有效作用时间较短,往往在 6～10 个月之后需要重复注射。

选择性脊神经后根切断术(selective posterior rhizotomy,SPR)是通过部分切断牵张反射环中的 Ⅰ 类和 Ⅱ 类传入神经纤维,从而降低牵张反射,达到降低肌张力的目的,最终矫正尖足。但是 SPR 术创伤较大,且术后并发症较多,因此近几年临床应用逐渐减少[63]。周围神经缩窄术是一种通过部分阻断牵张反射环路的方式来降低肌肉的紧张程度,从而通过降低肌张力的方式来矫正尖足畸形[64,65]。

对于僵硬性的尖足畸形,用软组织手术和神经手术已经达不到矫正的目的,则需要对患者实施骨的手术。关节融合术是目前临床上使用比较多的尖足畸形骨性手术方式,其原理是将构成踝关节的跟距关节、距舟关节和跟骰关节融合固定于功能位,保持足的稳定,矫正尖足畸形[66]。但是行三关节融合手术后,足关节活动度将受限,一般只用于僵硬性的固定尖足畸形,且手术创伤较大,后遗症较多,主要并发症有假关节、畸形复发、距骨头坏死、疼痛及感染等。

2) 物理康复治疗

物理治疗(physiotherapy,PT)是目前脑瘫康复中最重要的内容,它可以有效地阻止抑制肌张力、姿势及反射异常。物理治疗中的运动疗法是根据运动学、神经发育学的理论,借助器具或徒手的方法,对脑瘫患儿实施运动疗法治疗。其目的是改善运动功能,尽可能使其正常化,提高生活活动能力。通过运动疗法可以提高肌力,增强骨和关节的稳定性,促进正常的运动发育。其中,按摩牵拉是阻抑肌张力及姿势异常的主要手段[67],同时,它还可以不同程度地减轻反射异常,为运动功能训练奠定基础,其康复手法主要有上田法、Bobath 法、Vojta 疗法和 Temple Fay 法等。其中,缓解尖足畸形的手法训练主要为上田法,其效果对比其他方法缓解下肢痉挛更为有效[67]。手法牵引跟腱是尖足畸形矫正的最常用的康复训练方式。

用手法矫正的方式对跟腱进行牵拉,可以达到缓解下肢的过度紧张,改善踝关节的活动度。Pin 等人[68]提出被动的手法牵拉是指握住目标关节的末端,手动恢复其关节活动度,保持一定的时间,然后再放松。针对跟腱牵引,则是一只手控制踝关节,另一只手握住患儿前足,缓慢地将踝关节背屈,使跟腱被动牵拉,在背屈角度最大的时候保持一段时间,然后再放松。

临床证明,通过手法牵引的方式,可以有效地缓解跟腱的挛缩程度[68-70],对于尖足畸形的矫正起了重要的作用,且手法训练无创伤性,痛苦较小。但是由于手法训练无法量化实施,很难保证每次训练结果的一致性,且随着痉挛的程度增大,对抗性增大,手法训练的难度亦随之增大,且手法训练耗时耗力,需要投入大量的人力资源。

　　为了节约人力消耗,斜板站立训练成了部分替代手法训练的内容。斜板站立训练是指患者背墙站立,患侧腿位于具有一定角度的斜板之上,保持踝关节处于某一背屈角度的训练方法。

　　斜板站立只能使踝关节位于特定的角度,且负重位对尖足畸形矫正容易造成足外翻畸形。因此,针对这种情况,出现了一些康复治疗仪器用于踝关节背屈的训练。2002 年,Zhang 等[71]提出了一种针对小腿三头肌痉挛和踝关节挛缩的训练和治疗仪器。它通过训练装置对踝关节施加定量化循环的矫正力矩,可以实现对踝关节的背屈-跖屈训练。但是这种训练设备体积较大,价格昂贵,操作复杂,对于脑瘫患儿的尖足训练推广应用还存在一定难度。

　　3) 矫形器治疗

　　尖足畸形通过使用矫形器,可以利用足底的全面积承重和控制关节运动来减少脑瘫患儿的肌肉反射性痉挛。通过限制异常的跖屈运动可以保持踝关节的稳定性,增加肢体的承重能力,并且通过矫正力的施加,来实现踝关节跖屈畸形矫正或者预防尖足畸形的加重,从而促进患儿的运动功能发育,提高患儿的生活自理能力,帮助其心理健康发育。

　　踝足矫形器(ankle-foot orthosis, AFO)可以限制踝关节的跖屈运动,是矫正脑瘫儿童尖足畸形的常见矫形器,它可以扩大足与地面的接触面积,增强体重的支持作用,通过稳定踝关节达到改善步态的目的[72],有效地改善尖足畸形[73,74]。其中,踝足矫形器又称为小腿矫形器,包括金属支条式踝足矫形器和热塑性踝足矫形器。后者又可分为挠性踝足矫形器、非铰链式踝足矫形器、铰链式踝足矫形器、地面反作用力踝足矫形器和碳纤动力反应踝足矫形器等。其中,较为常用是塑料 AFO,它由传统的金属支条加皮革工艺发展而来。现在塑料 AFO 采用聚丙烯(PP)或聚乙烯(PE)板材制作,具有全面接触性好、穿着舒适、耐用等优点,因而得到了充分的普及。目前,随着科技的进步,塑料的材料结构也飞速发展,越来越向轻便、耐用方向发展。

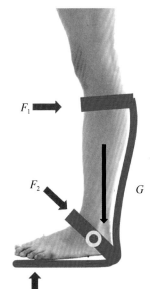

　　传统的 AFO 制作工艺分为处方设计、制作石膏阴型、浇注石膏阳型、修整石膏阳型、热塑成型加工、修整加工、试样和初检、装饰性加工和终检。优点是根据患者情况进行个性化制作,缺点是制作时间较长,人工成本较高。现阶段较为先进的技术是采用 3D 打印技术直接对患侧肢体进行三维扫描,用计算机 CAD 技术进行设计和模型调整,用 3D 打印直接制作 AFO。应用 3D 打印技术制作的 AFO 不仅能实现个体化治疗,还能减少人工成本和时间成本。

　　图 6 - 14 为 AFO 矢状面内的三点力矫正原理,通过对 $F_1$、$F_2$、$F_3$ 处进行矫正力的施加,来控制足的跖屈运动。因此,AFO 可以控制踝关节跖屈活动,调整产生背屈的力矩以影响踝关节,并以此来控制腓肠肌痉挛和跟腱挛缩,提高踝关节稳定性。但是由于 AFO 通常将踝关节保持在中立位,并不能对挛缩的软组织给予持续性拉伸的作用[75],且有些研究者认为短时间的动态地拉长肌

**图 6 - 14** AFO 矫形器矢状面内生物力学矫正原理

**Figure 6 - 14** Principle of biomechanics of ankle foot orthosis

肉对于增加肌肉长度、增加踝关节活动度的效果比静止地保持位置的效果更好[76]，因此有的学者指出，使用 AFO 矫正脑瘫尖足畸形的长期临床效果是不确定的[77,78]。

被动的牵引是治疗尖足畸形的重要手段[79]，因为这种方法可以有效地改善挛缩肌群的紧张状态并且可以使跟腱放松[80]，且已有研究证实持续性的牵引对尖足畸形的改善非常有效[81,82]。同时，矫正力作为矫正足部畸形的重要因素，在对足部畸形评估、畸形矫正过程中以及矫正结果中都起重要的作用。矫正力的施加部位、施加方向、作用力的大小是矫正畸形的关键。

在 AFO 矫形器基础上，有研究提出加入持续的被动牵引矫正力的想法，并开发了一种牵引式矫形鞋，目的在于能够实现对小腿三头肌肌肉和跟腱持续性的牵引治疗[5]。如图 6-15 为牵引矫形鞋设计模型。采用钢作为足底支撑平面和支撑框架，橡胶作为鞋底面，牛皮作为鞋帮，不同强度的钢丝作为牵引绳，其上固定微小型拉压力传感器，辅助采用聚丙烯材料制作小腿支撑箍。根据每位脑瘫儿童调整牵引链的长度，实现肌肉和肌腱的被动式持续牵引，并用于日常穿戴，在矢状面内可以实现对踝关节的背屈训练。经过长期的临床测试，对尖足畸形具有显著的矫正效果。

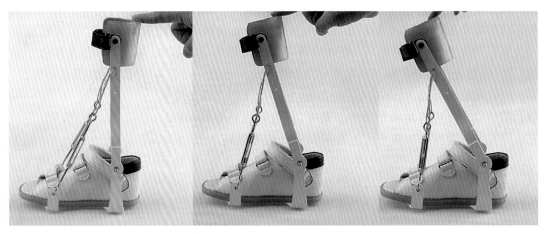

**图 6-15** 牵引矫形鞋矢状面作用原理图
**Figure 6-15** Schematic of the stretching splint

陈薇[5]结合使用牵引矫形器和 AFO 矫形器对脑瘫儿童尖足畸形实施了长期的矫治并进行了临床效果评价。从 2012 年 7 月至 2014 年 7 月，该研究共选择了 80 名具有尖足畸形的脑瘫儿童作为研究对象(其中不包括重症尖足畸形的儿童)。这些儿童年龄分布为 2～12 岁，双下肢瘫或者偏瘫，尖足畸形类型为真性尖足。患儿的选取条件如下：① 根据改良的 Ashworth 分级法，痉挛等级在四级以下；② 之前没有做过足踝方面的手术；③ 有动态尖足；④ 能够独立站立至少保持 5 s。每个年龄组的脑瘫儿童依据奇偶原则随机分配到牵引治疗组和非牵引治疗组。同时，作为对照组，研究还选取了 30 名正常发育的没有任何疾病的儿童。实验采用足跟部位和前足部位的峰值压力比(heel/forefoot pressure ratio)作为评价尖足程度的指标，分析牵引矫形鞋治疗对尖足的改善的效应。

研究结果发现，牵引组和非牵引组在治疗之前和治疗 6 个月及 12 个月之后，组间具有显著性差异。图 6 - 16 所示为典型的牵引组(a)～(c)和非牵引组(a′)～(c′)在治疗前后的足底压力对比。家长对牵引治疗效果也很满意。

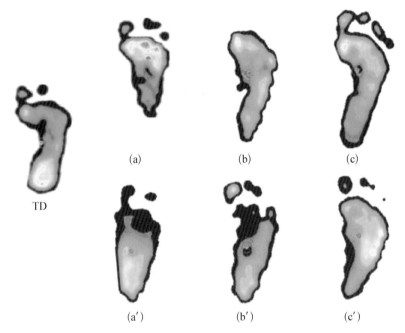

**图 6 - 16　正常组、牵引组和非牵引组的足底压力测试结果**
正常组(TD);牵引组: (a) 治疗前,(b) 治疗后 6 个月,(c) 治疗后 12 个月;非牵引组:
(a′) 治疗前,(b′) 治疗后 6 个月,(c′) 治疗后 12 个月
**Figure 6 - 16**　Typical footprints from each group: Typical Development (TD);
Stretching treatment group;Without stretching treatment group

统计结果如图 6 - 17 所示:TD 组的峰值压力比范围为(1.41±0.25)(见图 6 - 17 绿色区域);牵引组在治疗前、治疗后 6 个月和 12 个月的峰值压力比分别为(0.65±0.41)、(1.02±0.44)和(1.24±0.51)(见图 6 - 17 蓝色部分);非牵引组在治疗前、治疗后 6 个月和 12 个月的峰值压力比分别为(0.59±0.37)、(0.67±0.44)和(0.66±0.42)(见图 6 - 17 红色区域)。牵引组和非牵引组初次的 heel/forefoot ratio 没有显著性差异($F_1$,93=1.44,$p=$ 0.43),但在治疗后 6 个月和 12 个月峰值压力比指标组间均具有显著性差异($p<0.001$, $p<0.001$)。这说明加入牵引治疗和不加入牵引治疗对矫正结果是有明显的影响;对于非牵引组,治疗 6 个月和 12 个月之后,其峰值压力比值较初次没有显著性差异($p=0.119$ 和 $p=$ 0.151),这说明单纯使用 AFO 矫形鞋,经过 6 个月和 12 个月的矫正治疗,峰值压力比指标没有显著改变,即尖足并没有显著的改善;而对于牵引组,经过 6 个月和 12 个月的矫正治疗,峰值压力比指标较初次均有显著性改变($p<0.001$, $p<0.001$),这说明牵引治疗对于改善尖足状态具有长期效应。在 12 个月的牵引治疗后,牵引组的峰值压力比已经接近 TD 组的正常值范围,这在一定程度上反映了通过牵引组的治疗效果可以接近正常水平,对于治疗尖足畸形有积极的作用。

该研究还分析了年龄、肌张力等级对尖足矫正效果的影响。研究结果发现牵引治疗对

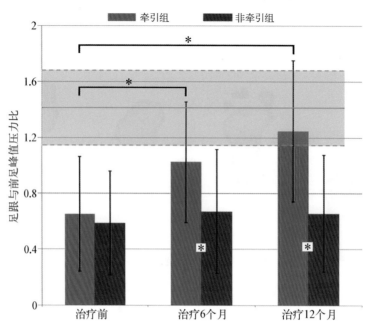

图 6 - 17 TD组、牵引组和非牵引组治疗前与治疗后 6 个月、12 个月足跟与前足峰值压力比

**Figure 6 - 17** Changes in heel/forefoot ratio between stretching and without stretching groups corrections before and after 6-month and 12-month treatments

2~10 岁的儿童矫正效果较为显著,而对 10~12 岁的儿童改善效果不明显,且对不同肌张力等级的儿童,牵引治疗均有积极的作用;研究还对比了单纯使用 AFO 矫形器和搭配使用牵引矫形器和 AFO 矫形器的长期矫正效果,发现单纯使用 AFO 矫形器的长期效应不明显,但配合牵引治疗后,对尖足的改善程度较为显著。该研究基于临床矫正工作和实际的病例基础之上,结果对实际的临床矫正工作提供了新的思路和依据。但在该研究中,没有纳入重度痉挛的患者,所以对于重度尖足痉挛的患者使用牵引矫形鞋治疗的效果还有待进一步的研究考证。

## 6.3.4 展望

脑瘫儿童尖足畸形在我国医院门诊患者中占有重要的比例,是我国小儿外科工作者的主要临床任务之一。尽管目前对尖足畸形的评价手段和矫正方式已经能够对足部畸形做出较为科学的评价和治疗,但是从生物力学角度对足部畸形和矫正过程中载荷变化情况的判断标准还未能统一。人体足部复杂的骨骼、关节和软组织结构的相互关系是儿童足部畸形产生的原因,不同的生物力学加载方式和加载部位,都会对尖足畸形矫正结果产生影响。从生物力学的角度研究矫正力足部不同部位进行不同方式的定量化加载,将会是今后研究的目标。同时,通过真实的临床病例随访方法对矫正效果进行科学的归纳、总结和分析,将会对临床实际应用产生重要的价值。我们相信,随着成像技术、扫描技术、生物材料技术等高科技含量技术的不断发展和完善,对脑瘫儿童足部畸形的完全矫治指日可待。

(陈薇 任韦燕 范晓娅 蒲放 樊瑜波)

# 参 考 文 献

[ 1 ] 唐强,张安仁.临床康复学[M].北京:人民卫生出版社,2012.

[ 2 ] Agarwal A, Verma I. Cerebral palsy in children: An overview[J]. Journal of Clinical Orthopaedics & Trauma, 2012. 3(2): 77.

[ 3 ] 祁岩超,刘振寰.小儿脑瘫的治疗现状与展望[J].中国实用神经疾病杂志,2006,9(1):102 - 105.

[ 4 ] Graham H K and Selber P. Musculoskeletal aspects of cerebral palsy[J]. Journal of Bone & Joint Surgery British Volume, 2003, 85(2): 157 - 166.

[ 5 ] 陈薇.儿童足踝畸形矫形器矫治的生物力学研究[D].北京:北京航空航天大学,2016.

[ 6 ] Guo J C, Wang L Z, Mo Z J, et al. Biomechanical behavior of valgus foot in children with cerebral palsy: A comparative study[J]. Journal of Biomechanics, 2015, 48(12): 3170 - 3177.

[ 7 ] 朱文锋,黄碧群,周萍,等.运用评定量表法开展中医研究[J].中国中医药信息杂志,2006,13(9): 8 - 9.

[ 8 ] Wood E and Rosenbaum P. The gross motor function classification system for cerebral palsy: a study of reliability and stability over time[J]. Developmental Medicine and Child Neurology, 2000, 42(5): 292 - 296.

[ 9 ] Pandyan A D. A review of the properties and limitations of the Ashworth and modified Ashworth Scales as measures of spasticity[J]. Clinical Rehabilitation, 1999, 13(5): 373 - 383.

[10] Yam W K L and Leung M S M. Interrater reliability of Modified Ashworth Scale and Modified Tardieu Scale in children with spastic cerebral palsy[J]. Journal of Child Neurology, 2006, 21(12): 1031 - 1035.

[11] Bourelle S, Cottalorda J, Gautheron V, et al. Extra-articular subtalar arthrodesis —— A long-term follow-up in patients with cerebral palsy[J]. Journal of Bone and Joint Surgery-British Volume, 2004, 86B(5): 737 - 742.

[12] Kadhim M, Holmes L, Miller F. Correlation of radiographic and pedobarograph measurements in planovalgus foot deformity[J]. Gait & Posture, 2012, 36(2): 177 - 181.

[13] 孙普庆.功能性不稳踝关节动作反应时的研究[D].苏州:苏州大学,2012.

[14] Leidinger B, Heyse T J, Winkelmann S F, et al. Grice-green procedure for severe hindfoot valgus in ambulatory patients with cerebral palsy[J]. Journal of Foot & Ankle Surgery, 2011, 50(2): 190 - 196.

[15] Lamm B M, Mendicino R W, Catanzariti A R, et al. Static rearfoot alignment-A comparison of clinical and radiographic measures[J]. Journal of the American Podiatric Medical Association, 2005, 95(1): 26 - 33.

[16] Billis E, Kapodistrias C, Billis E, et al. Assessment of foot posture: Correlation between different clinical techniques[J]. The Foot, 2007, 17(2): 65 - 72.

[17] 梁成军.足底压力测量在步态分析及病理足评估中的应用[J].中国组织工程研究与临床康复,2007,11(40): 8149 - 8152.

[18] Evans D. Calcaneo-valgus deformity[J]. Journal of Bone & Joint Surgery, British Volume, 1975, 57 (3): 270 - 278.

[19] Falso M, Fiaschi A, Manganotti P. Pedobarometric evaluation of equinus foot disorder after injection of botulinum toxin A in children with cerebral palsy: a pilot study[J]. Developmental Medicine and Child Neurology, 2005, 47 (6): 396 - 402.

[20] Gefen A, Ravid M M, Itzchak Y, et al. Biomechanical analysis of the three-dimensional foot structure during gait: a basic tool for clinical applications[J]. Journal of Biomechanical Engineering, 2000, 122(122): 630 - 639.

[21] Chen W P, Tang F T, Ju C W. Stress distribution of the foot during mid-stance to push-off in barefoot gait: A 3 - D finite element analysis[J]. Clinical Biomechanics, 2001, 16(7): 614 - 620.

[22] Cheung J, Zhang M, Fan Y. Three-dimensional finite element analysis of the foot during standing-a material sensitivity study[J]. Journal of Biomechanics, 2005, 38(5): 1045 - 1054.

[23] Brilakis E, Kaselouris E, Xypnitos F, et al. Effects of foot posture on fifth metatarsal fracture healing: A finite element study[J]. Journal of Foot & Ankle Surgery Official Publication of the American College of Foot & Ankle Surgeons, 2012, 51(6): 720 - 728.

[24] Lemmon D, Shiang T Y, Hashmi A, et al. The effect of insoles in therapeutic footwear—a finite element approach [J]. Journal of Biomechanics, 1997, 30(6): 615 - 620.

[25] Valmassy R L. Clinical biomechanics of the lower extremities[M]. Mosby Inc, 1995.

[26] 刘奕,吴建贤.足外翻脑瘫患儿步行时的足底压力特征[J].安徽医学,2011,32(1): 1 - 4.

[27] Gage J R and Novacheck T F. An update on the treatment of gait problems in cerebral palsy[J]. Journal of Pediatric

Orthopaedics B, 2001, 10(4): 265 - 274.

[28] 朱梅,尚清,张涛. 脑瘫合并足内翻的康复治疗[J]. 中国实用神经疾病杂志,2008, 11(10): 79 - 80.

[29] Bennet G C, Rang M, Jones D. Varus and valgus deformities of the foot in cerebral palsy[J]. Developmental Medicine & Child Neurology, 1982, 24(5): 499 - 503.

[30] Perry J and Hoffer M. Preoperative and postoperative dynamic electromyography as an aid in planning tendon transfers in children with cerebral palsy[J]. J Bone Joint Surg Am, 1977, 59(4): 531 - 537.

[31] Oeffinger D J, Pectol R W, Tylkowski C M. Foot pressure and radiographic outcome measures of lateral column lengthening for pes planovalgus deformity[J]. Gait & Posture, 2000, 12(3): 189 - 195.

[32] Kadhim M, Holmes J L, Church C, et al. Pes planovalgus deformity surgical correction in ambulatory children with cerebral palsy[J]. J Child Orthop, 2012, 6(3): 217 - 227.

[33] Kadhim M, Holmes L, Miller F. Long-term outcome of planovalgus foot surgical correction in children with cerebral palsy[J]. Journal of Foot & Ankle Surgery, 2013, 52(6): 697 - 703.

[34] Fuller E A. Center of pressure and its theoretical relationship to foot pathology[J]. Journal of the American Podiatric Medical Association, 1999, 89(6): 278 - 291.

[35] Putti A B, Arnold G P, Cochrane L, et al. The Pedar in-shoe system: repeatability and normal pressure values[J]. Gait & Posture, 2007, 25(3): 401 - 405.

[36] Manter J T. Movements of the subtalar and transverse tarsal joints[J]. The Anatomical Record, 1941, 80(4): 397 - 410.

[37] Snodgrass S J, Rivett D A, Robertson V J. Manual forces applied during posterior-to-anterior spinal mobilization: A review of the evidence[J]. Journal of Manipulative and Physiological Therapeutics, 2006. 29(4): 316 - 329.

[38] Hawson S T. Physical therapy and rehabilitation of the foot and ankle in the athlete[J]. Clinics in Podiatric Medicine and Surgery, 2011, 28(1): 189.

[39] Bowman G D. New concepts in orthotic management of the adult hyperpronated foot: Preliminary findings[J]. Journal of Prosthetics and Orthotics, 1997, 9(2): 77 - 81.

[40] Payne C, Munteanu S, Miller K. Position of the subtalar joint axis and resistance of the rearfoot to supination[J]. Journal of the American Podiatric Medical Association, 2003, 93(2): 131 - 135.

[41] Chen W, Pu F, Yang Y, et al. Quantitative measurement of subtalar joint passive stiffness in children with cerebral palsy[M]. Springer International Publishing, 2015: 1132 - 1136.

[42] 王志刚,蔡海清,蔡豪祺. 跟骨延长截骨术治疗症状性扁平外翻足[J]. 中华小儿外科杂志,2013, 34(1): 47 - 50.

[43] Mosca V S. Flexible flatfoot in children and adolescents[J]. J Child Orthop, 2010, 4(2): 107 - 121.

[44] Giannini S, Girolami M, Ceccarelli F. The surgical treatment of infantile flat foot: A new expanding endo-orthotic implant[J]. Ital J Orthop Traumatol, 1985, 11(3): 315 - 322.

[45] 武继祥. 假肢与矫形器的临床应用[M]. 北京: 人民卫生出版社,2012.

[46] 赵辉三,刘建军,胡莹媛. 脑瘫患儿常用矫形器及辅助器具[J]. 中国康复理论与实践,2003, 9(4): 214 - 217.

[47] 赵辉三. 假肢与矫形器学[M]. 北京: 华夏出版社,2005.

[48] Israel Z, Blackburn N, Rang M, et al. Muscle growth in normal and spastic mice[J]. Developmental Medicine & Child Neurology, 1984, 26(1): 94 - 99.

[49] Dohle J. The child's foot & ankle[J]. Fuß & Sprunggelenk, 2010, 8(2): 150.

[50] Toro B, Nester C, Farren P. A review of observational gait assessment in clinical practice[J]. Physiotherapy Theory and Practice, 2003, 19(3): 137 - 149.

[51] Anna P T, Bapt G, Walt S E, et al. Reliability and validity of the Observational Gait Scale in children with spastic diplegia[J]. Developmental Medicine & Child Neurology, 2003, 45(01): 4 - 11.

[52] 康宇华. 关节活动范围研究现状[J]. 中国康复医学杂志,2001, 16(1): 57 - 59.

[53] Herd F, Ramanathan A K, Cochrane L A, et al. Foot pressure in clubfoot—the development of an objective assessment tool[J]. Foot (Edinb), 2008, 18(2): 99 - 105.

[54] Pu F, Fan X Y, Yang Y, et al. Feedback system based on plantar pressure for monitoring toe-walking strides in children with cerebral palsy[J]. American Journal of Physical Medicine & Rehabilitation, 2014, 93(93): 122 - 129.

[55] Bennett D, Walsh M, Sullivan R, et al. Use of a dynamic foot pressure index to monitor the effects of treatment for equinus gait in children with cerebral palsy[J]. Journal of Pediatric Orthopaedics, 2007, 27(3): 288 - 294.

[56] 孙嘉利,唐丹,钟世镇. 三维步态分析的研究与应用. 中国组织工程研究与临床康复[J]. 2007, 11(5): 944 - 948.

[57] Sutherland D H. The evolution of clinical gait analysis part 1: kinesiological EMG[J]. Gait & posture, 2001, 14

（1）：61-70.

［58］Cimolin V and Galli M. Summary measures for clinical gait analysis：a literature review［J］. Gait & Posture, 2014, 39(4)：1005-1010.

［59］Kalen V，Adler N，Bleck E. Electromyography of idiopathic toe walking［J］. Journal of Pediatric Orthopaedics, 1986, 6(1)：31-33.

［60］Giannoudis P V. Practical procedures in elective orthopaedic surgery：Pelvis and lower extremity［M］. Springer Science & Business Media, 2011.

［61］Rattey T E，Leahey L，Hyndman J，et al. Recurrence after Achilles tendon lengthening in cerebral palsy［J］. Journal of Pediatric Orthopedics, 1992, 13(2)：184-187.

［62］Cosgrove A，Corry I，Graham H. Botulinum toxin in the management of the lower limb in cerebral palsy［J］. Developmental Medicine & Child Neurology, 1994, 36(5)：386-396.

［63］崔寿昌. 脑瘫康复中的外科矫形治疗［J］. 中国康复理论与实践, 2001, 3：21.

［64］王世杰，崔志强，殷天樵，等. 周围神经缩窄术在治疗脑瘫痉挛肢体中的应用［J］. 中华神经外科杂志, 2006, 22(5)：293-295.

［65］Mertens P. Neurosurgery for spasticity, in Practical Handbook of Neurosurgery［J］. Springer, 2009：1480-1501.

［66］Rasool M N. Hematogenous osteomyelitis of the calcaneus in children［J］. Journal of Pediatric Orthopaedics, 2001, 21(6)：738-743.

［67］任世光. 按摩治疗脑瘫痉挛及拮抗肌群的手法［J］. 中国康复理论与实践, 2004, 10(12)：798-799.

［68］Pin T and Chan M. The effectiveness of passive stretching in children with cerebral palsy［J］. Developmental Medicine & Child Neurology, 2006, 48(10)：855-862.

［69］Heng Z，Ning W Y，Miriam H，et al. Changes of calf muscle-tendon biomechanical properties induced by passive-stretching and active-movement training in children with cerebral palsy［J］. Journal of Applied Physiology, 2011, 111(2)：435-442.

［70］Maas J C，Dallmeijer A J，Huijing P A，et al. Splint：the efficacy of orthotic management in rest to prevent equinus in children with cerebral palsy, a randomised controlled trial［J］. Bmc Pediatrics, 2012, 12(4)：38.

［71］Zhang L Q，Chung S G，Bai Z，et al. Intelligent stretching of ankle joints with contracture/spasticity［J］. IEEE Transactions on Neural Systems & Rehabilitation Engineering A Publication of the IEEE Engineering in Medicine & Biology Society, 2002, 10(3)：149-157.

［72］Chu T M，Reddy N P，Padovan J. Three-dimensional finite element stress analysis of the polypropylene, ankle-foot orthosis：static analysis［J］. Med Eng Phys, 1995, 17(5)：372-379.

［73］Dursun E，Dursun N，Alican D. Ankle-foot orthoses：effect on gait in children with cerebral palsy［J］. Disability and Rehabilitation, 2002, 24(7)：345-347.

［74］Lam W K，Leong J C，Li Y H，et al. Biomechanical and electromyographic evaluation of ankle foot orthosis and dynamic ankle foot orthosis in spastic cerebral palsy［J］. Gait Posture, 2005, 22(3)：189-197.

［75］Desai L，Oprescu F，Dimeo A，et al. Bracing in the treatment of children with clubfoot：past, present, and future ［J］. Iowa Orthop J, 2010, 30(1)：15-23.

［76］Tardieu C，Lespargot A，Tabary C. For how long must the soleus muscle be stretched each day to prevent contracture? ［J］. Developmental Medicine & Child Neurology, 1988, 30(1)：8.

［77］Autti R I，Suoranta J，Anttila H，et al. Effectiveness of upper and lower limb casting and orthoses in children with cerebral palsy—An overview of review articles［J］. American Journal of Physical Medicine & Rehabilitation, 2006, 85(1)：89-103.

［78］Morris C. A review of the efficacy of lower-limb orthoses used for cerebral palsy［J］. Developmental Medicine and Child Neurology, 2002, 44(3)：205-211.

［79］Wiart L，Darrah J，Kembhavi G. Stretching with children with cerebral palsy：what do we know and where are we going? ［J］. Pediatric Physical Therapy, 2008, 20(2)：173-178.

［80］Lardner R. Stretching and flexibility：its importance in rehabilitation［J］. Journal of Bodywork and Movement Therapies, 2001, 5(4)：254-263.

［81］Tremblay F，Malouin F，Richards C L，et al. Effects of prolonged muscle stretch on reflex and voluntary muscle activations in children with spastic cerebral palsy［J］. Scand J Rehabil Med, 1990, 22(4)：171-80.

［82］Bovend T J，Newman M，Barker K，et al. The effects of stretching in spasticity：a systematic review［J］. Archives of Physical Medicine and Rehabilitation, 2008, 89(7)：1395-1406.

# 7  糖尿病足康复治疗的生物力学

糖尿病足（diabetic foot，DF）是指糖尿病患者由于合并神经病变及各种不同程度的下肢血管病变而导致的下肢感染、溃疡形成和（或）深部组织的破坏（摘自 1999 年世界卫生组织（WHO）报告）[1]。

据相关统计，截止到 2016 年，全球糖尿病的发病人数高达 4.15 亿人，患病率为 8.8%，预计在 2040 年全球糖尿病患者人数可能会达到 6.42 亿人，患病率 10.4%[2]。作为糖尿病最严重的并发症之一，糖尿病足具有复发率高、致残率高、治疗成本高等危害。糖尿病足溃疡相关的预后非常差，超过 50% 患者会出现溃疡复发状况，超过 24% 合并神经病变的糖尿病患者最终会导致截肢，严重影响和降低患者的生活质量[3,4]。

我国糖尿病患病人数很多，因而患者的足部护理问题也很普遍。调查结果显示，我国单发性足溃疡及坏疽患者患病率为 57.3%，Wagner 1 级或 2 级溃疡率为 63.2%。其中，合并坏疽患病率为 28.8%，干性坏疽患病率为 49.1%，混合型溃疡为 60.4%[5]。目前，我国针对糖尿病患者的足部科室及截肢治疗计划尚不完善，但针对糖尿病足的治疗和护理逐步被重视，开展相关糖尿病足发生机制和防护措施的相关研究至关重要。

## 7.1  糖尿病足的病因学及临床评估

### 7.1.1  糖尿病足的发病机制

造成糖尿病患者足部发生溃疡感染的原因有很多，主要包括病理性因素和外界因素。病理性因素包括神经病变、局部缺血及感染。外界因素包括生物力学因素和其他相关因素。

1）神经病变

神经病变是糖尿病患者常见的并发症之一，包括运动神经病变、自主神经病变以及感觉神经病变 3 种类型。

运动神经病变对足部的影响：患者足部内肌群因缺少神经供应，导致长屈肌和伸肌肌腱作用不平衡。50% 的糖尿病患者会出现由于下肢屈肌收缩力较大产生的足弓过高和脚趾畸形现象。脚趾过伸合并下陷的跖趾关节，会迫使患者跖骨头进一步塌陷而更加突出。由于脚趾过伸造成的远侧跖骨脂肪垫移位，进一步降低了足部脂肪组织对跖骨头的天然缓冲作用。这些机械变化增加了患者的足底压力，从而诱发胼胝及潜在的皮肤损伤。丧失内肌群引发的足端间隙并远端足骨连接扰乱，导致糖尿病足患者的脚比正常脚更宽、更厚[6]。

自主神经病变对足部的影响：糖尿病患者的自主神经功能紊乱导致汗腺和脂腺功能损失。由自主神经病变导致的无汗症会导致足部皮肤干燥，而干裂的皮肤很容易受到细菌侵袭。此外，下肢周围交感神经血管张力损伤，会破坏毛细管基底膜，增加了远端动脉血流和血压，可能会导致外周水肿。从而增加溃疡的可能性[6]。

感觉神经病变对足部的影响：相比运动神经病变和自主神经病变，保护性感知丧失的神经病变所造成的足部损伤会更大。通常情况下，如果足部出现裂缝或水泡，或者骨结构改变，患者会感到不适并采取适当的措施纠正。而对于伴有感觉神经病变的糖尿病患者，其保护性感知能力减弱甚至消失，使其不能感受到行走过程中的不适感，从而导致溃疡不断深化[6]。

2）局部缺血

导致糖尿病患者足部溃疡的另一个潜在因素是周围血管疾病。不合并实质性神经病变的缺血性溃疡大约占足部溃疡的15%～20%，混合神经-血管性病变的溃疡占15%～20%。总体上，下肢的动脉粥样硬化在糖尿病患者中发生的概率至少是非糖尿病群体发病率的2～3倍，多发生在小腿的胫骨和腓骨动脉上。

此外，自主神经失调会减弱正常站立位时腿部远端血管的收缩能力，导致由于重力作用诱发的腔内血液流动和压力增加。减弱的血管收缩能力进一步降低血管对收缩压的扩张能力。高血流量和减少的血管壁运动会使得小腿动脉易形成斑块[6]。

3）感染

足部感染是指两处或更多的典型炎症或化脓病变特征，是糖尿病患者足部病变的一个常见并且严重的问题[7]。

大多数糖尿病足感染是由多微生物侵犯造成的，氧革兰阳性球菌和葡萄球菌是最常见的致病微生物。通常采用初步的抗生素治疗方法，如果有分泌物检验结果，则应该使用有针对性的抗生素治疗方法。

感染可被分为轻度、中度和重度。轻度感染：浅表皮肤感染，或有限尺寸和深度的感染；中度感染：更深或更广泛的感染；重度感染：伴有全身症状或者代谢脓毒症。对于轻度和中度的感染，一般1～2周的治疗是有效的。更严重的软组织感染可能需要长达4周的治疗。骨髓炎需要接受长期治疗，相比创面分泌物培养，依据骨培养的抗生素治疗方法可能会取得更好的结果。临床上通常利用X线片和核磁共振成像扫描（MRI）进行测试。未感染的皮肤伤口不需要用抗生素治疗。对于尚未痊愈的伤口，如果全身反应和感染症状消失，一般可以终止抗生素治疗[8]。

4）生物力学因素

一般认为糖尿病患者足底压力分布异常是造成溃疡发生、恶化的重要原因之一。特别是对于感觉神经病变和血管病变的糖尿病患者而言，足部保护性感觉功能丧失和足组织血流供应不足会进一步改变足底压力分布模式，并加剧压力集中区域的应力大小。糖尿病患者未能及时改变这种异常的压力模式，从而使足部某些区域长时间受到很高的压力，因而使得足部组织受到创伤。足部由于长期受压造成的皮肤角化过度而形成胼胝,胼胝区域会进一步增加压力,形成恶性循环,这是足部溃疡的主要因素之一。同时,不合适的鞋子和足部畸形也是导致足部溃疡恶化常见的生物力学因素。过大的鞋子会增加患者行走时足部的剪切力,尺寸太小(太窄、太短、内包头太低)的鞋子会对足组织造成挤压,这些因素都会导致足部出现红疹、水泡和胼胝[9]。

5) 其他相关因素

许多研究发现吸烟、血糖控制水平、糖尿病足教育水平等环境因素也是足溃疡发生的影响因素。环境因素既可以加速,也可以减速溃疡病变。与不吸烟的糖尿病患者相比,吸烟的糖尿病患者发生如动脉粥样硬化、脑卒中、心肌梗死、下肢脉管炎等大血管病变和足坏死的危险性大大增加。其他因素如糖尿病病程、足畸形、溃疡史、截肢史都是加速足溃疡发生的因素[10]。

## 7.1.2 糖尿病足的临床检查方法及分级标准

糖尿病足患者的足部检查对于评定足部损伤等级、制订治疗方案、评估溃疡风险十分重要。通过临床检查对糖尿病足进行症状分级,有助于提出更有效的治疗手段。

1) 临床检查方法

临床检查方法主要包括询问病史和足部检查。

询问病史是糖尿病足溃疡危险等级评估中一个重要的部分。病史的关键部分包括是否有溃疡史或截肢史,是否有神经病变、血管病变或视觉损伤症状,是否接受过肾脏移植治疗。这里,是否吸烟也是需要关注的因素,有研究发现,吸烟不仅是血管疾病的危险因素,还可能导致患者发生神经疾病[11]。

仅基于病史询问并不能对足部溃疡的危险因素做出全面的评估,还需要对患者进行详细的足部检查。

临床足部检测主要包括:皮肤病评估、肌肉骨骼评估、神经病变测定、血管病变评估及足底压力检测5个方面。

皮肤病评估主要是对足部溃疡、趾间异常红疹和全身的皮肤状况进行检查,需特别注意胼胝(尤其是伴有出血)、趾甲营养不良或甲沟炎等症状。另外,如果足部病灶区域与身体其他部位如有明显温度差异,可能提示血管疾病或者溃疡的发生[11]。

肌肉骨骼评估是指对糖尿病患者足部严重畸形的评估。如对僵硬畸形、前脚畸形、夏柯氏关节病等足部畸形进行检查[11]。

神经病变测定可通过10 g尼龙单丝触觉检查、128 Hz音叉或振动阈值感觉检查、针刺痛觉检查以及踝反射检查等方法进行评估[11](见图7-1)。

血管病变评估主要通过胫后肌和足背动脉脉搏的触诊,以及踝肱压力指数(ABI)测试来鉴定(见图7-2)。如果糖尿病患者有血管病变或者在筛查足部检测中无脉搏现象,则应做踝肱压力指数(ankle brachial index,ABI)测试[11]。美国糖尿病外周动脉病变协会建议50岁以上的糖尿病患者每隔5年进行一次ABI测试[12]。由于动脉中层钙化导致动脉臂弹性降低且不能提高踝部收缩压,使得ABI测试在糖尿病患者检查中可能会出现误诊。如果

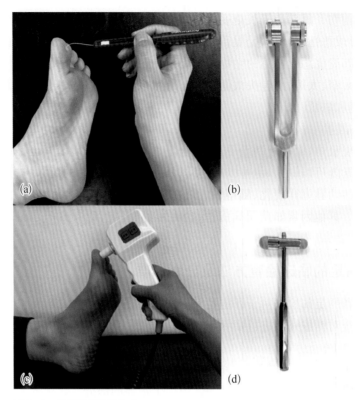

图 7 - 1　神经病变测定方式
(a) 10 g 尼龙单丝触觉检查；(b) 128 Hz 音叉；(c) 震动感觉阈值检测仪；(d)
叩诊锤
**Figure 7 - 1**　Diagnosis of diabetic neuropathy

腓肠或踝处动脉血管不可压缩(ABI 大于 1.3)，则需要补充检测心脏动脉收缩压或经皮氧分压。经皮氧分压越高，溃疡风险越低。

　　足底压力检测包括赤足足底压力测量和鞋垫内足压测量，但不同品牌的压力测量结果差异较大，不宜进行比较。目前还没有可以普遍被接受的、已证实的与足部溃疡风险相关的足底压力水平。在使用 EMED 压力平台系统的个案对照研究表明，70 N/cm$^2$ 赤足动态压强峰值测试的敏感度为 70%，特异性为 65.1%；87.5 N/cm$^2$ 的敏感度为 64%，特异性为 46%，阳性预测值为 17%，阴性预测值为 90%[13]。

　　2) 分级标准

　　糖尿病足的临床表现多种多样，依据糖尿病足部溃疡、感染的面积和深度，提出不同类型的分级方法。较常用的两种方法分别是 Wanger 分级法和 Texas 法。

　　Wanger 法是目前最被广泛使用和接受的糖尿病足严重程度分级法，主要是根据溃疡渗透和组织坏死程度来进行分级[15]，主要分为 6 个等级：

　　0 级：没有开放的病灶，可能有畸形或蜂窝织炎；1 级：浅表糖尿病性溃疡(部分或全部厚度)；2 级：溃疡延伸到韧带、肌腱、关节囊或深筋膜，无脓肿或骨髓炎；3 级：深溃疡脓肿，骨髓炎或关节败血症；4 级：前掌或脚跟部分出现坏疽；5 级：整只脚出现广泛的坏疽。

　　Wanger 分级法的缺点在于它没有考虑两个很重要的方面：局部缺血和感染。

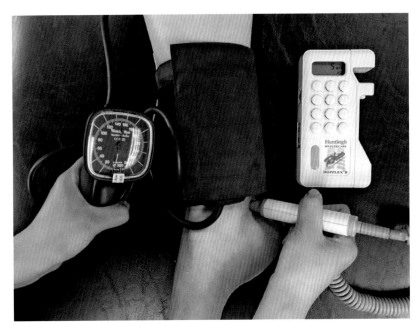

图 7 - 2　ABI 检测仪及检查示意图

**Figure 7 - 2**　ABI examination

　　Texas 法用于评估糖尿病足与下肢溃疡的程度。根据病变溃疡深度、感觉神经病变、血液供应不足和感染等情况制订了针对糖尿病足的评估标准。

　　0 级：即将要发生溃疡或者患有溃疡史的位置；1 级：浅表受损没有涉及腱、囊或骨；2级：损伤涉及腱、囊；3 级：损伤涉及骨头或者关节。

　　在每一个受损的等级中又分为 4 个阶段：① 上皮生长创伤；② 非缺血性感染的伤口；③ 局部缺血未受感染的伤口；④ 局部缺血和感染的伤口。这个分类系统在治疗和截肢方面要优于 Wanger 法分类系统[15]。

## 7.2　糖尿病足的生物力学因素及评价方法

　　对于伴有自主神经病变和运动神经病变的糖尿病患者，其神经支配与调节功能异常会引起足部骨骼结构畸形、踝关节和跖趾关节活动受限等症状，进而会导致患者步态异常以及足底压力负重集中。对于伴有感觉神经病变的糖尿病患者，由于足部皮肤长期受到长时间或反复的较大的机械应力，使得其足底组织的生物特性发生改变而易引发创伤。神经病变及血管病变等病理因素还会导致患者足部的血流微循环响应异常，对外部机械压力的保护性机制损伤，不利于组织供养和伤口愈合。同时，当人体足部外界机械压力异常合并组织特性病变时，足组织内部应力会出现异常增高的现象，直接影响足部组织发生病变。

　　因而，通过分析糖尿病患者的足部几何结构异常、组织特性病变、微循环响应能力及内部应力变化等因素,有助于阐明造成足溃疡的生物力学机制,提出积极的预防措施,对于延缓足溃疡的发生及伤口痊愈有重要作用。

### 7.2.1 足部骨骼畸形及关节活动受限

由于糖尿病患者足部形态学结构以及组织特性发生改变,通常会引发足底压力分布样式的改变。

1) 糖尿病患者足底压力特征

多项研究报道,随着糖尿病患者并发症增多,其足底压力有升高的趋势。伴有感觉神经病变且有溃疡史的糖尿病患者足底压力峰值最高,其次是仅伴有感觉神经病变的糖尿病患者,再次为糖尿病患者,非糖尿病人群的足底压力最低[16-19]。Yang 等人对 649 名糖尿病人群和 808 名非糖尿病人群的赤足步态进行测量,发现糖尿病患者组的足底最大压力、压强/压力-时间积分均显著高于非糖尿病组,且糖尿病患者和非糖尿病人群的足底压力分布样式不同[20]。

多个实验表明,糖尿病患者前足拥有更高的足底压力[21]。Caselli 等的研究指出,对于伴有严重神经病变的糖尿病患者,其前足足底压强峰值是后足足底压强峰值的 2~3 倍,同时,是中度神经病变糖尿病患者前足足底压强峰值的 1~3 倍[22]。

除此之外,足部畸形也是影响足底压力的重要因素。Mueller 等指出,患有足趾畸形的神经病变糖尿病患者要比非糖尿病人群的足底压力峰值更高[23]。Guiotto 等指出,糖尿病患者的形态学改变可以改变患者的运动学和足底压力特征[24]。

2) 糖尿病患者足底压力评估的常用参数

糖尿病患者的异常步态通常通过足底压力传感器测量足底压力、步态时-空参数来研究。评价足底压力的参数有足底压强峰值、前-后足压强峰值比、峰值压强梯度、压力-时间积分、剪切力等。常用的评估步态力学指标如下:

足底压强峰值是指足底某区域足底压强的最大值。它是造成皮肤损伤,特别是在某个特定区域反复作用时的重要贡献因素,被很多研究者用于评估足溃疡风险的指标。Frykberg 等提出足溃疡发生的压力阈值为 40 N/cm²[25]。Lavery 等提出足溃疡发生的足底压强峰值最佳截点是 87.5 N/cm²[26]。Owings 等测量了有溃疡史并且溃疡痊愈超过 90 天的糖尿病患者足底鞋内压力峰值,得出针对糖尿病患者的鞋内安全压强峰值阈值为 207 kPa 的结论[27]。这一阈值指标被一些研究用作评估糖尿病治疗鞋卸载成功的指标。然而,Lavery 等通过对糖尿病患者的足底压力和溃疡发病率进行 2 年的跟踪,发现 1 666 例糖尿病患者,仅 263 例足压异常患者发展为溃疡,指出足底压强峰值并不能很好地预测糖尿病患者是否发生足溃疡[26]。

前足-后足压强峰值比是指前足压强峰值与后足压强峰值的比值。有研究者提出利用前足-后足压强峰值比作为预测足溃疡的压力指标。Caselli 等对伴有神经病变的糖尿病患者进行 30 个月的跟踪,发现患者的前后足底压强数值均升高,但只有严重的神经病变糖尿病患者的前足-后足压强峰值比显著升高[22]。这说明足底负重失衡或压强分布不均是导致严重神经病变糖尿病患者足溃疡的因素。同时,该研究指出赤足压强峰值前/后足比>2 或者足底压强峰值大于 588.42 kPa 时，可预测足溃疡的发生。

最大压强梯度定义为在足底压强峰值区域周围足底压力的最大空间变化。最大的峰值压强梯度意味着在最大压强峰值周围区域压强的最大变化。也可以通过减去 PPP 周围每个节点的压强，再除以节点到中心点之间的距离来计算。有研究报道称患有溃疡史的神经病变糖尿病患者的前足平均最大压强梯度相当于后足的 143%，而足底压强峰值只相当于后足的 36%。同时，最大压强梯度的前/后足比例是足底压强峰值前/后足比例的近 2 倍。因而，最大压强梯度可以反映软组织的高应力聚集点，可能会是比足底压强峰值更好预测皮肤创伤的指标[28]。

压强-时间积分体现了载荷对足底某个特定点的累积作用。虽然足底压强峰值、前/后足压强比例、最大压强梯度可用于预测组织损伤，但这些指标不能反映出足底组织受到的累积压强或者总负重。Zimny 等发现神经病变糖尿病患者踝关节和第一跖趾的关节活动受限程度与其较高的压强-时间积分显著相关[29]。

日常累积应力为平均日常步数与压强-时间积分的乘积。此参数体现了被试者在一定时间段内足部受到的应力累计值[31]。Mueller 等的研究指出，虽然有溃疡史的糖尿病患者由日常活动诱发的足底累积应力要显著小于非糖尿病人群，但其足底组织依然更易发生损伤、溃疡[30]。

剪切力对组织的损伤作用非常大，可用于预测足组织损伤和皮肤损伤，分为表面剪切应力和皮下剪切应力，测量难度大[31]。表面剪切应力由 2 个部分组成，包括纵向或前后方向，以及横向或内外方向。通常通过足压力板测量或鞋内传感器测量。Pollard 等测量了健康人负重时足底垂直方向力以及剪切力，发现赤足情况下第一跖骨头下的剪切力要大于穿鞋时所受的剪切力。同时，结果还发现石膏绷带可以有效减少剪切力，可减少 71%～81% 的纵向剪切力，减少 45%～57% 的横向剪切力，以及减少 35%～62% 的垂直力。皮下剪切应力是指通过足底皮肤表面压力造成的足底组织内部应力。因为是组织内部应力，无法直接测量出应力大小。第 1 种方法是对足部进行有限元建模分析，估测基于足部 3D 模型的软组织应力；第 2 种方法是基于足底的压力分布，通过数学公式来预测足内部应力[32]。两种方法都是基于假定来估测剪切应力。通常假设足底软组织是均匀、各向同性、线弹性的，以及是通过无线平面界定的。

## 7.2.2 基于组织力学特性分析的糖尿病足生物力学研究

在溃疡发生之前，糖尿病患者足底软组织的几何特性和材料特性都会发生改变，通过测量足部组织特性病变程度，有助于评估糖尿病患者溃疡风险以及分析溃疡的发生过程。组织特性的评价包括组织硬度、皮肤厚度及组织弹性模量。

1）足部组织硬度

足底硬度可用于评估足底组织的角质化程度。组织硬度一般通过满足美国材料测试协会（ASTM - D 2240）标准的邵氏硬度计来测量，硬度计所显示的组织硬度的相对邵氏度与施加在样本上压头弹簧的内部负重呈线性关系。测量时，被试者为仰卧姿势，足部垂直地面，足尖朝上。邵氏硬度计垂直压在被测组织表面，通常重复测量 2～5 次，取平均值（见

图 7 - 3）。邵氏硬度计测试硬度单位为°shore,软性材料的邵氏硬度值低,硬材料如木头的硬度值为 100°shore。邵氏硬度计在使用前需校准,不可用在溃疡或坏死组织上。健康人足底硬度一般为 20°shore,糖尿病患者足底硬度为 20～60°shore[33,34]。Periyasamy 等提出,对于糖尿病患者而言,足底邵氏硬度 30～40°shore 并结合保护性感知缺失,易引发足溃疡;邵氏硬度大于 35°shore,将预示足溃疡风险[35]。

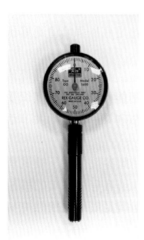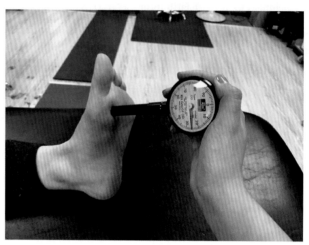

**图 7 - 3** 人体组织硬度计及测量示意图
**Figure 7 - 3** Hardness of foot tissue measured by durometer

对于神经病变糖尿病患者而言,由于病理因素造成足部脂肪垫萎缩,对负重压力的缓冲能力降低,组织更易损伤,导致该区域硬度增大。因而,一些研究结果发现,糖尿病患者的神经病变程度与足底硬度呈正相关关系。Piaggesi 等对 36 名伴有神经病变糖尿病患者、36 名无神经病变糖尿病患者及 36 名健康人足底的振动阈值和硬度进行测量,发现神经病变糖尿病患者的足底硬度与震动阈值之间有显著相关性[36]。Periyasamy 等也发现伴有神经病变糖尿病患者的足底硬度要比无神经病变糖尿病患者高 20%～35%[37]。

足底高硬度区域的压力值通常也较其他区域高。Charanya 等的研究结果发现,足底相同区域下,邵氏硬度为 30～40°shore 的足部比邵氏硬度为 20～30°shore 的足部功率比高出 1.2～2.5 倍,预示着当合并感知缺失时,脚底硬度越大,足底压力越高,越易溃疡[33]。Thomas 等也发现糖尿病患者足底硬度越高,该区域的功率比值越大。同时该研究指出,对于神经病变足部溃疡周围硬度较大的区域,功率比值越大,皮肤也相对较厚[38]。Periyasamy 等调查了印度的 2 型糖尿病患者足底硬度和限制性关节灵活度之间的关系。调查结果发现,伴有神经病变糖尿病患者足底组织硬度增加,足部关节活动度降低,患者足背屈/跖屈、第一跖趾关节的活动度与硬度相关。这说明,对于神经病变糖尿病患者而言,由于其足压升高造成的硬度增加会使关节活动度进一步降低,而限制性关节活动度和增加的足底硬度易造成足底溃疡[35]。

2）足部组织厚度

足底厚度通常使用超声传感器来测量。测量时,保证被测区域不受力,利用 7.5 MHz

线性阵列换能器的 B‐mode 超声换能器测量从皮肤到骨之间的软组织厚度。应测量 3 次取均值,保证变异在 1% 之内。糖尿病患者足底软组织厚度要小于健康人[33,39]。

Charanya 等指出,糖尿病人群足底软组织厚度与足底压力呈负相关[33]。然而,该研究也提到,无溃疡的糖尿病人群足底组织较薄;而针对有溃疡人群,由于初期异常机械力刺激下产生的自身保护机制,导致其足底组织增厚。皮肤最早的微循环损伤也可能表现为水肿,影响足部皮肤厚度,间质水肿会阻碍氧扩散到皮肤中,还会影响人体组织对机械压力的响应。Chao 等探究足部患有水肿的糖尿病人群水肿处表皮厚度和水肿下方皮肤厚度的特征,发现水肿处下表皮厚度与足底皮肤表皮厚度呈负相关,伴有神经病变且有溃疡史的糖尿病患者足部的水肿下方皮肤厚度增加,导致表皮厚度减小,更易损坏皮肤[40]。

3) 足底组织弹性模量

弹性模量用于评估组织对应力作用下的形变能力。可利用组织超声测量系统(tissue ultrasound palpation system,TUPS)获取目标软组织区域的力学‐变形响应模型,以计算组织的杨氏模量、初始模量和非线性模量。TUPS 包含一个半径为 4.5 mm、内置力传感器的 5 MHz A‐mode 超声头。测量前,要求受试者仰卧位平躺,并对目标组织垂直施加少于 0.5 N 的压力。测量时,对测量组织区域施加 5 N 或者更小的力,致使压头使组织达到 30% 的变形。每个加载周期为 2~5 s,加载总时长为 45 s(见图 7‐4)。除此之外,目前也有直接显示人体组织弹性模量的超声设备(见图 7‐5),可直接反映目标测量组织的软硬程度[41]。

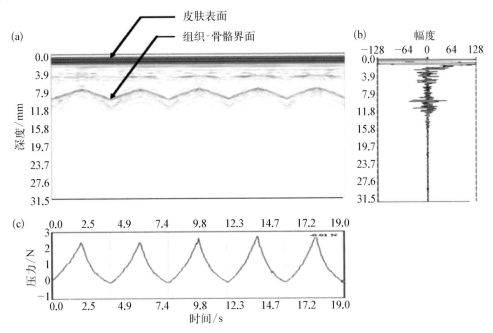

图 7‐4 TUPS 测量软组织弹性模量示意图[41]

(a) M‐mode 超声信号,第一回声(0~3.9 mm)是指超声换能器与皮肤界面之间结构,第二回声(7.9~11.8 mm)是指组织‐骨之间结构,组织厚度通过第一、二回声之间的距离计算;(b) 组织‐骨界面反射回的超声信号;(c) 施加周期载荷的时间序列

**Figure 7‐4** An example of indentation data obtained by the TUPS

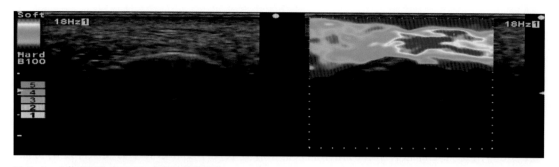

**图 7 - 5** 人体足跟的 B - mode 和弹性模量图像

**Figure 7 - 5** B-mode image and elasticity image of heel pad

Jan 等对 7 名伴周围神经病变的 2 型糖尿病患者和 6 名健康人足底第一跖骨区域足底软组织的力-变形关系及行走时的足底压力进行测量,通过比较和分析糖尿病和非糖尿病人群的软组织黏弹性特性、足底压力的差异及其之间的关系,以解释足底软组织生物力学特性与糖尿病足溃疡之间的关系。该研究发现,糖尿病患者足组织的杨氏模量和初始准线性黏弹性显著比非糖尿病患者较大(见图 7 - 6),且足底压力梯度与组织的生物力学特性显著相关。此研究说明,糖尿病患者足底软组织的黏弹性大,可能导致该区域的足底压力峰值及足底压力梯度也较大,因而发生足溃疡的概率更大[41]。

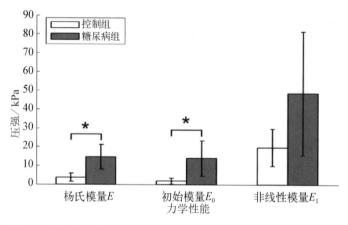

**图 7 - 6** 糖尿病患者和健康人杨氏模量 $E$、初始模量 $E_0$ 和非线性模量 $E_1$ 的比较( * 表示 $p < 0.05$)[41]

**Figure 7 - 6** A comparison of the effective Young's modulus $E$, initial modulus $E_0$ and nonlinear modulus $E_1$ in the diabetic and non-diabetic groups

### 7.2.3 基于足部微循环的糖尿病足生物力学研究

皮肤血流量可以为组织提供营养,清除废物,为维持皮肤健康起到重要作用[42]。神经病变和血管病变均会造成人体微循环血流量调节异常。同时,异常足底压力也会影响微血管内压异常,增加足部溃疡风险。当人体足部受到压力刺激时,足部微血管出现暂时性的血流降低,之后会通过反应性充血响应对组织进行补偿。而对于糖尿病患者而言,由于其足部血流微循环受损,导致足部组织在受到外界压力时血流充血响应异常,不利于皮肤组织供氧以及创伤痊愈[43]。因而,血流对外部机械应力的响应常被用于评估微循环功能和组织损伤程度。

皮肤微循环主要通过以下机制来控制:① 自主神经系统通过支配动静脉短路以调节流过小动脉血流量;② 通过无髓鞘 C 纤维控制神经轴突反射调控,促使血管舒张相关物质释放以调节血流量;③ 受由重力作用激活的交感收缩反射调控,当人体站立时,流体静压高于下肢的静脉压,升高的静脉压会刺激神经纤维,使得小动脉的前毛细血管括约肌收缩,以控制血管内血流量;④ 内皮细胞通过影响微血管伸缩以影响血管血流量。

人体皮肤由外层较薄的表皮和内层较厚的真皮组成。表皮由角质层组成,没有血流供应,通过真皮的乳突层来供氧。真皮层的微循环网络由营养毛细血管血流和温度调节的动静脉血流组成。无毛皮肤主要参与温度调节机制,交感神经的调控下动静脉短路大部分时间处于关闭状态。毛皮肤主要具备提供营养的功能[44]。

1) 血流微循环的测量

血流微循环可以直接反映人体组织的营养供给和废物清除能力,体现组织的健康程度。因而,测量糖尿病患者足部组织的血流微循环,可有效评估分析患者足部组织的损伤程度。温度对血流灌注量影响很大,因此在测量时需要保证人体适应环境温度,并且保证测量环境的温度稳定。

Cobb 等提出一种自制的基于激光多普勒传感器的血流测量设备,用于测量足组织在静态和动态负载时鞋内高风险溃疡区域的血流量。该设备由激光多普勒传感器、压力传感器、测量鞋及数据记录设备组成。测量时,激光多普勒传感器用于测量血流量,压力传感器用于判断步态周期便于血流量结果的计算,测量鞋用于固定被测试者的足部,数据记录设备用于实时记录和保存传感器测量的数据。在激光多普勒传感器获取数据后,离线下载后依据Bonner 和 Nossal 算法分析。参数血流量(blood flux)与抽样组织容量中红细胞的平均速度和浓度乘积呈正比[45]。

激光多普勒血流仪和激光散斑血流仪均可测量人体组织的血流量。激光多普勒血流仪需与激光多普勒流量计探头结合进行血流量测量,是一种接触性血流测量设备(见图 7-5)。设备探头发射红外线光,被反射的光线再被光导纤维腔接受并传输给激光多普勒控制器[46]。激光散斑血流仪的测量原理是激光散斑对比成像原理,通过血流仪激光探头发射激光束照射,再通过激光探测相机记录由目标物体反射的激光散斑图。如果被测目标是静止的,激光散斑图也是不变的。如果被测物体发生移动,则激光散斑图也随之波动。血流仪测量的血流灌注量值与组织中红细胞的个数与运动速度的乘积正相关。激光散斑血流仪是一种非接触性血流测量设备,设备发射的激光波长 785 nm,平均采样频率 18 Hz[47]。

Karnafel 等提出有一种多通道激光多普勒系统,可实现 12 个区域血流灌注量的连续、同时测量。该设备通过 2 个激光二极管发射 780 nm 的光线进行测量,探头端的激光输出功率大约为 1 MW[48]。

CapiScope 毛细管显微镜可用于测量毛细血管直径和毛细血管血细胞流速。有研究者用此设备测量糖尿病患者的大拇趾甲襞,来评估患者足部皮肤毛细血管的营养血流[49]。

有研究者对人体足部主要动脉的血流量建模,以模拟足部动脉的血流情况。人体足部软组织和动脉血管通过人体可视化图像和 MRI 图像获取。足组织模型包括足部所有的肌肉、皮肤和脂肪,均被视为不可压缩的横向各向同性性质。足受力的 3 个时期(足跟触地、支撑期、蹬离期)的软组织变形通过基于有限弹性理论的柯西公式计算。流体模型由一维纳维方程和非线性本构方程来描述血管半径透壁压力关系。瞬态血流调节方差由两部 Lax-Wendroff 有限差分方法计算[50]。

2) 糖尿病足微循环血流的力学响应

通过测量糖尿病患者足部皮肤血流量在不同机械应力刺激方式下的响应情况,以及不同力学特性组织的血流特征,可以评估患者足部组织的微循环功能和组织损伤程度。

Cobb 等通过自制的基于激光多普勒传感器的血流测量设备,测量神经病变糖尿病患者、血管病变糖尿病患者及健康人足组织在静态和动态负载时的足部血流量,发现 3 组受试者的静态血流量响应过程及动态行走过程中摆动期的血流再灌注量存在差异,提示可通过评估糖尿病患者无症状足部血流异常响应来预测足溃疡的发生[51]。

一些研究者模拟糖尿病患者下肢血管阻塞,测量和评估大动脉堵塞时足部微循环能力。Karnafel 等通过袖带对胰岛素依赖型糖尿病患者的膝上方加压,探究其足部皮肤的微循环能力,以及下肢闭塞过程中对微血管病早期症状最敏感的足部位置和最有价值的反应性充血评估参数。实验结果发现,糖尿病患者与健康人相比,其闭塞后充血响应较慢,最大充血响应值也较低。血流灌注测量的最佳位置是远端拇指和小足趾,最优参数为充血最大响应值,及达到峰值和一半峰值的时间[52]。Schlee 等利用止血袖戴对大腿加压,造成血流闭塞后测量足跟、第一跖骨、大脚趾处的振动阈值和血流量,以探究短时下肢缺血对足底振动敏感性的影响。研究结果发现,大腿加压后,足部测量区域的振动阈值增加,血流量减少。研究提示,短时血流阻塞可能会影响振动刺激从法-帕二氏小体中传入,因而导致足底敏感度降低[48]。

一些研究通过局部加载压力的方式,来探究糖尿病患者的足部微循环响应能力。Fromy 等利用激光多普勒血流仪测量内侧踝骨对逐渐增加的局部压力的血流量响应。实验结果发现,神经病变糖尿病患者足底血流量随着局部压力的增大而更易被阻断,神经病变糖尿病患者在较低压力(7.5 mmHg)下血流显著降低,而健康人在 48.8 mmHg 时才显著降低[53]。Newton 等通过测量糖尿病患者同只足底高压区和低压区皮肤血流量的差异,以探究由日常活动诱发的足底压力载荷对血流响应的影响。该研究发现,糖尿病患者足底高压区的皮肤血流量显著高于低压区,认为可能是人体足部保护性机制或者由长期高压导致的毛细血管内压增高而造成的[54]。Petrofsky 等对健康人和糖尿病患者的足底第 2 跖骨分别施加 15、30、45 和 60 kPa 的机械压力 30 s,并监测压力加载期间和之后足底皮肤血流量的变化。该研究发现,受压时,糖尿病患者的皮肤血流量显著小于健康人,且加压后糖尿病患者的皮肤血流反应性充血峰值也显著小于健康人,这说明糖尿病患者的足部微循环受损,且反应性充血能力降低[55]。

Jan 等在一项对血流数据的时域和频域信息分析的研究中指出,血流数据的时域变异性较大,可能会影响对皮肤血流响应机制的研究。因而,该研究对 10 名健康人的骶骨皮肤血流量分 3 周进行测量,同时利用频谱分析血流时域信号,通过对比血流信号时域和频域特征来探究其时-频域信号的敏感性。该研究将皮肤血流信号分为新陈代谢性(0.008～0.02 Hz)、神经源性(0.002～0.05 Hz)、肌源性(0.05～0.15 Hz)、呼吸源性(0.15～0.4 Hz)和心源性(0.4～2.0 Hz)共 5 个频率段来分析(见图 7-7 和图 7-8)。该研究结果发现,经小波分析后的血流频域信号可更有效地克服血流数据在时域的变异性,更有助于对血流信号的分析(见图 7-9)[56]。

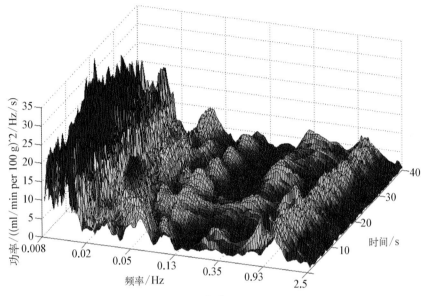

**图 7-7** 血流 5 个频率段的小波系数曲面图[56]

**Figure 7-7** A surface plot of wavelet coefficients showing five characteristic frequencies in the blood flow signal

除此之外,Jan 等分析了局部降温对长时间压力加载下皮肤血流量响应的影响,同时用小波变换分析血流响应调节的生理机制。该研究在对老鼠大转子区域施加 6 h、700 mmHg 压力的同时,分别对 3 组老鼠的压力加载区域进行皮肤常温(37℃)、局部加热(47℃)和局部制冷(27℃)的干预。该研究发现,常温组和加热组的老鼠加压区域的皮肤血流量随着压力加载时间的增加均逐渐降低,但冷却组的皮肤血流量保持较稳定的状态(见图 7-10)。小波分析结果表示,局部冷却组展示出较稳定的血流变化主要是由新陈代谢性和肌源性的变化引起(见图 7-11 和图 7-12)。研究说明,局部降温可通过影响微循环的新陈代谢和肌源性响应来调节血流量,提示降温可能会缓解负重位下软组织的缺血情况,从而有助于预防溃疡发生[57]。

在之后的研究中,Jan 等对伴有周围神经病变 2 型糖尿病患者和非糖尿病患者施加 300 mmHg 恒定压力的刺激,并测量和分析两组受试者压力刺激后的反应性充血比例以及血流灌注量的生理机制(见图 7-13 和图 7-14)。该研究发现,与非糖尿病患者相比,糖尿病患者的足部血流压力响应能力受损较严重。其中,反应性充血时患者的肌源性响应能力显著降低[44,58]。

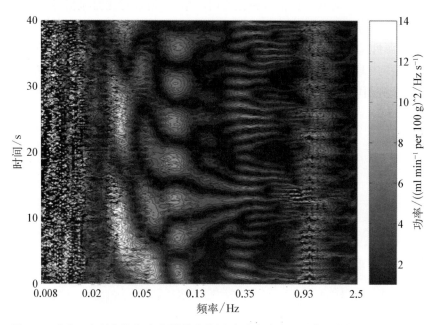

图 7 - 8　血流 5 个频率段的时-频域等值线图,每个频率段的峰值频率信号表现出时变特性[56]

**Figure 7 - 8**　A contour plot of power distribution in the time-frequency domain showing time information of five characteristic frequencies in the blood flow signal

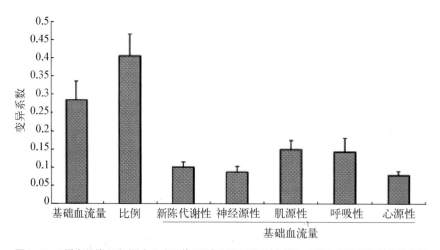

图 7 - 9　3 周内基线血流、最大血流比值(基线血流/45℃时血流)、血流 5 个频率段幅值的变异系数比较[56]

**Figure 7 - 9**　Comparisons of coefficients of variation of skin blood flow at baseline, maximal blood flow ratio method (blood flow at baseline / at 45℃), and five characteristic frequency bands isolated from baseline blood flow in three consecutive weeks

值得一提的是,Mithraratne 等利用流固耦合模型模拟糖尿病患者足部血管流动情况,以探究足部软组织发生硬化时病理足主要动脉中血流的运输情况。该研究发现足部受压区域组织硬度升高 2 倍,主动脉血流减少 $28\%$[50]。

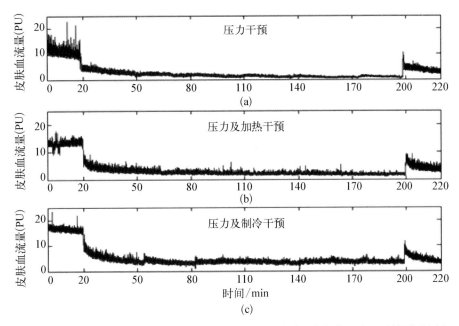

**图 7 - 10** 皮肤血流量对(a) 正常温度压力加载,(b) 局部加热压力加载以及(c) 局部降温压力加载[58]

**Figure 7 - 10** Skin blood flow in response to loading pressure, loading pressure with local heating and loading pressure with local cooling

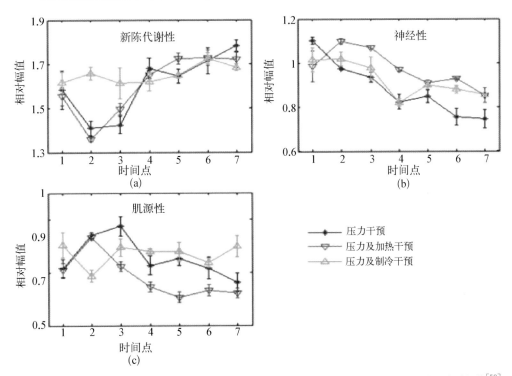

**图 7 - 11** 3组中加载前和加载阶段(a) 新陈代谢性,(b) 神经源性,(c) 肌源性皮肤血流量的相对小波幅值[58]

**Figure 7 - 11** Relative wavelet amplitudes of metabolic, neurogenic and myogenic components during the baseline and loading periods

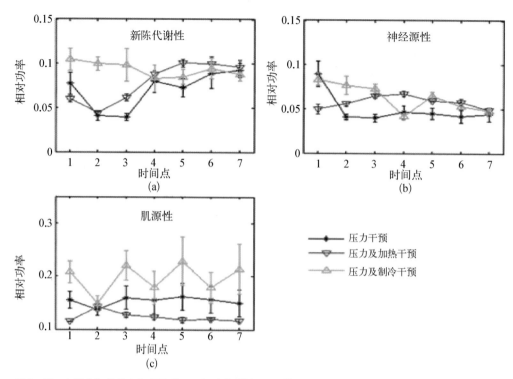

**图7-12** 3组中加载前和加载阶段(a)新陈代谢性,(b)神经源性,(c)肌源性的皮肤血流量的相对小波功率[57]

**Figure 7-12** Relative wavelet power of metabolic, neurogenic and myogenic components during the baseline and loading periods

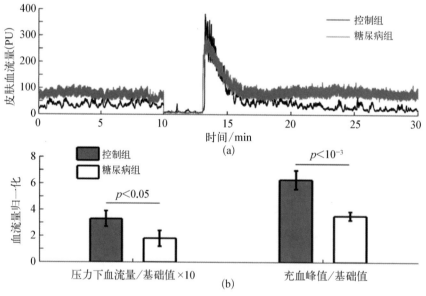

**图7-13** 压力刺激下的血流响应[58]

(a)健康人和糖尿病患者在压力加载前(0～10 min)、加载时(10～13 min)以及加载后(14～20 min)的皮肤血流量对300 mmHg压力的典型血流响应;(b)健康人和糖尿病患者足部血流在压力加载时及加载后的归一化血流和反应性充血峰值比较

**Figure 7-13** Blood respone to mechanical stress

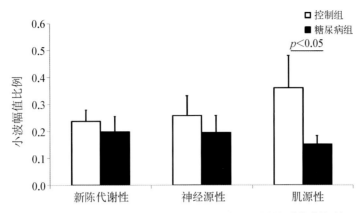

图 7-14　健康人和糖尿病患者足部反应性充血阶段血流的新陈代谢性、神经源性以及肌源性的小波幅值比较[44]

**Figure 7-14**　Comparison of wavelet amplitudes of metabolic, neurogenic and myogenic controls between healthy and diabetic subjects during reactive hyperemia periods

## 7.2.4　基于组织内部应力分析的糖尿病足生物力学研究

足底异常负重常被认为是糖尿病足溃疡的重要外部因素,但现在所提出的会诱发组织损伤的压力阈值并不统一。有研究者假设足底组织的硬化可能是由于高血糖引起胶原蛋白变化导致骨突出处内部应力发生改变而造成的[59]。因而,一些研究者提出,足底组织溃疡可能并不开始于皮肤表面的恶化,而是由于皮下深层组织的变化导致的,即组织内部应力可能是造成糖尿病足溃疡的直接力学原因。因而,有很多研究者对糖尿病患者的足部组织内部应力进行建模仿真(见图 7-15),或设计足组织内部应力实时计算的监测设备,以更好预测和评估足溃疡风险[60,61]。

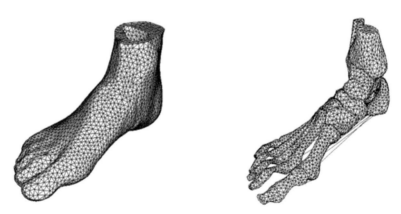

图 7-15　足部软组织(左)、骨骼和韧带结构的有限元网络(右)[59]

**Figure 7-15**　The finite element mesh of foot soft tissues, bony and ligamentous structures

Gefen 通过建立站立位足部有限元模型来评价糖尿病患者和正常人内侧跖骨头下的软组织压力分布,分析糖尿病足足底硬化对站立位压力的影响,并对模型的表面接触应力和内部组织应力进行计算和比较。该研究发现,当足底组织硬度增加时,足部组织的内部应力显著大于表面应力。该研究的模型由足部 5 个横断面组成,用一个简化的结构代替其复杂的半圆顶形结构。在解剖结构的基础上,模型在软骨层和韧带组织中引入关节结构。模型中,组织被认为是均匀的、各向同性的弹性材料,但是韧带筋膜和足底组织满足非线性应力应变关系。仿真计算结果表明,在跖骨处产生了很大的拉伸应力集中(90~150 kPa)。这些集中力是正常第一跖骨头最大应力的 4 倍,是正常第二跖骨头最大应力的 8 倍。研究发现足底垫的硬化程度和血糖浓度相关,实验结果表明随着足底垫硬化严重程度增加,前足在第一跖骨头和第二跖骨头接触的最大应力会增加 38% 和 50%,在第一跖骨头和第二跖骨头的内部应力分别增加 82% 和 307%。同时,第二跖骨头处表面应力增加 1.5 倍,而内部应力增加 4.1 倍[59]。Thomas 等也针对糖尿病患者足部建立了具有三维双足弓的有限元建模,并分析不同足底组织材料特性和几何特性对足组织内部应力的影响,该研究足部模型压力的分析结果表明,非均匀的增加足底硬度或者减少足底软组织厚度,会分别增加足底 52.6% 正压力和 53.4% 剪切应力[39]。

Yarnitzky 等结合人体足部二维全足模型及足跟和内侧跖骨局部组织的有限元模型,通过评估步态以实时监测足底畸形和内部应力。研究结果发现,足垫的内部几何变形与应力大小受很多因素影响,主要包括解剖学结构、足部骨骼结构的力学特性、软组织特性、人体步态和鞋类等[62]。

Atlas 等基于赫兹接触理论设计了足底内部动态压力实时测试设备。该研究通过个体足跟骨突起曲率半径(从 X 线中获得)、足底垫陷入骨突起的厚度、足底垫弹性模量及站立或行走时三处足底实时压力等参数,计算足部动态过程中的组织内部应力。测试结果发现,在自由行走和爬楼梯的过程中,糖尿病患者足部的内部组织压力和平均压力是健康人的 2.5~5.5 倍。Atlas 等提出,基于此模型开发针对糖尿病患者的足部组织应力实时监测定制鞋,可作为生物反馈装置补偿糖尿病患者由于神经病变所丧失的保护感觉,对于保护溃疡高风险足有重要作用[60,63]。

Luboz 等设计出针对糖尿病患者的包含软组织和骨突出物在内的个性化 3D 足部生物力学模型,并通过此数值化模型计算足内部压力。该研究指出,人体足底皮肤表面压力显著小于软组织内部压力;脚后跟和跖骨头的表面应变占全足表面应变的 5%,但脚后跟和跖骨头区域的组织内部应变却占全足组织内部应变的 70%。同时,Luboz 等指出此研究所提出的组织内部应力评估模型可以与足底压力传感器相结合,作为糖尿病足患者预防溃疡发生的报警系统[64]。

多项研究结果均表明糖尿病患者足部组织的内部应力要显著大于足底表面压力,且足部畸形、组织硬化、步态异常等多因素均可能会增大足底组织内部应力,更易造成足部创伤。因而,结合足底外部压力传感器实时监测压力数据并对人体足部组织应力进行评估,有助于预测糖尿病患者足部溃疡的发病风险。

## 7.3  基于生物力学的糖尿病足鞋、鞋垫设计方法

足底减压是预防足溃疡的重要手段，并与溃疡的发生发展息息相关。减压的手段包括特制的鞋、鞋垫和矫形器，相关统计表明，由于患者所穿戴足部辅具的设计和使用材料的不合理，可能会造成接近 80% 糖尿病患者截肢前的足损伤[65]。

### 7.3.1  基于足部不同损伤程度选择治疗方案

针对不同足部的损伤情况，相应的矫形治疗方案也有所不同。

对于足部无塌陷、无溃疡且皮肤状况较好的糖尿病患者，穿戴合适的鞋即可，也可增加用于舒适性的矫形设计，无须用矫形器，建议每年检查一次。对于伴有缺血或者神经病变的糖尿病患者需穿戴加深鞋，采用适应性的矫形设计，无须用矫形器，建议频繁跟踪观察。

对于足部有胼胝症状的糖尿病患者，需要先确定其足部病变的原因是否是由于鞋子不合适造成的。由于溃疡常发生于胼胝区域，多数是由于剪切力造成皮肤层之间微分离而引发表皮下深部组织的损伤。因而，此类患者的鞋主要需要加大深度。对于伴有扁平足的糖尿病患者，可增加支具，建议定期复查。

对于足部已出现溃疡症状的糖尿病患者，首先应接受足部治疗，评估血管状况以及控制感染。检查时需观察评估患者是否有暴露的组织层，如真皮、肌肉、关节腔、骨等。如果患者不适合进行手术，则必须通过支架的方法治疗。对于大部分糖尿病患者，溃疡是截肢的前兆。此类患者的鞋需要增加深度，足背部有溃疡症状时应采用控制型矫形器，需要每周复查；足底溃疡时需采用舒适型且可以卸载溃疡处压力的矫形鞋，同时要定期换袜子，需要每周复查，甚至更频繁。

对于需要足部手术的糖尿病患者，在手术前期间，应使用矫形器对足部进行卸载负重，以减少溃疡尺寸增大。手术后的患者需要穿加深鞋，矫形器以适应型为主，配合相应支具，需要定期复查，调整支具[66]。

糖尿病足患者常用的临床矫形鞋主要包括治疗鞋、踝足矫形器和夏柯氏关节限制矫正助行器。

### 7.3.2  糖尿病鞋、鞋垫的设计因素及其生物力学效应

Dahmen 等通过考虑糖尿病神经性足的感觉缺失、关节活动度受限、足部畸形、截肢、溃疡等因素，提出针对不同病变情况的压力卸载设计方案，如表 7-1 所示。这种糖尿病足治疗鞋的设计方法也被很多研究者参考使用。同时，Dahmen 等还提出设计治疗鞋时需考虑的一些技术方法，主要包括鞋垫、鞋高、鞋底、鞋底弹性、鞋支柱、鞋舌、鞋后跟等方面的设计，以达到减少垂直应力和剪切力的目的[67]，如表 7-2 所示。

表 7 - 1　针对神经性足的治疗鞋

Table 7 - 1　Therapeutic footwear for neuropathic foot

| 临 床 表 现 | 具体病变标准 | 设 计 方 法 |
|---|---|---|
| 感觉失调 | 感觉功能丧失 | 鞋的松紧度适中,设计适应足特点 |
|  | 感觉功能丧失、自主神经病变 | 鞋垫应提供最优压力分布,减轻剪切力,震动吸收 |
| 关节运动受限 |  | 跟部震动吸收,压力优化分布鞋垫坚硬、摇杆鞋底 |
| 畸　形 | Hollow - claw 足 | 全接触压力分布最优化的鞋垫,前支点的摇杆硬鞋底,跟部震动吸收,踝高鞋 |
|  | 灵活性平足、拇外翻 | 通过鞋垫和高内侧支撑矫正足位置的高帮鞋,摇杆鞋底,跟部震动吸收 |
|  | 刚性平足、拇外翻 | 坚硬的内侧支撑,踝高鞋,前支点的摇杆硬鞋底,跟部震动吸收 |
|  | Charcot 足 | 首先利用石膏固定限制运动,之后可用类似石膏绷带的鞋来阻止进一步塌陷,需要坚硬的高帮鞋,全接触鞋垫,前支点的摇杆底,跟部震动吸收 |
| 部分足截肢 | 大拇趾截肢 | 前支点的摇杆鞋底,硬鞋垫,踝高鞋,可最优分布压力的鞋垫以缓解远端边缘脚的压力 |
|  | 前足截肢 | 高帮鞋缓解远端边缘脚的压力,前支点摇杆鞋垫,通过坚硬的鞋底、鞋舌、鞋支柱来最大程度固定足 |
| 溃　疡 |  | 溃疡可通过石膏绷带治愈,或是定制的高帮鞋,包括坚硬的鞋支柱、鞋舌和鞋底,前支点摇杆底,鞋跟和鞋底震动吸收 |

表 7 - 2　治疗鞋的设计方法

Table 7 - 2　The possibility of therapeutic footwear technology

| 鞋 的 部 位 | 设 计 技 术 |
|---|---|
| 鞋　垫 | 通过与震动吸收材料全接触减少足底压力,通过剪切全接触鞋垫来缓解局部压力 |
| 鞋　高 | 高帮鞋 6.5 cm、短筒鞋(踝鞋)12.5 cm、低帮鞋 16 cm |
|  | 高帮鞋:通过缓解足特定位置压力和固定足来转移力 |
|  | 短筒鞋:如果足有向前滑的趋势,可使用踝鞋 |
| 鞋　底 | 摇杆底的支点可以在不同位置,通常底部很坚硬。如果前足运动受限,支点设在跖骨处;如需缓解跖骨压力,支点设在跖骨近侧 |
| 鞋底弹性 | 柔软、较硬、坚硬 |
|  | 较硬:减少特定区域压力,纠正足形,固定足 |
|  | 坚硬:限制足运动 |
|  | 柔软:适应于其余情况 |
| 鞋支柱 | 弹性与鞋底的弹性相关 |
| 鞋　舌 | 弹性与鞋支柱、鞋底的弹性相关 |

Fernandez 等结合患者足部取形、鞋样设计、材料选择等方面提出的一套矫形鞋设计方法,采用如使用开窗术来卸载刚性关节处的高压、选择不同密度的 EVA 制作鞋垫及鞋的不同结构部分、足跟使用震动吸收材料、使用摇杆底等手段设计治疗鞋。同时,其鞋样式的选择也参考 Dahmen 等人的设计方法[68]。

值得一提的是,Owings 等提出鞋内压力峰值均值为 207 kPa,并将其作为糖尿病足溃疡治疗的主要参数和治疗数值目标,这一预制指标被一些研究者作为判定治疗鞋是否对患者足部压力卸载成功的指标[27]。Arts 等认为糖尿病患者穿戴治疗鞋后,鞋内足压峰值小于 200 kPa 时认为卸载有效,卸载率>80% 时认为充分卸载[66]。BUS 等认为神经病变糖尿病足患者的动态鞋内足底压力峰值大于 200 kPa 的区域为高压危险区域,提出通过裁剪区域鞋垫,软化区域鞋垫材料,更换鞋垫表面材料,增加跖骨垫、大拇趾垫或跖骨条,更改鞋外或鞋垫的摇杆位置共 5 种方法对治疗鞋内的足底压力分布进行优化,直至压力峰值减少 25% 或小于 200 kPa 以达到降低患者鞋内足底压力的目的[69]。

### 7.3.3 糖尿病鞋、鞋垫治疗效果的生物力学评价

近年来,很多研究者为糖尿病足患者设计多种样式的治疗鞋、鞋垫,并评估治疗鞋的压力卸载和治疗效果,绝大多数研究表明,治疗鞋可有效卸载患者足底高压区域的压力、对足底负重进行转移或重新分布,有效地预防和延迟足溃疡的发生。

Lobmann 等跟踪观察 1 年内特制鞋垫对糖尿病患者足底压力的影响,发现穿戴特制鞋垫可使糖尿病患者足底最大压力峰值降低,而穿戴普通鞋的糖尿病患者足底最大压力峰值均升高[70]。Viswanathan 等设计 3 种针对糖尿病足患者的治疗鞋垫,并将其治疗效果与普通鞋垫对比,发现 3 组接受卸载鞋垫治疗的糖尿病患者与普通鞋垫组患者相比,其足底压力显著降低,普通鞋垫组患者的溃疡发病率也显著比其他组高(33% 和 4%)[71]。Bus 等针对患有神经炎和足畸形的糖尿病患者设计定制治疗鞋垫,提出力-时间积分的载荷转移算法来探究定制鞋垫对患者足部压力和载荷重分布的影响,并将其卸载效果与普通鞋垫相比。研究结果发现定制鞋垫可显著减少足跟、第一跖骨的载荷,但不同受试者的卸载效果差异较大[72]。Charanya 等在治疗鞋中设计微蜂窝橡胶鞋垫,通过跟踪实验发现微蜂窝橡胶鞋垫有助于使足底溃疡在 3~4 周内痊愈,穿 6 个月预防鞋垫有助于减轻足底硬度,使足底压力接近正常值[33]。

Guldemond 等在基础鞋垫上加入跖骨丘、内外翻楔入物、不同高度的足弓支撑设计,共配置出 12 种不同的鞋垫,并探究 12 种鞋垫对神经病变糖尿病患者前足压力和行走便利性的影响,为矫形鞋垫的设计算法提供依据。研究发现,跖骨丘和支撑物(标准和额外支撑)可减轻前足内侧和中部的压力,这两种方式的组合可能是设计鞋垫的最好方式[73]。Burns 等针对伴有外周血管疾病糖尿病患者设计定制矫形器,并研究定制鞋垫对患者足底压力和疼痛感知的影响。研究发现定制鞋垫可显著减少糖尿病患者的足底压力,但其对足疼痛和舒适度方面与普通鞋垫的穿戴效果没有显著差异[74]。Lavery 等设计可降低足底剪切力的鞋垫,并分别跟踪 18 个月内穿戴可降低剪切力鞋垫和普通鞋垫的糖尿病患者的足溃疡率,以评估剪切力卸载鞋垫对预防糖尿病足患者溃疡的效果。研究结果表明穿戴普通鞋垫糖尿病

患者的足溃疡风险是穿戴剪切力卸载鞋垫糖尿病患者的 3.5 倍[75]。Rizzo 等研究指出特制矫形器和治疗鞋/鞋垫可有效降低糖尿病患者的足溃疡发生率,同时降低患者的医疗成本[76]。

Busch 等将一款德国的糖尿病足鞋(stock 'diabetic' shoes,SDS)与普通鞋的治疗效果相比,发现 SDS 治疗鞋可有效降低患者的溃疡复发率[65]。Actis 等提出全接触鞋垫(total contact inserts,TCI)与治疗鞋相结合,利用有限元建模的方法,计算全接触鞋垫对减轻前足压力的效果。研究发现包含软插头设计的全接触鞋垫可有效减少高压区域的足底压力峰值,且没有产生边缘效应,为定制矫正设备的设计提供更多可能性[77]。Bus 等设计 4 种前足卸载鞋(forefoot offloading shoes,FOS),利用力-时间积分的载荷转移算法,评估 FOS 鞋、MABAL cast 鞋、普通鞋的前足压力卸载效果。研究发现与 cast 鞋和普通鞋相比,FOS 鞋的前足卸载能力更强,然而其感知舒适度较低[78]。Fernandez 等提出针对糖尿病患者的矫形鞋设计方法,并跟踪 2 年内所设计的矫形鞋对糖尿病患者在治疗前后其复溃疡率、轻微截肢率、压力峰值、压力峰值冲量的影响。研究发现,治疗前,溃疡复发率为 79%,截肢率为 54%;矫正治疗 2 年后,溃疡复发率为 15%,截肢率为 6%。对于没有溃疡复发的患者,矫正治疗可有效降低压力峰值冲量;对于所有受试者,矫正治疗可有效降低压力峰值、压力峰值冲量;患者的病死率从 100% 降低到 26%[68]。

## 7.4 基于生物力学分析的糖尿病足智能监测与主动防护新技术

智能辅具是未来糖尿病足保守治疗手段的发展趋势。结合糖尿病患者足底压力水平和温度响应特性设计个性化智能监测鞋,有助于预防糖尿病足溃疡的发生和恶化。同时,在智能监测患者足部力学特性和生理响应时,结合主动防护措施,有助于缓解由于外界机械压力造成的足组织损伤。

### 7.4.1 糖尿病患者足部智能监测

由于智能设备具有便捷、智能、多功能一体化等优点,已成为各个领域测量和监控设备的发展趋势。足部智能监测设备也广泛用于脑瘫尖足[79]、多发性硬化[80]及糖尿病足等疾病中。

Perrier 等设计可预防糖尿病足溃疡的智能袜设计,该系统利用数值计算模型,通过步态中的累计压力量、骨突出物附近的高内部压力或压力峰值推导出压力指标[81]。Atlas 等也设计出针对糖尿病患者足底组织内部应力的实时监测设备。该设备具有可携带、实时监测的优点,可根据患者足底负重压力推算出相应区域组织内部应力大小,应力过大时可以提醒糖尿病患者减轻足部负重[60]。Pu 等设计出利用 5 个压力传感器的测量数据来精确计算日常运动时足底受力的压力监测鞋垫,为穿戴式测量系统设计提供依据[82]。同时,该课题组寻找不同日常运动模式下步态的时间和受力特征,实现通过足底压力波形来对不同运动进行辨识[83],有利于对糖尿病患者不同运动状态下足底受力情况的监测。因而,对糖尿病患者的足底压力进行实时监测,通过监测系统实时反馈异常足压和累积负荷,可及时提醒糖尿病患者足部出现异常应力集中和过大负荷累积的现象。此监测系统对保护性感觉丧失的患者尤为重要。

除足底压力实时监测外,对糖尿病患者足底温度的监测也十分重要。足部组织温度较高可能提示组织内部发生炎症或皮肤所受剪切力过大[84]。同时,皮肤温度与皮肤血流量有较好的相关性,对皮肤温度进行监测也可在一定程度上反映监测部位的微循环血流情况。

## 7.4.2 糖尿病患者足部智能防护

对糖尿病患者足底压力和温度响应进行实时监测和病变预警,并结合可改善足部微循环能力的防护手段,有助于缓解异常载荷对人体足部组织的伤害,预防糖尿病患者足部溃疡的发生。

局部及全身振动治疗已被证明有助于改善人体下肢的动脉血流和微循环水平。Maloney‐Hinds 等发现,对健康人前臂施加 30 Hz 和 50 Hz 的振动频率均可增加前臂的皮肤血流增加[85]。随后,Maloney‐Hinds 等针对振动对糖尿病患者皮肤血流量的影响做进一步验证,发现 50 Hz 频率振动干预不仅能有效增加前臂的皮肤血流量,同时也可显著提高振动区域 NO 的产生率[86]。Sañudo 等对 2 型糖尿病患者进行了为期 12 周的振动治疗,结果发现糖尿病患者的股总动脉血流显著增加,同时身体的脂肪百分比也显著下降[87]。

体外反搏通过提高主动脉的舒张压、增加组织器官的血流量,以达到来改善人体微循环情况、提高全身多组织供血情况的目的,被证明可有效提高人体肢端的微循环水平和内皮细胞功能[83,88]。借鉴体外反搏原理,对糖尿病患者足踝部进行特定频率和幅度的周期性压缩,可能有助于增加患者足部的皮肤血流量。

## 7.4.3 基于 3D 打印的个性化糖尿病足治疗鞋、鞋垫

由于 3D 打印技术可快速实现个性化、不同形状及力学性能的材料定制,已被广泛应用在各个领域。针对不同畸形类型及病变程度的糖尿病足患者,其足部的不同区域具有不同的卸载需求,因而所设计的个性化糖尿病鞋、鞋垫在不同底层和表面区域均需要不同的力学特性。基于 3D 打印技术设计不同形状结构及力学性能要求的糖尿病鞋、鞋垫,可有效解决传统工艺中材料浪费、程序烦琐等缺点,更快速、有效地满足患者的临床和日常生活需求。

Seidl 等研究发现采用网格形状进行 3D 打印的力学性能最优。然而,这个结果与 3D 打印材料及各项参数的选取有关[89]。Yarwindran 等指出采用热塑性弹性体材料实现 3D 打印样品成型,随着设置打印填充率的增加,其样品的硬度并不是线性增加的[90]。因而,通过测试不同材料、填充率、孔隙结构及孔隙组合方式等因素对 3D 打印糖尿病足鞋垫的力学性能的影响,可为实现不同力学性能的 3D 打印鞋垫的提供理论依据。

(任韦燕　蒲放　樊瑜波　Yih‐Kuen Jan)

## 参 考 文 献

[ 1 ] Kavitha K V, Tiwari S, Purandare V B, et al. Choice of wound care in diabetic foot ulcer: A practical approach[J]. World Journal of Diabetes, 2014, 5(4): 546 - 556.

[ 2 ] Sandu M M, Protasiewicz D C, Firănescu A G, et al. Data regarding the prevalence and incidence of diabetes mellitus and prediabetes[J]. Romanian Journal of Diabetes Nutrition and Metabolic Diseases, 2016, 23 (1): 95 - 103.

[ 3 ] Boulton A J M. The pathway to ulceration: aetiopathogenesis[J]. The Foot in Diabetes, 2006, 3: 19 - 31.

[ 4 ] Boulton A J. The diabetic foot: a global view[J]. Diabetes/Metabolism Research and Reviews, 2000, 16(S1): S2 - S5.

[ 5 ] 王爱红,赵湜,李强,等. 中国部分省市糖尿病足调查及医学经济学分析[J]. 中华内分泌代谢杂志,2005,21(6): 496 - 499.

[ 6 ] Bowering C K. Diabetic foot ulcers: Pathophysiology, assessment, and therapy[J]. Canadian Family Physician, 2001, 47(5): 1007 - 1016.

[ 7 ] Turns M. Prevention and management of diabetic foot ulcers[J]. British Journal of Community Nursing, 2015, 20 (Suppl 3): S30 - S37.

[ 8 ] Lipsky B A, Berendt A R, Cornia P B, et al. Infectious Diseases Society of America clinical practice guideline for the diagnosis and treatment of diabetic foot infections[J]. Clinical Infectious Diseases, 2012, 54(12): e132 - e173.

[ 9 ] Tiwari S, Pratyush D D, Gupta B, et al. Prevalence and severity of vitamin D deficiency in patients with diabetic foot infection[J]. British Journal of Nutrition, 2013, 109: 99 - 102.

[10] Hahn C, Mahajan A, Chu T, et al. A lumped-parameter model to investigate the effect of plantar pressure on arterial blood flow in a diabetic foot[J]. Proceedings of the Institution of Mechanical Engineers, Part H: Journal of Engineering in Medicine, 2007, 221(6): 677 - 686.

[11] Boulton A J, Armstrong D G, Albert S F, et al. Comprehensive foot examination and risk assessment a report of the task force of the foot care interest group of the American diabetes association, with endorsement by the American association of clinical endocrinologists[J]. Diabetes Care, 2008, 31(8): 1679 - 1685.

[12] Association A D. Peripheral arterial disease in people with diabetes[J]. Diabetes Care, 2003, 26(12): 3333 - 3341.

[13] Singh N, Armstrong D G, Lipsky B A. Preventing foot ulcers in patients with diabetes[J]. Dkgest of the World Latest Medical Information, 2005, 293(2): 217 - 228.

[14] Frykberg R G. Diabetic foot ulcers: pathogenesis and management[J]. American Family Physician, 2002, 66(9): 1655 - 1662.

[15] Aumiller W D, Dollahite H A. Pathogenesis and management of diabetic foot ulcers[J]. Jaapa Official Journal of the American Academy of Physician Assistants, 2015, 28(5): 28 - 34.

[16] Bacarin T A, Sacco I C N, Hennig E M. Plantar pressure distribution patterns during gait in diabetic neuropathy patients with a history of foot ulcers[J]. Clinics, 2009, 64(2): 113 - 120.

[17] Nieman Fred H M, Sanders A P, Schaper N C, et al. Prediction of peak pressure from clinical and radiological measurements in patients with diabetes[J]. BMC Endocrine Disorders, 2008, 8(1): 16.

[18] Mueller M J, Zou D, Bohnert K L, et al. Plantar stresses on the neuropathic foot during barefoot walking[J]. Physical Therapy, 2008, 88(11): 1375 - 1384.

[19] Pataky Z, Assal J P, Conne P, et al. Plantar pressure distribution in Type 2 diabetic patients without peripheral neuropathy and peripheral vascular disease[J]. Diabetic Medicine, 2005, 22(6): 762 - 767.

[20] Yang C, Xiao H, Wang C, et al. Variation of plantar pressure in Chinese diabetes mellitus[J]. Wound Repair and Regeneration, 2015, 23(6): 932 - 938.

[21] Stess R M, Jensen S R, Mirmiran R. The role of dynamic plantar pressures in diabetic foot ulcers[J]. Diabetes Care, 1997, 20(5): 855 - 858.

[22] Caselli A, Pham, H, Giurini J M, et al. The forefoot-to-rearfoot plantar pressure ratio is increased in severe diabetic neuropathy and can predict foot ulceration[J]. Diabetes Care, 2002, 25(6): 1066 - 1071.

[23] Mueller M J, Hastings M, Commean P K, et al. Forefoot structural predictors of plantar pressures during walking in people with diabetes and peripheral neuropathy[J]. Journal of Biomechanics, 2003, 36(7): 1009 - 1017.

[24] Guiotto A, Sawacha Z, Guarneri G, et al. The role of foot morphology on foot function in diabetic subjects with or

without neuropathy[J]. Gait and Posture, 2013, 37(4): 603 - 610.

[25] Frykberg R G, Lavery L A, Pham H, et al. Role of neuropathy and high foot pressures in diabetic foot ulceration [J]. Diabetes Care, 1998, 21(10): 1714 - 1719.

[26] Lavery L A, Armstrong D G, Wunderlich R P, et al. Predictive value of foot pressure assessment as part of a population-based diabetes disease management program[J]. Diabetes Care, 2003, 26(4): 1069 - 1073.

[27] Owings T, Apelqvist J, Stenström A, et al. Plantar pressures in diabetic patients with foot ulcers which have remained healed[J]. Diabetic Med, 2009, 26(11): 1141 - 1146.

[28] Mueller M J, Zou D, Lott D J. "Pressure gradient" as an indicator of plantar skin injury[J]. Diabetes Care, 2005, 28(12): 2908 - 2912.

[29] Zimny S, Schatz H, Pfohl M. The role of limited joint mobility in diabetic patients with an at-risk foot[J]. Diabetes Care, 2004, 27(27): 942 - 946.

[30] Maluf K S and Mueller M J. Comparison of physical activity and cumulative plantar tissue stress among subjects with and without diabetes mellitus and a history of recurrent plantar ulcers[J]. Clinical Biomechanics, 2003, 18(7): 567 - 575.

[31] Rajala S and Lekkala J. Plantar shear stress measurements — A review[J]. Clinical Biomechanics, 2014, 29(5): 475 - 483.

[32] Patry J, Belley R, Côté M, et al. Plantar pressures, plantar forces, and their influence on the pathogenesis of diabetic foot ulcers: a review[J]. J Am Podiatr Med Assoc, 2013, 103(4): 322 - 332.

[33] Charanya G, Patil K M, Narayanamurthy V B, et al. Effect of foot sole hardness, thickness and footwear on foot pressure distribution parameters in diabetic neuropathy[J]. Proceedings of the Institution of Mechanical Engineers Part H Journal of Engineering in Medicine, 2004, 218(6): 431 - 443.

[34] Periyasamy R, Gandhi T K, Das S R, et al. A screening computational tool for detection of diabetic neuropathy and non-neuropathy in type - 2 diabetes subjects[J]. Journal of Medical Imaging and Health Informatics, 2012, 2(3): 222 - 229.

[35] Periyasamy R, Anand S, Ammini A C. Association of limited joint mobility and increased plantar hardness in diabetic foot ulceration in north Asian Indian: a preliminary study[J]. Proceedings of the Institution of Mechanical Engineers Part H Journal of Engineering in Medicine, 2012, 226(4): 305 - 311.

[36] Piaggesi A, Romanelli M, Schipani E, et al. Hardness of plantar skin in diabetic neuropathic feet[J]. Journal of Diabetes and Its Complications, 1999, 13(3): 129 - 134.

[37] Periyasamy R, Anand S, Ammini A C. Investigation of Shore meter in assessing foot sole hardness in patients with diabetes mellitus — a pilot study[J]. International Journal of Diabetes in Developing Countries, 2012, 32(3): 169 - 175.

[38] Thomas V J, Patil K M, Radhakrishnan S, et al. The role of skin hardness, thickness, and sensory loss on standing foot power in the development of plantar ulcers in patients with diabetes mellitus — A preliminary study[J]. International Journal of Lower Extremity Wounds, 2003, 2(3): 132 - 139.

[39] Thomas V J, Patil K M, Radhakrishnan S. Three-dimensional stress analysis for the mechanics of plantar ulcers in diabetic neuropathy[J]. Medical and Biological Engineering and Computing, 2004, 42(2): 230 - 235.

[40] Chao C Y, Zheng Y P, Cheing G L. The association between skin blood flow and edema on epidermal thickness in the diabetic foot[J]. Diabetes Technology and Therapeutics, 2012, 14(7): 602 - 609.

[41] Jan Y K, Lung C W, Cuaderes E, et al. Effect of viscoelastic properties of plantar soft tissues on plantar pressures at the first metatarsal head in diabetics with peripheral neuropathy[J]. Physiological Measurement, 2013, 34(1): 53 - 66.

[42] Kim D W, Kim S W, Kim S C, et al. Detection of diabetic neuropathy using blood volume ratio of finger and toe by PPG[C]. Engineering in Medicine and Biology Society, 2007 EMBS 2007 29th Annual International Conference of the IEEE. IEEE: 2211 - 2214.

[43] Cobb J and Claremont D. In-shoe measurement of plantar blood flow in diabetic subjects: results of a preliminary clinical evaluation[J]. Physiological Measurement, 2002, 23(2): 287 - 299.

[44] Jan Y K, Shen S, Foreman R D, et al. Skin blood flow response to locally applied mechanical and thermal stresses in the diabetic foot[J]. Microvasc Res, 2013, 89(9): 40 - 46.

[45] Cobb J and Claremont D. An in-shoe laser Doppler sensor for assessing plantar blood flow in the diabetic foot[J]. Medical Engineering and Physics, 2001, 23(6): 417 - 425.

[46] Fromy B, Abraham P, Bouvet C, et al. Early decrease of skin blood flow in response to locally applied pressure in diabetic subjects[J]. Diabetes, 2002, 51(4): 1214-1217.

[47] Li Y, Li X, Zhou D, et al. Microcirculation perfusion monitor on the back of the health volunteers[J]. Evidence-Based Complementary and Alternative Medicine: eCAM, 2013, 2013(5): 590698.

[48] Karnafel W, Juskowa J, Maniewski R, et al. Microcirculation in the diabetic foot as measured by a multichannel laser Doppler instrument[J]. Medical Science Monitor, 2002, 8(7): MT137-MT144.

[49] TomešOvá J, Gruberova J, Lacigova S, et al. Differences in skin microcirculation on the upper and lower extremities in patients with diabetes mellitus: relationship of diabetic neuropathy and skin microcirculation[J]. Diabetes Technology and Therapeutics, 2013, 15(11): 968-975.

[50] Mithraratne K, Ho H, Hunter P J, et al. Mechanics of the foot Part 2: A coupled solid-fluid model to investigate blood transport in the pathologic foot[J]. International Journal for Numerical Methods in Biomedical Engineering, 2012, 28(10): 1071-1081.

[51] Cobb J E and Claremont D J. In-shoe measurement of plantar blood flow in diabetic subjects: Results of a preliminary clinical evaluation[J]. Physiological Measurement, 2002, 23(2): 287-299.

[52] Schlee G, Milani T L, Sterzing T, et al. Short-time lower leg ischemia reduces plantar foot sensitivity[J]. Neuroscience Letters, 2009, 462(3): 286-288.

[53] Fromy B, Abraham P, Bouvet C, et al. Early decrease of skin blood flow in response to locally applied pressure in diabetic subjects[J]. Diabetes, 2002, 51(4): 1214-1217.

[54] Newton D J, Bennett S P, Fraser J, et al. Pilot study of the effects of local pressure on microvascular function in the diabetic foot[J]. Diabetic Med, 2005, 22(11): 1487-1491.

[55] Petrofsky J S, Bains G S, Prowse M, et al. The influence of age and diabetes on the skin blood flow response to local pressure[J]. Med Sci Monit, 2009, 15(7): CR325-331.

[56] Jan Y K, Brienza D M, Geyer M J. Analysis of week-to-week variability in skin blood flow measurements using wavelet transforms[J]. Clinical Physiology and Functional Imaging, 2005, 25(5): 253-262.

[57] Jan Y K, Lee B, Liao F, et al. Local cooling reduces skin ischemia under surface pressure in rats: an assessment by wavelet analysis of laser Doppler blood flow oscillations[J]. Physiol Meas, 2012, 33(10): 1733-1745.

[58] Liao F and Jan Y K. Nonlinear dynamics of skin blood flow response to mechanical and thermal stresses in the plantar foot of diabetics with peripheral neuropathy[J]. Clinical Hemorheology and Microcirculation, 2017, 66(3): 197-210.

[59] Gefen A. Plantar soft tissue loading under the medial metatarsals in the standing diabetic foot[J]. Medical Engineering and Physics, 2003, 25(6): 491-499.

[60] Atlas E, Yizhar Z, Khamis S, et al. Utilization of the foot load monitor for evaluating deep plantar tissue stresses in patients with diabetes: Proof-of-concept studies[J]. Gait and Posture, 2009, 29(3): 377-382.

[61] Cheung J T and Zhang M. A 3-dimensional finite element model of the human foot and ankle for insole design[J]. Archives of Physical Medicine and Rehabilitation, 2005, 86(2): 353-358.

[62] Yarnitzky G, Yizhar Z, Gefen A. Real-time subject-specific monitoring of internal deformations and stresses in the soft tissues of the foot: a new approach in gait analysis[J]. Journal of Biomechanics, 2006, 39(14): 2673-2689.

[63] Atlas E, Yizhar Z, Gefen A. The diabetic foot load monitor: A portable device for real-time subject-specific measurements of deep plantar tissue stresses during gait[J]. Journal of Medical Devices, 2008, 2(1): 121-136.

[64] Luboz V, Perrier A, Stavness I, et al. Foot ulcer prevention using biomechanical modelling[J]. Computer Methods in Biomechanics and Biomedical Engineering Imaging and Visualization, 2014, 2(4): 189-196.

[65] Busch K and Chantelau E. Effectiveness of a new brand of stock "diabetic" shoes to protect against diabetic foot ulcer relapse. A prospective cohort study[J]. Diabetic Medicine, 2003, 20(8): 665-669.

[66] Arts M L, Waaijman R, De H M, et al. Offloading effect of therapeutic footwear in patients with diabetic neuropathy at high risk for plantar foot ulceration[J]. Diabetic Medicine a Journal of the British Diabetic Association, 2012, 29(12): 1534-1541.

[67] Dahmen R, Haspels R, Koomen B, et al. Therapeutic footwear for the neuropathic foot: an algorithm[J]. Diabetes Care, 2001, 24(24): 705-709.

[68] Fernandez M L, Lozano R M, Diaz M I, et al. How effective is orthotic treatment in patients with recurrent diabetic foot ulcers? [J]. Journal of the American Podiatric Medical Association, 2013, 103(4): 281-290.

［69］Bus S A, Haspels R, Buschwestbroek T E. Evaluation and optimization of therapeutic footwear for neuropathic diabetic foot patients using in-shoe plantar pressure analysis［J］. Diabetes Care, 2011, 34(7): 1595 - 1600.

［70］Lobmann R, Kayser R, Kasten G, et al. Effects of preventative footwear on foot pressure as determined by pedobarography in diabetic patients: a prospective study［J］. Diabetic Medicine a Journal of the British Diabetic Association, 2001, 18(4): 314 - 319.

［71］Viswanathan V, Madhavan S, Gnanasundaram S, et al. Effectiveness of different types of footwear insoles for the diabetic neuropathic foot: a follow-up study［J］. Diabetes Care, 2004, 27(2): 474 - 477.

［72］Bus S A, Ulbrecht J S, Cavanagh P R. Pressure relief and load redistribution by custom-made insoles in diabetic patients with neuropathy and foot deformity［J］. Clinical Biomechanics, 2004, 19(6): 629 - 638.

［73］Guldemond N A, Leffers P, Schaper N C, et al. The effects of insole configurations on forefoot plantar pressure and walking convenience in diabetic patients with neuropathic feet［J］. Clinical Biomechanics, 2007, 22(1): 81 - 87.

［74］Burns J, Wegener C, Begg L, et al. Randomized trial of custom orthoses and footwear on foot pain and plantar pressure in diabetic peripheral arterial disease［J］. Diabetic Medicine, 2009, 26(9): 893 - 899.

［75］Lavery L A, Lafontaine J, Higgins K R, et al. Shear-reducing insoles to prevent foot ulceration in high-risk diabetic patients［J］. Advances in Skin and Wound Care, 2012, 25(11): 525 - 526.

［76］Rizzo L, Tedeschi A, Fallani E, et al. Custom-made orthesis and shoes in a structured follow-up program reduces the incidence of neuropathic ulcers in high-risk diabetic foot patients［J］. International Journal of Lower Extremity Wounds, 2012, 11(1): 59 - 64.

［77］Actis R L, Ventura L B, Lott D J, et al. Multi-plug insole design to reduce peak plantar pressure on the diabetic foot during walking［J］. Medical and Biological Engineering and Computing, 2008, 46(4): 363 - 371.

［78］Bus S A, van Deursen R W, Kanade R V, et al. Plantar pressure relief in the diabetic foot using forefoot offloading shoes［J］. Gait and Posture, 2009, 29(4): 618 - 622.

［79］Pu F, Fan X, Yang Y, et al. Feedback system based on plantar pressure for monitoring toe-walking strides in children with cerebral palsy［J］. American Journal of Physical Medicine and Rehabilitation, 2014, 93(2): 122 - 129.

［80］Baram Y and Miller A. Auditory feedback control for improvement of gait in patients with multiple Sclerosis［J］. Journal of the Neurological Sciences, 2007, 254(1 - 2): 90 - 94.

［81］Perrier A, Vuillerme N, Luboz V, et al. Smart diabetic socks: Embedded device for diabetic foot prevention［J］. Irbm, 2014, 35(2): 72 - 76.

［82］Pu F, Yang Y, Fan X, et al. Optimal estimation of total plantar force for monitoring gait in daily life activities with low-price insole system［J］. Journal of Mechanics in Medicine and Biology, 2014, 14(03): 1450037.

［83］Ren L, Li D, Liu C, et al. Design of in-shoe plantar pressure monitoring system for daily activity exercise stress assessment［C］. Biomedical Engineering and Informatics (BMEI), 2011 4th International Conference on IEEE, 2011,3: 1367 - 1370.

［84］Yavuz M, Brem R W, Davis B L, et al. Temperature as a predictive tool for plantar triaxial loading［J］. Journal of Biomechanics, 2014, 47(15): 3767 - 3770.

［85］Maloney-Hinds C, Petrofsky J S, Zimmerman G. The effect of 30 Hz vs. 50 Hz passive vibration and duration of vibration on skin blood flow in the arm［J］. Medical Science Monitor International Medical Journal of Experimental and Clinical Research, 2008, 14(3): CR112 - 116.

［86］Maloney-Hinds C, Petrofsky J S, Zimmerman G, et al. The role of nitric oxide in skin blood flow increases due to vibration in healthy adults and adults with type 2 diabetes［J］. Diabetes Technology and Therapeutics, 2009, 11(1): 39 - 43.

［87］Sañudo B, Alfonso-Rosa R, Pozo-Cruz B D, et al. Whole body vibration training improves leg blood flow and adiposity in patients with type 2 diabetes mellitus［J］. European Journal of Applied Physiology, 2013, 113(9): 2245 - 2252.

［88］Werner D, Michalk F, Hinz B, et al. Impact of enhanced external counterpulsation on peripheral circulation［J］. Angiology, 2007, 58(2): 185 - 190.

［89］Seidl M S J, Bobek J, Habr J. Mechanical properties of products made of ABS with respect to individuality of FDM productions process［J］. MM Science Journal, 2017,(2): 1748 - 1751.

［90］Yarwindran M, Azwani Sa'aban N, Ibrahim M, et al. Thermoplastic elastomer infill pattern impact on mechanical properties 3D printed customized orthotic insole［J］. ARPN Journal of Engineering and Applied Sciences, 2016, 11 (10): 6519 - 6524.

# 8 关于老年人跌倒机制与平衡功能提升的研究进展

老年人跌倒及其导致的损伤是全球范围内的重大公共卫生问题[1]。65 岁以上的老年人中,有 30%～50%的老年人每年都会经历跌倒[1]。跌倒的风险系数还会随着年龄的增长而逐步增加[2]。跌倒及其导致的生理和心理损伤会带来非常沉重的社会负担,因为它们会导致显著升高的死亡率和显著降低的活动能力[3],明显缩短寿命年限[4],大大降低生活质量[4],及庞大的医疗费用[4]。人们曾广泛及深入地研究跌倒的机制及其风险因素。研究发现,平衡功能障碍和步态异常是仅次于意外的、导致老年人跌倒的第二大主要原因[5]。多种生理及心理因素可以导致平衡功能紊乱和步态异常,包括人口老龄化、感觉功能异常、肌肉骨骼疾病、神经系统疾病、心血管疾病、感染性和代谢性疾病,以及精神性疾病[6]。

## 8.1 平衡功能的评估

平衡功能的评估对评价老年人的跌倒风险十分重要,并且可以应用不同方法进行相关评估,包括:静态平衡功能评估(assessment of static balance)和动态平衡功能评估(assessment of dynamic balance)[7]。静态平衡功能评估的测试需要实验对象建立一个稳定的支撑面(base of support),并在进行评估时尽量维持压力中心(center of pressure, COP)处在这一支撑面内。有些时候,进行评估时还会添加一些提高保持平衡难度的动作,例如,站在不稳定的平面上或站立时闭眼。不过,日常生活中包含了大量动态动作,这意味着仅仅是静态平衡任务强度的程度可能依然不够,因此需要进行动态平衡功能的评估。在动态平衡功能的评估任务中,实验对象需要在保持支撑面稳定的情况下进行一些身体的移动和动作,例如从一张椅子中站起、转身 360°等。同静态平衡功能的评估任务相比,这些任务更加贴近人们日常生活中的活动[7]。

仪器测量方法(instrumented test)和非仪器测量方法(non-instrumented test)是常见的评估静态平衡功能和动态平衡功能的测试方式。仪器测量方法的应用方式通常为:使用固定在地板上的测力台来测量站立时压力中心的移动,使用智能手机内的惯性运动传感器或步态捕捉系统(内置摄像机和粘贴在身体表面的红外线反光球)来测量站立或行走时身体重心(center of mass, COM)的移动。非仪器测量方法的应用方式通常为:使用一些临床测量方法、平衡功能评估量表和问卷等来评估平衡。由于非仪器测量方法在应用时不依赖于大型的电子测量设备，简单易行，并且仅仅需要一些简单的测量物体，如秒表、铅笔和纸等，使得它们在临床实践中得到了广泛应用。某些情况下，在进行平衡功能评估时，可能会同时运用仪器测量和非仪器测量方法，以获得一个更全面的有关平衡功能状况的评估。

### 8.1.1 仪器测量方法

1) 测量压力中心的移动——静态和动态平衡功能的评估

由于保证身体压力中心在支撑平面以内移动对保持平衡来说十分重要[8]，进行平衡测试时可以通过测量站立和行走时压力中心的微小运动及其变化来进行[9]。压力中心(center of pressure，COP)定义为随身体移动和位置而改变的地面反作用力(矢量)在地面上的投射[10]。它代表了与地面的接触面中所有压力的中心点。通过压力中心获得的一些参数可以提供有关维持身体姿势平衡状态的客观评估结果，这些参数可以进一步用于排查平衡功能障碍的存在，预测跌倒风险及评价相关平衡训练项目或干预等对提升平衡的有效性。数值较大的相关压力中心参数通常描述为姿势平衡不良[11]。该评估方式在应用时，除了可以使用固定在地面上的测力台测量压力中心的移动来评估站立时的静态平衡，还可以使用一些内置有大量压力传感器的鞋内压力测量鞋垫来测量行走时两脚底的压力中心移动来评估动态平衡功能[12]。

2) 测量身体质量中心的移动——静态和动态平衡功能的评估

身体质量中心(center of mass，COM)定义为身体总质量在三维参考坐标系统内和身体每个节段的质量中心在三维空间内的加权平均中心[13]。COM 的位移测量可以使用步态分析系统中的相机和位于身体骨性标志的反光球(见图 8-1)，或者是位于身体后侧质量中心附近(如两侧髂后上棘连线中点的附近)的惯性运动传感器等常见的方法来测量，并用于评估姿势平衡状态[14]。估测 COM 的具体位置时，需要一个精确的人体模型：包括几个身体的组成部分如头、躯干、上肢和下肢，以及一套针对每一个连接远端和近端骨性标记点的身体节段完整的运动学描述[15]。测量时通常将反光球放置在关节的外侧，以帮助相机的捕捉。放置反光球的常见骨性标志包括肩峰、髂前上棘(anterior superior spine，ASIS)、髂后上棘(posterior superior iliac spine，PSIS)、膝关节中心、外踝、胸骨、胸骨角、第二脚趾、大转子和剑突等[15]。在具备完整的人体模型的条件下，COM 的位置可以使用如下方程计算：

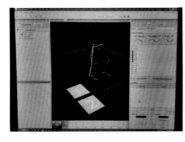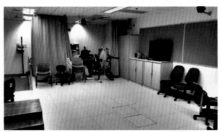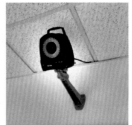

图 8-1 三维步态测量与分析系统

Figure 8-1 The three dimensional motion capture and analysis system

$$\text{COM} = \frac{1}{N} \sum_{i=1}^{n} \text{COM}_i \times m_i \qquad (8-1)$$

式中,COM 代表全身的质量,$m_i$ 代表第 $i$ 个身体节段的质量,$\text{COM}_i$ 是第 $i$ 个身体节段的坐标,$N$ 是用于定义身体质量中心的身体阶段的数量[15]。通常情况下,研究者使用钟摆模型来评估静态的姿势平衡状况,它需要身体质量中心在地面上的垂直投射点位于静态条件下的支撑平面以内[16]。

有些研究者还提议使用依据倒钟摆模型理论的外推 COM(extrapolated COM,XcoM)来评估动态情况下的姿势平衡状况。XcoM 定义为 COM 的位置加上 COM 的速度乘以一个有关实验对象下肢长度的参数。XcoM 通常会向远离 COP 的方向移动,而 COM 最终则会跟随 XcoM 的移动而移动。为了保持平衡,COM 的垂直投射点位置加上它的速度乘以一个参数 $\sqrt{l/g}$,所得到的坐标结果应该在支撑平面以内,在这里,$l$ 代表腿长,$g$ 代表重力加速度[16]。XcoM 的位置可以使用如下方程来计算:

$$\text{XcoM} = x + \frac{v_x}{\omega_0} \qquad (8-2)$$

式中,XcoM 是外推的身体质量中心,$x$ 是 COM 位置在地面上的垂直投射点,$v_x$ 是 COM 的速度,$\omega_0 = \sqrt{g/l}$ 是倒钟摆模型中的 Eigen 频率,$l$ 是腿长,$g$ 是重力加速度[16]。通过 COM 和 XcoM 计算出来的数值越大的参数,分别表示静态和动态情况下平衡状况越差[16]。

除了传统的静态和动态平衡功能评估方法以外,还可以通过添加一些平衡扰动或干扰(balance perturbation),如多重的认知任务或不稳定的支撑平面/仪器/环境等来评估平衡功能。常见的平衡扰动干预方式包括:需要实验对象在泡沫板或移动的平台上站立或行走,在安静状态下闭眼站立时突然被推或拉,或在尽量保持平衡的条件下进行多重认知任务等[14]。实验对象在平衡扰动下的身体晃动和平衡功能可以通过测量 COP 或 COM 的偏移情况来评估,以获得客观的评估结果[17]。

### 8.1.2　非仪器测量方法

1) Romberg 实验——静态平衡功能的评估

Romberg 实验是常见的一种评估静态平衡功能的方法,它主要比较实验对象在睁眼和闭眼站立时的平衡状况。进行实验时,实验对象需要双脚并立在一起,上肢交叉,并将双手放在对侧肩膀上(见图 8-2)[18]。由于 Romberg 实验使实验对象处于一个更加难以保持平衡的位置,并且只可以通过本体感觉系统和前庭系统的感觉输入来保持平衡,该实验可以评估平衡系统中下肢本体感觉-脊髓反射弧的功能。当实验对象患有本体感觉功能障碍时,其在睁眼状态下可以轻松地保持平衡,但在闭眼状态下会表现出显著的身体晃动、绊倒、甚至跌倒[19]。

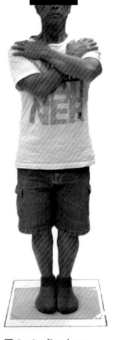

**图 8-2**　Romberg 实验
**Figure 8-2**　The Romberg test

通常情况下,研究人员或医生可以通过肉眼观察实验对象/患者睁眼和闭眼时的身体晃动状况来评估实验对象/患者的平衡功能。同睁眼时相比,闭眼时显著增加的身体晃动、甚至是无法保持平衡预示着实验对象/患者有一定程度的平衡功能障碍。

2)双脚前后站立实验——静态平衡功能的评估

双脚前后站立实验是挑战性版本的 Romberg 实验,它需要实验对象在进行 Romberg 实验时,双脚保持一前一后接触式站立,即前侧脚的脚跟需要同后侧脚的脚趾接触。在这一站立位置时,同视觉和前庭系统感觉输入相比,踝关节处的本体感觉输入将会显得更加不协调,使得这一实验对本体感觉系统功能障碍的筛查和诊断更加敏感[20]。

3)极限平衡实验(limits of stability,LOS)——静态平衡功能的评估

极限平衡实验的进行需要实验对象先平静站立,之后在保持身体平衡的条件下,将上身尽量向前倾斜到最大前倾位[21]。该实验通过测量实验对象所能达到的最大身体前倾距离来评估其平衡功能[21]。越远的最大身体前倾距离,代表着越好的静态平衡功能[21]。进行该实验时,还可以考虑使用一个额外的测力台来测量 COP 的偏移范围[21]。

4)星形偏移平衡测试——动态平衡功能的评估

星形偏移平衡测试是一个广泛应用于评估平衡功能和平衡干预措施效果的动态平衡功能测试,它在筛查动态平衡功能障碍方面有较高的可靠性和有效性[7]。该实验需要实验对象在站立时一只脚(支撑脚)在一个点上固定不动,另一只脚(移动脚)在 8 个事先设立好的方向或线上尽量移动直到最远处,地面上的这 8 个方向或线相互呈 45°角[22]。移动脚在 8 个方向上达到的最远距离的平均值是评估动态平衡功能的一个重要参数。8 个事先设立好的方向或线在应用时还可以缩减为 3 个,并保持其较高的可靠性和有效性(见图 8-3)[7]。移动脚所达到的移动距离越远,意味着具有更好的动态平衡功能[7]。在合适的引导和标准化的移动距离条件下,采取干预措施前和干预措施后的移动距离长短可以用于定量比较平衡干预措施的有效性[7]。

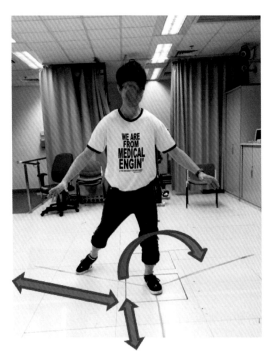

图 8-3 星形偏移平衡测试

Figure 8-3 The star excursion balance test(SEBT)

5)双脚前后行走实验——动态平衡功能的评估

双脚前后行走实验是实验对象在行走时,每一步前侧脚的脚跟都需要同后侧脚的脚趾接触(见图 8-4)[23]。通常情况下,进行该实验时,实验对象需要行走 10 步左右[23]。实验对象行走时,研究人员肉眼观察到的身体晃动程度可以用于评估实验对象的动态平衡功能。进行该实验时,实验对象过多的身体晃动就无法完成该实验,预示着实验对象的动态平衡功能较差。进行该实验时,还可以考虑使用

包含相机和反光球的步态分析系统或惯性运动传感器来测量实验对象的时空步态参数和COM的偏移状况,以获得客观的评估结果[24]。

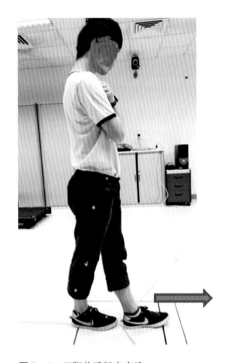 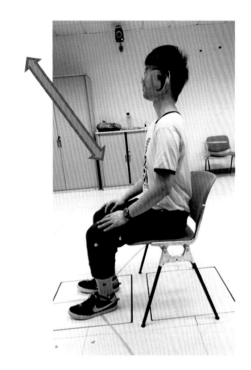

图 8-4 双脚前后行走实验

**Figure 8-4** The tandem gait performance

图 8-5 计时"起立-行走"测试

**Figure 8-5** The time up and go test(TUG)

6)Berg 平衡量表——动态平衡功能的评估

Berg 平衡量表通过研究人员对实验对象在进行 14 项日常活动时平衡功能状态的主观感受来测量评估。量表内的日常活动包括身体转移、双脚前后行走、无支撑条件下站立、坐位到站立位转移、转身 360°角和单脚站立等[25]。量表的评分是依据研究人员或医务人员对实验对象/患者在进行该实验时平衡状况的主观感觉和评价而定[25]。

7)计时"起立-行走"测试——动态平衡功能的评估

计时"起立-行走"测试是用于鉴别老年人和患者是否存在动态平衡功能障碍的常用测试方法[26]。在进行该测试时,实验对象需要从一个扶手椅中站起,向前行走 3 m,转身,走回到扶手椅,并坐下(见图 8-5)。完成该测试的总时间通过秒表记录。研究人员或医务人员根据对实验对象在进行该实验时平衡状况和跌倒风险的主观感觉和评价,从 0 到 5 打分[27]。

## 8.2 平衡功能监测和平衡训练装置

由于站立和行走时的平衡功能障碍是跌倒的主要诱发原因之一。一些研究者曾尝试通过日益先进的技术来监测平衡功能状态,并提供相应的即时反馈信息来提醒人们进行必要的身体姿态调节,以达到提升平衡的目的。固定在地板上的测力台[28]和步态分析系统(使用红外线摄像头和贴在人体表面的反光球来捕捉人体姿态)[29]分别可以使研究者测量人体压力中心(COP)和身体重心(COM)的瞬时运动轨迹。当压力中心和身体重心的位置超出一个预先设定的阈值时,平衡监测设备将会给使用者提供一个即时的提醒信号。相关研究发现,这一设置可以有效减轻使用者的身体晃动[16-22]。尽管以上提到的系统可以有效和可靠地监测人体的平衡状态,但是无法移动的非便携设计使它们只可以在室内应用。这使得老年人或患者必须长期前往医院、康复中心或实验室接受相关平衡训练,导致了较低的患者依从性和训练的连贯性[30];同时还限制这些设备无法在真实生活环境中使用[31]。另外,这些设备是否可以简单、便捷的操作会影响使用者在使用过程中的用户体验。另一方面,有研究显示,在社区中以家庭为基础进行康复训练可以大大提高病人训练的依从性和连贯性[32],是未来康复训练模式的发展趋势之一。然而,将相对大型的测量和反馈设备通过电线连接到一台电脑中,会使用户不方便或无法在家中使用这类设备。结合目前日益先进和成熟的微型处理器技术,研发人员可以将这些相对笨重的平衡提升和训练设备改进得更加轻便,甚至是可以将它们穿戴在身上。

为了使整套系统更加便携,研究者研发了一些其他使用可穿戴的传感器来监测平衡状态的设备[33,34]。这一研发趋势在近年来呈上升状态,因为这种设计允许通过内置的可穿戴传感器来评估人体姿势晃动和稳定性,并使在真实生活环境中监测日常活动的种类、质量和时间长短这一理念成为现实[31]。研究人员研发了大量的各种可穿戴传感器,包括惯性运动传感器[35]和压力传感器[33,34]。这些传感器广泛应用于监测身体晃动和提供即时的身体平衡状态信息的设备中。惯性运动传感器(加速度计、陀螺仪和磁力计)放置在使用者的头部、躯干或下肢皮肤表面,来测量头部、躯干或下肢部分的运动,以确认身体各部分在前后和左右方向是否有任何偏移和晃动[35];薄膜压力传感器放置在使用者的足底皮肤表面来测量地面反作用力信息[33,34]。使用可穿戴传感器的优势在于它允许人们在任何时间、任何地点监测平衡状态,这使得它们可以优化并应用在日常生活的平衡功能提升中。这些设备的研制使得社区康复中的以家庭为基础进行康复训练的愿景将有可能成为现实,并将有助于提升训练时老年人或患者的依从性和训练的连贯性。研究显示,价格相对低廉和便携的可穿戴传感器的准确性和可靠性程度足够高,使得它们有机会在将来取代现在临床上广泛使用的传统平衡功能评估设备[36]。

上文中提到的所有惯性运动传感器(加速度计、陀螺仪和磁力计)和压力传感器通常需要与电脑或智能手机连接。电脑或智能手机可以分析所测量的身体晃动和足底压力信号,并得出有关使用者身体平衡状态的评估结论。之后,根据传感器的测量数据,装置将传递一些控制信号到不同的反馈设备中,来为使用者提供即时的平衡反馈信息,相关反馈设备包括显示器(视觉反馈信息)[37]、音频设备(听觉反馈信息)[38]、一些电极(电触觉反馈信息)[39]或者一些振动器(振动触觉反馈信息)等[33,34]。在站立和行走过程中是否有过度的身体晃动和姿势不稳定[33,34,40]及步态变异性(gait variability)过高[41]等是诊断老年人或患者平衡功能低下的重要参考征证据之一。当可穿戴传感器监测到的使用者平衡状态较差时,将为使用者提供相关反馈信息。这些设备已经在健康的年轻人和老年人、脑卒中患者、脊髓损伤患者、糖尿病患者、帕金森患者、前庭系统功能缺失患者、多发性硬化患者和下肢截肢者中,得到广泛的成功应用[14,33,34,42]。这些设备的可穿戴性促进使用者可以在家里或者其他地方进行平衡监测和训练。研究发现,这些设备具备较高程度的准确性、实用性和安全性[14,43]。

## 8.3　可穿戴惯性运动传感器和足底压力传感器的工作原理

　　惯性运动传感器(加速度计、陀螺仪和磁力计)和足底压力传感器是常见的用于客观测量评估身体运动的传感器。小巧的尺寸使得它们在应用时可以穿戴在身上。惯性运动传感器可以通过测量身体运动的线性加速度、角速度和运动方向来监测身体的晃动。足底压力传感器可以分别通过测量足底 COP 的运动轨迹和走路时支撑期/摆动期的时间长短来监测身体晃动和步态变异性。这些参数的范围、平均值和标准差大小可以用来评估身体晃动和步态变异性的程度。通常情况下,身体晃动和步态变异性的增加可以解释为研究对象平衡功能的恶化[12]。有关可穿戴传感器的一个总结已列在表 8-1 中,包括传感器的类型和位置,以及结果测量。

表 8-1　可穿戴传感器工作原理的总结
Table 8-1　Overview of the wearable sensors

| 传感器类型 | | 结　果　测　量 | 传感器位置 |
| --- | --- | --- | --- |
| 惯性运动传感器 | 加速度计 | 线性加速度:在一个三维空间内 $x$、$y$ 和 $z$ 方向上的运动 | 身体节段 |
| | 陀螺仪 | 角速度:在一个三维空间内 $x$、$y$ 和 $z$ 方向上的旋转(横摇、纵摇和艏摇) | 身体节段 |
| | 磁力计 | 方向:相对于地球磁力场绝对的角运动 | 身体节段 |
| 足底压力传感器 | | 足底压力信息 | 足底 |

### 8.3.1　惯性运动传感器

　　基于微电子机械系统(microelectromechanical systems,MEMS)的先进惯性运动测量装置(inertial measurement units,IMU)可以通过使用单一集成电路组件来测量多达 9 个轴的运动。该组件包括一个三轴的加速度计、一个三轴的陀螺仪和一个三轴的磁力计,它们分别可以测量物体的线性加速度、角速度和方向。这些信息经进一步处理可以得到有关人体或身体某节段倾向/方向的运动信息。惯性运动传感器可以监测到增加的躯干或头的倾向[44],以及降低的下肢关节协调性[45],而这类参数变化通常被诠释为较差的平衡功能状态。每一种传感器的单一工作原理和将 3 种传感器融合到一起后的工作原理描述如下。

　　1) 加速度计

　　一个三维的加速度计(accelerometer)可以测量物体在一个三维空间内即 $x$、$y$ 和 $z$ 方向上运动的线性加速度。其潜在的工作机制是分别测量 3 个方向上的加速度,也就是所谓的重力加速度($g$-force)的矢量变化。加速度计的输出信号可以通过如下方程来表示:

$$a = g + a_1 + \varepsilon \tag{8-3}$$

式中,$a$ 是一个加速度计的输出信号,$g$ 是重力加速度,$a_1$ 是线性加速度,$\varepsilon$ 是传感器坐标框架中的干扰信号[46]。

根据监测到的重力加速度在大小和方向上的变化,可以获得所测物体的线性运动信息[46]。这即是位于身体节段上的微电子机械加速度计测量不同身体节段运动信息的工作原理。

2) 陀螺仪

陀螺仪(gyroscope)可以测量物体在一个三维空间内 $x$、$y$ 和 $z$ 方向上旋转(横摇、纵摇和艏摇)的角速度[46]。它们是根据 Coriolis 效应的理论而设计的。该理论表述为:在参照系内以角速度旋转,一个以一定速度移动的质量会受到一个力,该力的表现形式通过方程式(8-4)描述[46]:

$$F_c = -2m(\boldsymbol{\omega} \times \boldsymbol{\vartheta}) \tag{8-4}$$

式中,$\boldsymbol{\omega}$ 代表角速度,$m$ 代表质量,$\boldsymbol{\vartheta}$ 代表速度,而 $F_c$ 则代表物体所受到的力[46]。

陀螺仪包括一个旋转轴可以是任意方向的旋转圆盘。根据角动量守恒定律,这个旋转轴的取向不受安装对象瞬时倾斜或旋转的影响。同只使用加速度计相比,陀螺仪可以在一个相对较短的时间内更准确地监测物体在三维空间内的运动[47]。

3) 磁力计

磁力计(magnetometer)可以提供物体的方向和相对地球磁场的绝对角度信息[48]。磁力计所测量到的磁力矢量信息包括物体下倾(磁场矢量的水平分量和磁北之间的夹角)和倾向(磁场矢量和水平表面之间的夹角)大小。

4) 3 种传感器融合后的工作机制

三轴加速度计和三轴陀螺仪已经可以提供一个对象的朝向信息。然而,加速度计只测量物体沿一个或多个轴的线性加速度,而且加速度计测量的信号会受到物体重力的干扰[46]。物体加速时加速度计还会出现较大的噪声信号[47]。陀螺仪在测量物体瞬时角速度方面比较准确,但它在不旋转时额外的错误信号会在一段时间、甚至是几秒内累积[46],这导致在相对较长的时间内陀螺仪有关横摇和纵摇的测量结果不准确[48]。因此,为了实现在短时间和长时间的测量周期内,准确和充分地测量物体的朝向,需要在加速度计和陀螺仪之间相互校准[47]。然而,联合使用加速度计和陀螺仪只能提供物体在三维空间中运动的朝向信息,无法提供其相对于地球磁场的绝对方向信息[46]。在这种情况下,额外测量方向信息的磁力计可以为物体的运动添加一个地球参考系,帮助整套设备更清楚地监测身体节段的运动信息[48]。

## 8.3.2 足底压力传感器

除了直接测量身体倾斜信息的惯性运动传感器,位于足底皮肤表面的压力传感器

(force sensor)通过测量足底压力信息,可以进一步分析评估使用者的平衡功能。足底皮肤表面是一个包含足弓的三维存在,其足底压力测量的自由度由所使用压力传感器的数量和位置来确定。常见的源于足底压力传感器的平衡参数指标包括足底压力的运动轨迹(trajectory of COP)和时空步态参数的变异性(spatiotemporal gait variability)。

位于鞋垫中的足底压力传感器的位置和通过多个压力传感器测量到的压力信息可以用来计算身体压力中心的位置和轨迹:

$$\text{COP}_x = \frac{\int [x \times p(x)] \mathrm{d}x}{\int p(x) \mathrm{d}x} \quad , \quad \text{COP}_y = \frac{\int [y \times p(y)] \mathrm{d}y}{\int p(y) \mathrm{d}y} \qquad (8-5)$$

式中,COP 是每只脚的足底压力, $p(x)$、$p(y)$ 是距离参考线距离为 $x$、$y$ 的足底压力,$\int [\,] \mathrm{d}x$、$\int [\,] \mathrm{d}y$ 连续函数的积分。

基于站立[10]和行走[49]期间足底压力的运动轨迹而计算的参数包括平均速度和范围,这些参数可用来评估人体姿势稳定性。维持良好的姿势稳定性是跌倒风险较低的一个关键性指标[9]。人体左右方向压力中心位移范围的增加通常解释为在站立和行走时总体恶化的姿势稳定性[50]。此外,行走时压力中心的变异性(variability of COP)与动态平衡功能状况有关,较大的压力中心变异性一般表示人体的平衡功能较差[51]。用于评估行走时压力中心变异性的常用参数是每一步压力中心的方均根偏差[51]。

除了压力中心变异性,步态变异性也可以基于左右脚底压力传感器所测量到的支撑期和摆动期的时间长短的变异性和左右脚负重的不对称性来评估[52]。一些设备将压力传感器放在足底的足跟和前足位置来测量压力产生的时机,以计算支撑期/摆动期的时间长短。支撑期/摆动期和两腿之间负重的对称性可以用作行走时动态平衡功能状况的指标[52]。较高的步态对称性,意味着平衡功能较好。

## 8.4　基于足底压力传感器的振动反馈平衡提升系统

由于保持动态平衡比保持静态平衡难度更大,静态平衡训练通常在动态平衡训练之前进行。人们应用了大量的平衡训练设备来进行静态平衡训练。它们当中有些设备通过提供一个不稳定的支撑平面来制造身体上保持平衡的挑战。运用这一原理的常见平衡训练设备有平衡板、踝关节夹板、平衡台、泡沫板和倾斜台等[53]。然而,由于这些平衡训练设备需要使用者拥有相对较好的平衡状况,可能不适用于有中等或严重平衡功能障碍的老年人和患者[53]。

我们研究探索了一套基于足底压力传感器的振动反馈平衡提升系统对老年人静态平衡功能的影响。该系统可以通过测量足底压力分布来监测身体晃动信息,并将该信息通过无线连接传输到放置在身体躯干皮肤表面的振动器中,以提供振动反馈信息,帮助使用者保持身体平衡。这项研究揭示了该系统可以有效降低老年人在站立时身体的晃动,提升其身体的平衡。该设备可穿戴的特点和平衡提升功能有机会在将来实现在室内及室外进行静态平衡功能训练。通过改进算法,这一可穿戴系统在未来还可以监测日常活动中动态不平衡状况的存在,但这还需要进一步的研究和探索。

该套基于足底压力传感器的振动反馈平衡提升系统主要包含两部分: ① 足底压力测量装置;② 振动反馈装置(见图 8 - 6)。足底压力测量装置包括 6 个薄膜压力传感器、1 个微处理器、1 个无线传输装置和 1 个可连续充放电的高容量锂电池。振动反馈装置包括 4 个振动器、1 个微处理器、1 个无线传输装置和 1 个可连续充放电的高容量锂电池。系统将 6 个薄膜压力传感器(25.4 mm×14 mm×0.203 mm,感应区直径 9.53 mm)固定在一双 EVA 制作的平坦鞋垫(厚度 2 mm,邵氏硬度指数 30～35° Shore)中。6 个薄膜压力传感器的位置在左右脚的第一跖骨头、第五跖骨头和足跟处。4 个振动器(直径 10 mm×高度 2.7 mm)的位置在躯干上部的前(胸骨水平)、后(第一胸椎水平)、左和右(肩峰)四侧。除了薄膜压力传感器,足底压力测量装置中的所有其他电子元件通过弹性带固定在使用者的小腿外侧。足底压力测量装置可以测量足底压力,并通过蓝牙无线连接方式将合适的处理信号传递到振动反馈装置中。振动反馈装置将依据收到的处理信号启动振动器。根据人体的感觉水平,振动的频率和振动器的强度分别设置为 220 Hz 和 1 G。系统的信号处理频率和传输频率均为 10 Hz。位于躯干的振动器和位于足底的薄膜压力传感器分别由振动反馈装置和足底压力测量装置中的锂电池供电。两处锂电池的容量均为 3 000 mA 时,可以保证整套设备连续使用 24 h。除去锂电池,振动反馈装置和足底压力测量装置的尺寸分别为 4.5 cm× 2.2 cm×2.0 cm 和 4.0 cm×1.5 cm×1.7 cm。整套设备的重量小于 200 g,其中,足底压力测量装置的重量约为 75 g,振动反馈装置的重量约为 78 g(包含了高容量锂电池的重量)。

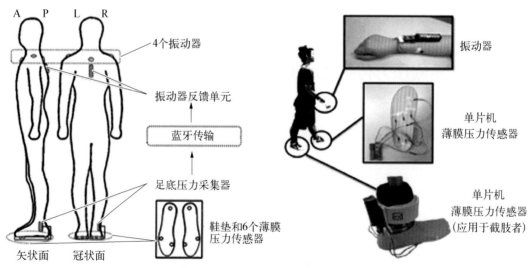

**图 8 - 6** 振动反馈系统的设计和组成[33]
**Figure 8 - 6** The vibrotactile system

　　固定在双脚第一和第五跖骨头,以及足跟处的薄膜压力传感器可以测量使用者的身体晃动。其中,位于第一跖骨头和足跟处的薄膜压力传感器可以监测身体的前后晃动,而位于左右脚第五跖骨头的薄膜压力传感器可以监测身体的左右晃动。在应用该套基于足底压力传感器的振动反馈平衡提升系统时,使用者需要先佩戴并启动该套系统,并保持平静站立90 s。在此期间,薄膜压力传感器将测量并处理使用者的足底压力信息。每一个薄膜压力传感器在使用者连续站立 90 s 中测量到的足底压力数值将被平均,并乘以 110% 的比率。最终得到的结果设定为每一个使用者前、后、左、右侧身体晃动的阈值,即可允许的身体晃动范围。位于躯干上部前(胸骨水平)、后(第一胸椎水平)、左和右(肩峰)侧的 4 个振动器,分别对应身体前、后、左、右侧的晃动。当薄膜压力传感器测量到的足底压力数值超过该侧身体晃动的阈值时,相对应的振动器将被启动;当测量到的足底压力低于该侧身体晃动的阈值时,振动器将不会被启动。

　　该套设备已应用于年龄在 65 岁以上的老年人中。同不使用该套设备相比,使用该设备可以显著有效地减少老年人站立时身体的晃动,提升站立时的身体平衡[14,33,34,54,55]。与此同时,研发的设备可以穿戴在使用者身上,且不会造成任何不适感。未来研究可以充分利用这一生物反馈设备的可穿戴特性来改善老年人在日常活动中的动态平衡功能,并使平衡训练可以在任何地方进行。为了实现这一目标,未来的研究应特别注意传感器、反馈装置和内置算法的设计与使用。

　　将薄膜压力传感器包埋在鞋子中可以使整套设备可穿戴,并减轻放置在身体躯干处的设备重量[33]。薄膜压力传感器可以包埋在鞋垫内,而相关的电子元件可以通过适当的设计改进隐藏在鞋底或鞋面中。传感器装置可以通过无线连接与反馈模块相互连接和传递信息。设备有多个反馈模式可供选择,包括振动触觉、视觉和听觉[14]。然而,视觉和听觉反馈设备可能不适合在日常生活中使用,因为它们可能会干扰到日常生活中的视、听和说等活动[14]。在这种情况下,振动触觉反馈则简化了该问题,因为它是在用户的皮肤提供触觉刺激,使得它不会妨碍这些日常活动[14]。有些使用者和研究人员可能会担心在进行其他会导致分心的活动的情况下,振动反馈是否还可以改善平衡。与该担忧相对应,已经有一项研究表明,当用户在进行高认知负荷(双重任务)的情况下,生物反馈对平衡的积极影响依然存在[56]。我们研究了将振动器放在使用者的躯干上部,尽管目前尚没有在使用者皮肤表面放置振动器会导致身体不适的有关报告,未来的研究还可以识别、探索更多保证良好的舒适性及反馈接收的振动器的理想位置。考虑到美观问题,可以将振动器放置在衣服下面,包括躯干和身体其他区域,如腰部和手腕。未来研究还可以尝试把振动器放置在智能手表中。

　　除了静态平衡功能外,充分利用足底压力传感器来监控动态平衡性能的研究思路也是可行的。老年人走路不稳定或在不同的地形上行走可以产生不同的压力-时间模式[57]。在不久的将来,该套设备可以配置一下优化性能:通过增强算法来监测老年人的各种物理和环境条件,并提供警告作用的反馈,以帮助老年人提前应对可能导致不平衡或跌倒风险的一些状况。输出振动信号的频率和幅度的大小可以对应不同的输入压力信号,这种采用针对性不同输入压力信号的方式有助于区分不同的物理和环境条件。目前,尽管该设备尚无法做到及时、快速地启动,以阻止即将发生的跌倒。但是,它可以提醒老年人一些会导致不平衡的状况。足底压力数据还可以进一步用于评估老年人实时的步态和平衡状况。设备测量记录的实时足底压力运动轨迹,可以反映老年人及其他潜在使用者在站立和行走过程中身体横向的摇摆程度,而这一参数是与跌倒风险密切相关的一个关键性指标[14]。此外,还可以使用足底压力传感器来获取老年人步态中有关支撑期、摆动期和双足支撑期的时间长短,及重量分布(或足底压力分布)对称性的客观信息,这些参数是评估步态不对称和步态障碍的重要监测参数[14]。所有这些压力输入信息将提供在日常活动中,为老年人及其他存在平衡功能障碍的使用者进行实时躯体姿势和平衡功能评估的一类创新方法,并将激发未来在可提升平衡的可穿戴设备领域中的相关研究和开发。

## 8.5　总结

用于监测人体运动的可穿戴传感器主要可以分为:① 惯性运动传感器(加速度计、陀螺仪和磁力计);② 压力传感器。传感器的可穿戴特性使他们可以在室内和室外条件下提供反馈。相关研究发现。使用可穿戴传感器可以显著降低身体晃动、负重不对称和步态变异性。同基于临床医生/研究者的主观感知相比,可穿戴传感器实现了客观的平衡功能和步态异常的评估[40]。有人认为可穿戴设备可以帮助临床医生和治疗师更深入地了解患者的平衡状况[40],进一步优化这类可穿戴设备,将有助于在不久的将来广泛实现这一目标。

### 8.5.1　可穿戴传感器

惯性运动传感器主要应用在静态条件下监测身体晃动。在动态情况下,则需要足底压力传感器[40]。导致这一现状的一个主要原因是,尽管惯性运动传感器能够监测躯干和头部的活动,但它们无法轻易地反映使用者在行走时每侧腿的平衡状况。这种情况下,足底压力传感器则可以提供每侧腿的时间和动力学信息,包括行走时每一步与每一步之间的变异性和两腿之间的步态对称性。与此同时,这些参数与人们行走时的动态平衡控制有关[43]。这些设计策略有助于补偿足底感知降低的老年人和神经系统疾病患者,或足底感知缺失的截肢者的感知功能,以达到提升平衡,减少跌倒的最终目的[14]。

### 8.5.2　平衡反馈信息

之前的一些研究已经表明,可穿戴传感器可以在实验室外的环境中,准确、可靠地监测人体运动[43],在此基础上添加实时生物反馈将有机会改善平衡。目前,这类设备可以提供单个或多个生物反馈信息,包括视觉、听觉、振动触觉和电触觉。与显示在大屏幕上的视觉生物反馈信息相比[44,45,58],通过一个较小的便携式显示屏来提供视觉反馈信息[40],或通过一对耳机提供听觉生物反馈,可以使设备更加便携。电触觉和振动触觉反馈还可以通过在皮肤表面提供电触觉和振动触觉刺激来进一步优化这种设计。因为研究显示,由于触觉反馈是在使用者皮肤表面提供刺激,它们不会妨碍日常生活中说话、吃饭、看和听[14]。非侵入性的刺激方式和简易的操作设置,使得使用者有关这些设备使用体验的口头报告状况优良,这意味着这类设备可以在未来用做日常生活中提升平衡和步态的辅助性设备[43]。

### 8.5.3 未来研究展望

使用可穿戴传感器来监测平衡,并提供相应的反馈信息有助于在日常生活中提升老年人及其他患者的平衡功能和步态。为了实现这一目标,尚有以下一些问题需要进一步的研究和探索。

(1)大多数早期的研究只侧重于使用者提高站立时的静态平衡或姿势稳定[33,44,45,58],最近的一些研究开始试图提升动态平衡。但相关平衡任务只是通过测量足跟着地和脚趾离地来实现简单、有限的平衡和步态对称性,包括对称的双下肢负重和支撑期/摆动期的时间[40,41,43]。未来研究应该着重提升老年人及其他患者日常生活中更为常见和复杂的动态平衡和步态控制功能。

(2)虽然现有的研究已经证明,应用基于可穿戴传感器测量身体运动信息并提供生物反馈的设备,可以提升平衡功能;但是目前尚不清楚这些改变对老年人日常生活或跌倒风险的影响。未来研究可以将测量结果扩大到日常活动中的平衡,包括上下楼梯、在斜坡上行走或者进行一些双重任务。未来研究还应该评估这些设备在提升简单功能性活动中平衡功能前瞻性的长期效应。

(3)未来在决策过程中,研发人员或医务工作者可以进一步在全面评估老年人的平衡功能状况后,选择合适的可穿戴传感器。研发新的可穿戴设备时,可以考虑将惯性运动传感器和压力传感器相结合,因为他们可以互相补偿对方的功能[40]。存在感觉缺陷的不同患者,可以选择不同类型的特制/定制可穿戴设备。例如,惯性运动传感器能够准确探测老年人和感觉功能障碍患者整个身体或身体节段的运动信息[43]。然而,惯性运动传感器无法测量脚与地面之间接触表面的压力信息,这可以通过在足底安放压力传感器来解决。足底触觉可以为中枢神经系统提供有关支撑表面特性和身体与足部相对运动的瞬时和连续信息,因此在人体平衡控制中扮演了一个重要的角色[14]。足底触觉灵敏度降低会导致人体平衡功能低下,导致跌倒风险增加。老龄化、糖尿病周围神经末梢病变、帕金森病和类风湿性关节炎会导致足底触觉障碍。足底压力传感器可以通过提供额外的足部与支撑面的接触信息,补偿缺失或降低的足底感觉功能来帮助这些人群。此外,压力传感器还可以通过测量左右脚的足底压力分布来区分患侧和健侧。这使足底压力传感器成为中风患者以及截肢者的一个合适选择,因为这些患者的患侧和健侧下肢状况通常不同。

(4)未来研究还可以将反馈系统研发得更加适用于使用者在户外穿戴和使用。之前的一些反馈系统需要通过有线连接到电脑来处理信号和发送反馈信息[14]。这些设备目前只能用于室内/实验室内的平衡训练。基于现有的先进智能手机和智能设备的应用,以及可穿戴传感器和蓝牙连接的进一步研发和完善,研发人员可以考虑将现有的这些设备改良为在未来应用中更加轻便、计算功能更加强大、同时尺寸更小的可穿戴智能设备,如鞋子、服装或配饰等。惯性运动传感器可以放在单一组件内,并放置在腰带中。薄膜压力传感器可以放在鞋垫内,并将其他的相关电子元件放置在鞋底,以研发出一些新型智能鞋。未来还可以优化智能手机中的惯性运动传感器和软件,使它们成为应用在日常生活中的平衡提升设备。

增加压力传感器和惯性运动传感器的数量,将有机会实现测量站立和行走时压力中心的运动轨迹的目标[12],而这些参数对评估和监测平衡功能和跌倒风险十分重要[8]。视觉、听觉和触觉反馈信息可以在实验室条件下和以家庭为基础的康复训练中作为提醒信号使用。考虑到室外训练和辅助日常平衡功能的需要,提供触觉反馈信息可能是一个更合适的选择,因为它不会影响日常生活中的吃饭、听和说等活动[14]。触觉反馈信息可以通过无线蓝牙连接传输到人体皮肤表面。除此之外,之前的研究只使用惯性运动传感器来测量人体 COM 的位置,而 XcoM 的位置与动态平衡功能更加相关。未来研究可以考虑联合使用惯性运动传感器和足底压力传感器来测量 XcoM 的位置,因为它们可以分别测量用于计算 XcoM 的 COM 和 COP 的位置和运动轨迹[14]。所有这些可能的设计有助于将这些设备在未来完善成为日常生活中的平衡辅助设备,以及可以在任何时间、任何地点应用的平衡训练设备[14]。特别是在某些可穿戴设备的平衡提升效果与治疗师口头指示同等有效的条件下[40]。

（5）大部分的可穿戴平衡提升设备并没有在商业市场中充分流通。未来研究可以尝试将已商业化的智能手机改进成可穿戴的平衡提升生物反馈设备。研究人员可以使用智能手机内置的惯性运动传感器来监测人体姿势平衡,并从智能手机的喇叭提供听觉反馈来提醒老年人及其他使用者必要的姿势改变[14]。这些设备目前尚没有造成商业化的原因可能是这个领域的研究一直相对局限,导致其未能吸引工业领域的注意。这些设备能否在多个人群中广泛充分地应用,也需要招募不同的实验对象来确定其影响。由于大多数以前的研究只评价了这些可穿戴设备在静态平衡功能方面的改变,它们在各种动态条件下的影响尚未完全了解。未来研究需要积累相关的评估数据和用户反馈信息,这将有助于优化这类可穿戴平衡训练设备的功能,并有助于其在平衡障碍程度和年龄不同的各类人群中应用[14]。

最后,为了加强可穿戴式生物反馈系统提升静态和动态平衡的临床试验证据,未来的研究可以招募数量更多、更有代表性的实验对象,并应用一套标准一致的评价方法体系。这将允许未来的交叉研究进行比较和分析,以增强临床实践证据和优化设备的设计。未来研究也应尽量进行随机对照试验来增强临床试验的证据强度。

尽管现有的振动反馈系统已经取得初步成效,但该类设备仍有很大的改进和开发空间。未来研究还需在不同层面优化该类装置的设计,以使它们发挥更大作用。在人口老龄化日益加重的现状下,研发该类设备的潜在成功不仅将对全社会老年人的生理和心理健康大有裨益,还将显著减轻全社会、医疗、经济和家庭的沉重负担,并将带来深远影响。

（马宗浩　李超俊）

---

### 参考文献

[ 1 ] Tinetti M E. Preventing falls in elderly persons[J]. New England Journal of Medicine, 2003, 348(1): 42 - 49.

[ 2 ] Todd C, Skelton D. What are the main risk factors for falls among older people and what are the most effective interventions to prevent these falls? [J]. Copenhagen, WHO Regional Office for Europe, 2004: 1 - 28.

[ 3 ] Gillespie L D, Gillespie W J, Robertson M C, et al. Interventions for preventing falls in elderly people (Review)[J]. Cochrane Libr, 2007, 11: 1 - 289.

[ 4 ] Gross M T, Mercer V S, Lin F C. Effects of foot orthoses on balance in older adults[J]. The Journal of Orthopaedic and Sports Physical Therapy, 2012, 42(7): 649 - 657.

［5］ Rubenstein L Z and Josephson K R. The epidemiology of falls and syncope［J］. Clinics in Geriatric Medicine，2002，18(2)：141 – 158.

［6］ Salzman B. Gait and balance disorders in older adults［J］. Am Fam Physician，2010，82(1)：61 – 68.

［7］ Gribble P A，Hertel J，Plisky P. Using the star excursion balance test to assess dynamic postural-control deficits and outcomes in lower extremity injury：a literature and systematic review［J］. Journal of Athletic Training，2012，47(3)：339 – 357.

［8］ Hernandez M E，Ashton-Miller J A，Alexander N B. Age-related changes in speed and accuracy during rapid targeted center of pressure movements near the posterior limit of the base of support［J］. Clinical Biomechanics，2012，27(9)：910 – 916.

［9］ Moghadam M，Ashayeri H，Salavati M，et al. Reliability of center of pressure measures of postural stability in healthy older adults：effects of postural task difficulty and cognitive load［J］. Gait and Posture，2011，33(4)：651 – 655.

［10］ Ruhe A，Fejer R，Walker B. The test-retest reliability of centre of pressure measures in bipedal static task conditions — A systematic review of the literature［J］. Gait and Posture，2010，32(4)：436 – 445.

［11］ Chaudhry H，Bukiet B，Ji Z，et al，T. Measurement of balance in computer posturography：Comparison of methods — A brief review［J］. Journal of Bodywork and Movement Therapies，2011，15(1)：82 – 91.

［12］ Ramanathan A K，Kiran P，Arnold G P，et al. Repeatability of the Pedar – X® in-shoe pressure measuring system ［J］. Foot and Ankle Surgery，2010，16(2)：70 – 73.

［13］ Winter D A. Human balance and posture control during standing and walking［J］. Gait and Posture，1995，3(4)：193 – 214.

［14］ Ma C Z H，Wong D W C，Lam W K，et al. Balance improvement effects of biofeedback systems with state-of-the-art wearable sensors：a systematic review［J］. Sensors，2016，16(4)：434.

［15］ Lafond D，Duarte M，Prince F. Comparison of three methods to estimate the center of mass during balance assessment［J］. Journal of Biomechanics，2004，37(9)：1421 – 1426.

［16］ Hof A，Gazendam M，Sinke W. The condition for dynamic stability［J］. Journal of Biomechanics，2005，38(1)：1 – 8.

［17］ Patel M，Fransson P A，Lush D，et al. The effects of foam surface properties on standing body movement［J］. Acta Oto-laryngologica，2008，128(9)：952 – 960.

［18］ Rogers J. Romberg and his test［J］. The Journal of Laryngology and Otology，1980，94(12)：1401 – 1404.

［19］ Jacobson G and Shepard N. Balance function assessment and management［M］. Cambridge：Cambridge Univ Press，2009.

［20］ Furman J and Cass S. Vestibular disorders：a case study approach［J］. J Neurol，2003，250：1392 – 1393.

［21］ Juras G，Słomka K，Fredyk A，et al. Evaluation of the limits of stability (LOS) balance test［J］. Journal of Human Kinetics，2008，19：39 – 52.

［22］ Kinzey S J and Armstrong C W. The reliability of the star-excursion test in assessing dynamic balance［J］. Journal of Orthopaedic and Sports Physical Therapy，1998，27(5)：356 – 360.

［23］ Horak F B，Dozza M，Peterka R，et al. Vibrotactile biofeedback improves tandem gait in patients with unilateral vestibular loss［J］. Annals of the New York Academy of Sciences，2009，1164(1)：279 – 281.

［24］ Dozza M，Wall Iii C，Peterka R J，et al. Effects of practicing tandem gait with and without vibrotactile biofeedback in subjects with unilateral vestibular loss［J］. Journal of Vestibular Research：Equilibrium and Orientation，2007，17(4)：195.

［25］ Berg K，Wood-Dauphinee S，Williams J. The balance scale：reliability assessment with elderly residents and patients with an acute stroke［J］. Scandinavian Journal of Rehabilitation Medicine，1995，27(1)：27 – 36.

［26］ Bohannon R W. Reference Values for the timed up and go test：A descriptive meta-analysis［J］. Journal of Geriatric Physical Therapy，2006，29(2)：64 – 68.

［27］ Steffen T M，Hacker T A，Mollinger L. Age-and gender-related test performance in community-dwelling elderly people：Six-Minute walk test，Berg balance scale，timed up and go test，and gait speeds［J］. Physical Therapy，2002，82(2)：128 – 137.

［28］ Vuillerme N，Pinsault N，Fleury A，et al. Effectiveness of an electro-tactile vestibular substitution system in improving upright postural control in unilateral vestibular-defective patients［J］. Gait and Posture，2008，28(4)：711 – 715.

[29] Bisson E, Contant B, Sveistrup H, et al. Functional balance and dual-task reaction times in older adults are improved by virtual reality and biofeedback training[J]. Cyberpsychology and Behavior, 2007, 10(1): 16 - 23.

[30] Davis J C, Robertson M C, Ashe M C, et al. Does a home based strength and balance programme in people aged≥ 80 years provide the best value for money to prevent falls?: A systematic review of economic analyses of falls prevention interventions[J]. British Journal of Sports Medicine, 2010, 44: 80 - 89.

[31] Dobkin B H and Dorsch A. The promise of mHealth daily activity monitoring and outcome assessments by wearable sensors[J]. Neurorehabilitation and Neural Repair, 2011, 25(9): 788 - 798.

[32] Madureira M M, Takayama L, Gallinaro A L, et al. Balance training program is highly effective in improving functional status and reducing the risk of falls in elderly women with osteoporosis: a randomized controlled trial[J]. Osteoporosis International, 2007, 18(4): 419 - 425.

[33] Ma C Z H, Wan A H P, Wong D W C, et al. A vibrotactile and plantar force measurement-based biofeedback system: paving the way towards wearable balance-improving devices[J]. Sensors, 2015, 15(12): 31709 - 31722.

[34] Ma C Z, Wan A H, Wong D W, et al. Improving postural control using a portable plantar pressure-based vibrotactile biofeedback system[D]. 2014 IEEE Conference on Biomedical Engineering and Sciences (IECBES). IEEE, 2014: 855 - 860.

[35] Horak F, King L, Mancini M. Role of body-worn movement monitor technology for balance and gait rehabilitation [J]. Physical Therapy, 2015, 95(3): 461 - 470.

[36] Barkovich A, Szefler S, Olson E, et al. White paper: Scientific vision workshop on diagnostics and therapeutics [J]. Bethesda MD NICHHD, 2011: 1 - 13.

[37] Chang W D, Chang W Y, Lee C L, et al. Validity and reliability of wii fit balance board for the assessment of balance of healthy young adults and the elderly [J]. Journal of Physical Therapy Science, 2013, 25 (10): 1251 - 1253.

[38] Dozza M, Horak F B, Chiari L. Auditory biofeedback substitutes for loss of sensory information in maintaining stance[J]. Experimental Brain Research, 2007, 178(1): 37 - 48.

[39] Nataraj R, Audu M L, Triolo R J. Center of mass acceleration feedback control of functional neuromuscular stimulation for standing in the presence of internal postural perturbations[J]. Journal of Rehabilitation Research and Development, 2012, 49(6): 889.

[40] Byl N, Zhang W, Coo S, et al. Clinical impact of gait training enhanced with visual kinematic biofeedback: Patients with Parkinson's disease and patients stable post stroke[J]. Neuropsychologia, 2015, 79: 332 - 343.

[41] Afzal M R, Oh M K, Lee C H, et al. A portable gait asymmetry rehabilitation system for individuals with stroke using a vibrotactile feedback[J]. BioMed Research International, 2015: 1 - 16.

[42] Wan A H, Wong D W, Ma C Z, et al. A wearable vibrotactile biofeedback device allowing identification of different floor conditions for lower-limb amputees[J]. Archives of Physical Medicine and Rehabilitation, 2016, 97(7): 1210 - 1213.

[43] Crea S, Cipriani C, Donati M, et al. Providing time-discrete gait information by wearable feedback apparatus for lower-limb amputees: usability and functional validation[J]. Neural Systems and Rehabilitation Engineering, IEEE Transactions on, 2015, 23(2): 250 - 257.

[44] Halická Z, Lobotková J, Bučková K, et al. Effectiveness of different visual biofeedback signals for human balance improvement[J]. Gait and Posture, 2014, 39(1): 410 - 414.

[45] Grewal G S, Schwenk M, Lee-Eng J, et al. Sensor-based interactive balance training with visual joint movement feedback for improving postural stability in diabetics with peripheral neuropathy: A randomized controlled trial[J]. Gerontology, 2015, 61(6): 567 - 574.

[46] Woodman O J. An introduction to inertial navigation[J]. University of Cambridge, Computer Laboratory, Tech. Rep. UCAMCL - TR - 696, 2007, 14: 15.

[47] Luinge H J and Veltink P H. Measuring orientation of human body segments using miniature gyroscopes and accelerometers[J]. Medical and Biological Engineering and Computing, 2005, 43(2): 273 - 282.

[48] Zhu R and Zhou Z. A real-time articulated human motion tracking using tri-axis inertial/magnetic sensors package [J]. Neural Systems and Rehabilitation Engineering, IEEE Transactions on, 2004, 12(2): 295 - 302.

[49] Hass C J, Gregor R J, Waddell D E, et al. The influence of Tai Chi training on the center of pressure trajectory during gait initiation in older adults [J]. Archives of Physical Medicine and Rehabilitation, 2004, 85 (10): 1593 - 1598.

［50］ Prieto T E，Myklebust J B，Hoffmann R G，et al. Measures of postural steadiness：differences between healthy young and elderly adults［J］. IEEE Transactions on Biomedical Engineering，1996，43（9）：956 – 966.

［51］ O'Connor S M and Kuo A D. Direction-dependent control of balance during walking and standing［J］. Journal of Neurophysiology，2009，102（3）：1411 – 1419.

［52］ Lee M Y，Lin C F，Soon K S. Balance control enhancement using sub-sensory stimulation and visual-auditory biofeedback strategies for amputee subjects［J］. Prosthetics and Orthotics International，2007，31（4）：342 – 352.

［53］ DiStefano L J，Clark M A，Padua D A. Evidence supporting balance training in healthy individuals：a systemic review［J］. The Journal of Strength and Conditioning Research，2009，23（9）：2718 – 2731.

［54］ Ma C Z H，Wan A H P，Wong D W C，et al. Technologies for enhancing elderly balance ［D］. In BME 2014 Biomedical Engineering International Conference 2014：A1. Hong Kong，China.

［55］ Ma C Z H，Wan A H P，Wong D W C，et al. Insoles and plantar-force based vibrotactile biofeedback system improve elderly standing balance ［D］. In Symposium on Biomedical and Rehabilitation Engineering 2015：P1. Hong Kong SAR，China.

［56］ Haggerty S，Jiang L T，Galecki A，et al. Effects of biofeedback on secondary-task response time and postural stability in older adults［J］. Gait and Posture，2012，35（4）：523 – 528.

［57］ Chen C，Hong P W，Chen C，et al. Ground reaction force patterns in stroke patients with various degrees of motor recovery determined by plantar dynamic analysis［J］. Chang Gung Medical Journal，2007，30（1）：62.

［58］ Caudron S，Guerraz M，Eusebio A，et al. Evaluation of a visual biofeedback on the postural control in Parkinson's disease［J］. Neurophysiologie Clinique/Clinical Neurophysiology，2014，44（1）：77 – 86.

# 9 颈椎疾病中医手法康复的生物力学

颈椎病是目前临床最常见的疾病之一。近年来,随着移动式便携设备的快速发展和工作方式的改变,颈椎病的发病越来越年轻化,并且没有减缓的趋势[1]。颈椎是连接大脑和躯干的唯一桥梁,区域内有重要的血管和神经穿行。同时,颈椎是整个脊柱最灵活的区段,也是最容易发生损伤的部位。为了解颈椎的生物力学特性和损伤机制,指导临床对颈椎病的预防、诊断和治疗,研究者通常以离体实验和在体实验的方式进行研究。但这些研究方法受医学伦理学的制约,周期长,效率低且不能获得脊柱内部结构的应力特点。因此,随着数字化技术的不断提高,越来越多的研究者采用数值模型计算的方法进行应力和应变分析[2]。其中,自 1970 年代有限元分析法(finite element analysis, FEA)被引入骨科生物力学研究后,先后经历了由二维向三维、由线性单一材料向非线性复合材料的转变历程[3]。并且,三维有限元模型可以克服离体、在体实验或物理模型的多种不足,已广泛应用于脊柱生物力学的研究[4]。

1993 年,Kleinberger[5]建立了最早的颈椎三维有限元模型,主要包含椎体、椎间盘和韧带 3 个部分。1994 年,Bozic 等[6]就依据 CT 数据建立了单个 C4 椎体的三维有限元模型,首次以有限元网格的形式表现出椎体的三维结构。1997 年,Yoganandan 等[7]建立了相对完整的 C4~C6 颈椎节段有限元模型,包括了皮质骨、松质骨、椎板、椎弓根、横突、棘突、终板和椎间盘等结构,并将模型计算结果与离体实验的测量结果进行比较,来对模型进行验证。此后,国内外涌现大量不同节段、材料属性和单元类型的颈椎三维有限元模型[8]。2009 年,Hedenstierna 等[9]建立了包含肌肉的有限元模型。Li 和 Dai[10]则建立了颈部脊髓的有限元模型。2015 年,王辉昊等[11]基于颈椎 CTA 图像建立了人体全颈椎及椎动脉流固耦合模型。这些不同特点、应用于不同研究领域的颈椎三维有限元模型,推动着颈椎生物力学研究的发展,为深入了解颈椎及其附属结构的生物力学机制提供了新思路。

颈椎病的众多康复治疗方法中,中医手法受到普遍关注,并且其在临床上取得了令人满意的疗效[12]。然而,目前针对中医手法治疗机制的研究仍显匮乏,这其中不乏在体实验和离体实验的局限性限制[13],也包含中医手法治疗的操作特殊性限制[14]。因此,结合新的研究模型和研究方法,从生物力学角度对其疗效和机制进行研究具有重要意义。

近年来,生物力学与中医学结合紧密,生物力学方法在中医临床学科中的应用愈发频繁和广阔,尤其是有限元分析法具备无可替代的优势[15],使得其在中医骨伤科学领域越来越受到重视,运用也愈加成熟。本章将对正常人全颈椎有限元模型的建立、验证和在中医手法治疗颈椎病中的初步应用进行介绍。

## 9.1 颈椎手法治疗的生物力学测量

中医手法用于临床康复治疗,主要分为两种类型:理筋手法和整骨手法[16]。颈椎定位定向旋转扳法是整骨手法中最具特色的一种术式,根据地域和流派的不同,有着不同的操作特点和技术规范[17-22]。由于缺乏直接量化的观察和研究手段,很难客观地评价某种手法的优劣,临床治疗中手法的选择几乎完全取决于施术者的个人习惯和经验。因此,针对一种手法的客观量化,以及参数分析研究显得尤为重要。

从生物力学角度分析,手法的治疗作用主要由手法刺激性、局部组织生物力学特性和人体生理病理状态构成[23]。颈部旋转手法的疗效则与手法的施力大小、方向、角度及时间等生物力学参数密切相关[24],其中动力学参数是手法作用的最直接表现,而运动学参数则是手法施术成功的重要部分。通过对手法的在体力学测量,不仅可以对该手法进行客观量化研究,也可以获取该手法的力学参数,为手法的有限元研究提供准确的实验数据。

### 9.1.1 手法的在体测量

实验招募了 34 名健康、无明显手法禁忌症的志愿者,年龄 16～35 岁。并邀请了上海中医药大学附属曙光医院石氏伤科医学中心詹红生主任(石氏伤科第 5 代杰出代表性传人,具有 30 年临床一线工作经验的骨伤科医生),进行石氏伤科下颈椎(C5)骨错缝筋出槽定点旋转扳法,以保证手法操作的可靠性和安全性。使用的力学测量系统为 Runinsense (Walkinsense sports,Tomorrow options,英国),如图 9-1 所示。

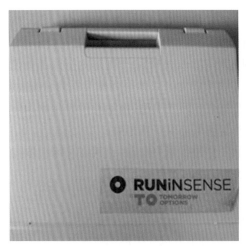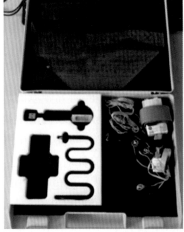

图 9-1 Runinsense 系统及配件
**Figure 9-1** Runinsense system and fittings

在进行手法操作前,入组的 34 名健康志愿者完成个人基本信息情况的登记(姓名、性别和年龄),研究人员对志愿者的身高、体重、颈围、颈长、坐高进行测量,连续测量 3 次后取平均值,作为最终记录数值。测量方法如下:

(1) 身高、体重、体重指数(BMI):由身高体重测量仪测得,按照公式"体重指数=体重(kg)/身高$^2$(m$^2$)"计算出各志愿者 BMI[25]。

(2) 嘱咐受试者端坐于治疗凳上,身体直立,自然放松,双目平视前方,进行颈围、颈长及坐高的测量。

颈围:将皮尺放于受试者甲状软骨上缘与 C5 棘突部位,绕颈部一周,测得周长,单位 cm。

颈长:研究员用皮尺测量受试者枕骨大孔下缘至 C7 棘突的长度,单位 cm。

坐高:研究员用皮尺测量受试者头顶至地面的距离,单位 cm。

(3) 定点旋转扳法的力学参数:预载荷(N)、扳动力(N)、扳动时间(ms),由 Walkinsense sports 系统提取和计算,2 号薄片(C5 棘突旁)和 6 号薄片(颏结节旁)各有一组数据。

在正式测量前,结合所用手法操作时的特点,将薄膜测力器的 2 枚薄膜测力片(2 号和 6 号),分别粘贴于受试者 C5 棘突左侧和左侧颏结节处。同理,将另一部测力器的 2 号和 6 号测力片粘贴于对侧(见图 9 - 2)。

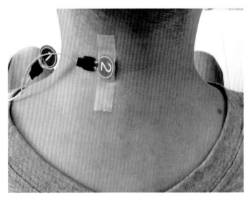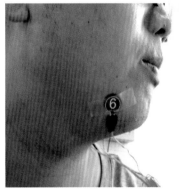

图 9 - 2　薄膜测力片的定位

**Figure 9 - 2**　The location of thin film force measurements

手法的操作依照詹红生教授团队所提出的石氏伤科颈椎"骨错缝筋出槽"矫正手法技术规范[17]所描述的颈椎骨错缝定点旋扳手法操作要领进行。以头左旋,向右调整为例,施术时,调整力主要集中在右手 2 号点(右拇指),旋转力则集中在左手 6 号点(左掌心)。

受试者坐于治疗凳上,自然放松,施术者立其身后以腹部抵于患者肩背部,嘱受试者头前屈约 15°角,左旋至极限位,施术者右手掌贴于颈部,以手拇指指腹抵于目标椎体棘突左侧并固定,左手掌心置于患者右侧颏结节并固定,嘱受试者头部放松,右拇指及左掌心施加一定预载荷。待受试者放松后,左臂瞬间发力并带动左掌托住颏结节做旋转动作,同时右手拇指向右侧推目标棘突,此时常可听到类似"喀哒"弹响声,即宣告手法成功。同理,左侧施术一次(见图 9‑3)。

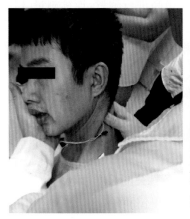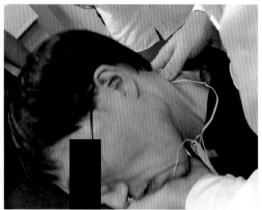

**图 9‑3** 定点旋转扳法操作
**Figure 9‑3** The operation of traditional Chinese cervical manipulation

测量时,施术者于每位受试者颈部 C5 棘突进行左、右侧两次定点旋转扳法操作,利用 Walkinsense sports 软件记录操作时的力‑时间曲线。数据采集完成后,通过软件后期提取手法操作时预载荷力、峰值、扳动力和扳动时间等参数。

在获取手法力学数据后,采用 Herzog 等[26] 介绍的力‑时间曲线图方法为基础进行分析,如图 9‑4 所示。

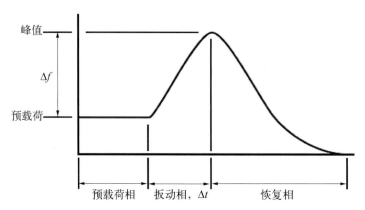

**图 9‑4** 颈椎旋转扳法力‑时间曲线
**Figure 9‑4** The force‑time curve of cervical manipulation

图 9‑4 中曲线表示颈椎旋转手法操作过程中的作用力随时间的变化曲线:第 1 段平稳线为预载荷相(preload phase),表示术前拇指和掌心对受试者施加预载荷的阶段,该阶段所对应的力值为预载荷力(preload force);第 2 段曲线至顶点为扳动相(thrust phase),表示施术时拇指和掌心开始向施术者施加推力和旋头力,到达顶峰时所对应的值为峰值(peak force),也称最大载荷、最大力,峰值与预载荷之间的差值为扳动力($\Delta f$)。同理,峰值所对应的时间节点与预载荷相末之间的差值为扳动时间($\Delta t$);最后一个阶段,由峰值降落值基线为恢复相(resolution phase);恢复相末所对应的时间为一次完整的扳法所需要的时间。

### 9.1.2　手法力学数据的分析

分析通过实验测量得到的施术者在操作时受试者左侧和右侧两次的预载荷、峰值、扳动力、扳动时间与受试者身高、体重、体重指数、颈围、颈长、坐高之间的关系,采用泊松相关分析,探讨其相关性。取相关系数$|R| < 0.3$为无相关,$0.3 < |R| < 0.5$为低相关,$0.5 < |R| < 0.8$为显著相关,$|R| > 0.8$为强相关[27],在统计上采用单因素方差分析进行统计表达。

纳入的34名受试者,其中29名男性,5名女性,其年龄、身高、体重、BMI、颈围、颈长、坐高等数均值特点如表9-1所示。

**表 9 - 1　受试者基本数据**

**Table 9 - 1　The basic information of the subjects**

| 项　　目 | 样本量($N$) | 结果 ($\bar{X} \pm S$) |
|---|---|---|
| 年龄/岁 | 34 | 22.30±4.60 |
| 身高/cm | 34 | 173.00±78.00 |
| 体重/kg | 34 | 66.90±13.60 |
| 颈围/cm | 34 | 35.90±3.00 |
| BMI/(kg/m$^2$) | 34 | 22.17±3.55 |
| 颈长/cm | 34 | 10.76±1.53 |
| 坐高/cm | 34 | 137.80±5.03 |

本次测量采集的左、右两次手法操作2号薄片及6号薄片的力学数据,包括预载荷、峰值、扳动力、扳动时间、一次完整手法施术时间。具体结果详见表9-2。

**表 9 - 2　定点旋扳法力学特点**

**Table 9 - 2　The mechanical characteristics of the cervical manipulation**

| 　　　　薄片<br>参数 | 2 号(左) | 6 号(左) | 2 号(右) | 6 号(右) |
|---|---|---|---|---|
| 预载荷/N | 7.84±4.03 | 3.27±1.30 | 6.42±3.20 | 3.18±1.29 |
| 峰值/N | 14.78±4.78 | 6.68±2.82 | 13.33±4.50 | 7.68±2.90 |
| 扳动力/N | 6.93±3.21 | 3.42±2.03 | 6.90±2.36 | 4.49±2.10 |
| 扳动时间/ms | 159.12±34.50 | 182.94±55.21 | 148.82±33.00 | 165.59±33.59 |
| 施术时间/ms | 2 362.65±559.28 | | 2 403.24±645.33 | |

采用配对$t$检验比较施术者左、右侧相同部位手法的力学参数差异性(见图9-5)。经统计学分析,棘突旁(2号薄片)左、右两侧预载荷$t = 2.49$,$p < 0.05$,差异具有统计学意义;峰值$t = 1.41$,$p > 0.05$,差异无统计学意义;扳动力$t = 0.04$,$p > 0.05$,差异无统计学意义;扳动时间$t = 1.41$,$p = 0.17 > 0.05$,差异无统计学意义。颈结节(6号薄片)左、右两侧预载荷$t = 0.31$,$p = 0.76 > 0.05$,差异无统计学意义;峰值$t = -1.59$,$p = 0.12 > 0.05$,差异无

统计学意义；扳动力 $t=-2.30$，$p<0.05$，差异具有统计学意义；扳动时间 $t=1.75$，$p>$ 0.05，差异无统计学意义。通过分析比较表明，该手法在进行操作时，左右手是有差异的，施术者利手（右手）用力大小要小于不利手（左手），这种差异可能根本上源于利手在生理上的优势。

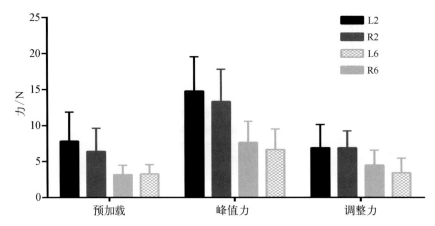

图 9-5　左、右两侧不同测力片力学参数比较

**Figure 9-5**　The force compare between left and right hand operation

采用配对 $t$ 检验，比较左、右两侧施术时间以及同侧扳动时间。经统计学分析，左、右两侧总施术时间 $t=-0.37$，$p>0.05$，差异无统计学意义；左侧 2 号点与 6 号点比较，扳动时间 $t=-2.67$，$p<0.01$，差异具有显著统计学意义；右侧 2 号点与 6 号点比较，扳动时间 $t=-3.19$，$p<0.01$，差异具有显著统计学意义。结合表 9-2 数据，可以表明，在手法操作时，拇指推动力耗时少，力量大，体现了"寸劲"的特点。

采用泊松相关分析，分别对左、右两侧操作过程中力学参数与各相关因素之间的相关性进行分析，详见表 9-3 和表 9-4。

经统计学分析，左侧手法操作时，2 号点（棘突旁）预载荷与峰值 $R=0.75$，$p<0.01$，表示这两者存在显著的正性相关；峰值与扳动力 $R=0.55$，$p<0.01$，表示这两者存在低正性相关；预载荷与扳动力 $R=-0.14$，$p>0.05$，表明这两者无相关性；2 号点扳动时间与预载荷、峰值、扳动力之间均无明显相关性；2 号点扳动力与身高、体重、BMI、颈围及颈长均有显著正性相关，与坐高无相关性，预载荷、峰值与各观察因素之间无明显相关性。6 号点（颌结节）预载荷与峰值 $R=0.76$，$p<0.01$，表明这两者有显著正性相关；预载荷与扳动力之间 $R=0.41$，$p<0.05$，表明这两者之间有低正性相关；峰值与扳动力之间 $R=0.91$，$p<0.01$，表明这两者间有强正性相关；6 号点扳动时间与预载荷、峰值、扳动力之间均无明显相关性；6 号点预载荷、峰值、扳动力与各观察因素之间相互无明显相关性。

右手操作时，2 号点预载荷与峰值 $R=0.86$，$p<0.01$，表明这两者之间有强正性相关；峰值与扳动力 $R=0.73$，$p<0.01$，表明这两者之间有显著正性相关；预载荷与扳动力 $R=0.28$，$p>0.05$，表明这两者之间无明显相关性；2 号点扳动时间与预载荷 $R=-0.43$，$p<0.05$，表明这两者之前有低负性相关；2 号点预载荷、峰值、扳动力与各观察因素之间均无明显相关性。6 号点预载荷与峰值 $R=0.76$，$p<0.01$，表明这两者之间有显著正性相关；预

表 9 - 3　左侧定点旋转扳法力学参数与各因素之间的 Pearson 相关分析（R 值）

Table 9 - 3　The Pearson correlation analysis of mechanical parameters and factors of left hand operation（R value）

| | 2号预载荷 | 2号峰值 | 2号扳动力 | 6号预载荷 | 6号峰值 | 6号扳动力 | 2号扳动时间 | 6号扳动时间 | 身高 | 体重 | BMI | 颈围 | 颈长 | 坐高 |
|---|---|---|---|---|---|---|---|---|---|---|---|---|---|---|
| 2号预载荷 | 1 | 0.747** | -0.143 | 0.404* | 0.419* | 0.325 | -0.175 | -0.061 | -0.078 | -0.082 | -0.056 | -0.236 | -0.169 | -0.309 |
| 2号峰值 | 0.747** | 1 | 0.551** | 0.420* | 0.570** | 0.525** | -0.321 | 0.139 | 0.216 | 0.247 | 0.198 | 0.149 | 0.104 | -0.047 |
| 2号扳动力 | -0.143 | 0.551** | 1 | 0.119 | 0.323 | 0.373* | -0.258 | 0.284 | 0.420* | 0.470** | 0.366* | 0.518** | 0.367* | 0.318 |
| 6号预载荷 | 0.404* | 0.420* | 0.119 | 1 | 0.756** | 0.413* | -0.221 | -0.332 | 0.142 | 0.178 | 0.163 | 0.043 | 0.012 | -0.190 |
| 6号峰值 | 0.419* | 0.570** | 0.323 | 0.756** | 1 | 0.908** | -0.400* | -0.278 | 0.224 | 0.323 | 0.310 | 0.161 | 0.136 | -0.147 |
| 6号扳动力 | 0.325 | 0.525** | 0.373* | 0.413* | 0.908** | 1 | -0.416* | -0.175 | 0.221 | 0.336 | 0.327 | 0.197 | 0.182 | -0.083 |
| 2号扳动时间 | -0.175 | -0.321 | -0.258 | -0.221 | -0.400* | -0.416* | 1 | 0.406* | 0.248 | 0.145 | 0.045 | 0.164 | 0.219 | 0.207 |
| 6号扳动时间 | -0.061 | 0.139 | 0.284 | -0.332 | -0.278 | -0.175 | 0.406* | 1 | 0.243 | 0.354* | 0.292 | 0.326 | 0.308 | 0.416* |
| 身高 | -0.078 | 0.216 | 0.420* | 0.142 | 0.224 | 0.221 | 0.248 | 0.243 | 1 | 0.635** | 0.287 | 0.733** | 0.850** | 0.752** |
| 体重 | -0.082 | 0.247 | 0.470** | 0.178 | 0.323 | 0.336 | 0.145 | 0.354* | 0.635** | 1 | 0.920** | 0.782** | 0.602** | 0.438** |
| BMI | -0.056 | 0.198 | 0.366* | 0.163 | 0.310 | 0.327 | 0.045 | 0.292 | 0.287 | 0.920** | 1 | 0.608** | 0.313 | 0.160 |
| 颈围 | -0.236 | 0.149 | 0.518** | 0.043 | 0.161 | 0.197 | 0.164 | 0.326 | 0.733** | 0.782** | 0.608** | 1 | 0.636** | 0.513** |
| 颈长 | -0.169 | 0.104 | 0.367* | 0.012 | 0.136 | 0.182 | 0.219 | 0.308 | 0.850** | 0.602** | 0.313 | 0.636** | 1 | 0.795** |
| 坐高 | -0.309 | -0.047 | 0.318 | -0.190 | -0.147 | -0.083 | 0.207 | 0.416* | 0.752** | 0.438** | 0.160 | 0.513** | 0.795** | 1 |

注：** 在 $p<0.01$ 水平（双侧）上显著相关。* 在 $p<0.05$ 水平（双侧）上显著相关。

表 9 - 4 右侧定点旋转扳法力学参数与各因素之间的 Pearson 相关分析（$R$ 值）

Table 9 - 4 The Pearson correlation analysis of mechanical parameters and factors of right hand operation（$R$ value）

| | 2号预载荷 | 2号峰值 | 2号扳动力 | 6号预载荷 | 6号峰值 | 6号扳动力 | 2号扳动时间 | 6号扳动时间 | 身高 | 体重 | BMI | 颈围 | 颈长 | 坐高 |
|---|---|---|---|---|---|---|---|---|---|---|---|---|---|---|
| 2号预载荷 | 1 | 0.861** | 0.279 | 0.260 | 0.188 | 0.100 | -0.434* | -0.154 | -0.048 | -0.063 | -0.051 | -0.105 | 0.007 | -0.162 |
| 2号峰值 | 0.861** | 1 | 0.728** | 0.168 | 0.210 | 0.187 | -0.219 | -0.026 | 0.011 | -0.036 | -0.062 | -0.052 | 0.021 | -0.139 |
| 2号扳动力 | 0.279 | 0.728** | 1 | -0.034 | 0.144 | 0.219 | 0.171 | 0.159 | 0.085 | 0.018 | -0.048 | 0.043 | 0.030 | -0.045 |
| 6号预载荷 | 0.260 | 0.168 | -0.034 | 1 | 0.758** | 0.434* | 0.184 | 0.178 | 0.076 | 0.179 | 0.174 | -0.049 | 0.121 | 0.048 |
| 6号峰值 | 0.188 | 0.210 | 0.144 | 0.758** | 1 | 0.917** | 0.151 | 0.290 | -0.119 | -0.147 | -0.132 | -0.258 | -0.102 | -0.158 |
| 6号扳动力 | 0.100 | 0.187 | 0.219 | 0.434* | 0.917** | 1 | 0.096 | 0.292 | -0.211 | -0.312 | -0.288 | -0.326 | -0.215 | -0.247 |
| 2号扳动时间 | -0.434* | -0.219 | 0.171 | 0.184 | 0.151 | 0.096 | 1 | 0.577** | -0.118 | -0.092 | -0.091 | -0.018 | -0.035 | 0.056 |
| 6号扳动时间 | -0.154 | -0.026 | 0.159 | 0.178 | 0.290 | 0.292 | 0.577** | 1 | 0.059 | -0.020 | -0.091 | -0.051 | 0.115 | 0.182 |
| 身高 | -0.048 | 0.011 | 0.085 | 0.076 | -0.119 | -0.211 | -0.118 | 0.059 | 1 | 0.635** | 0.287 | 0.733** | 0.850** | 0.752** |
| 体重 | -0.063 | -0.036 | 0.018 | 0.179 | -0.147 | -0.312 | -0.092 | -0.020 | 0.635** | 1 | 0.920** | 0.782** | 0.602** | 0.438** |
| BMI | -0.051 | -0.062 | -0.048 | 0.174 | -0.132 | -0.288 | -0.091 | -0.091 | 0.287 | 0.920** | 1 | 0.608** | 0.313 | 0.160 |
| 颈围 | -0.105 | -0.052 | 0.043 | -0.049 | -0.258 | -0.326 | -0.018 | -0.051 | 0.733** | 0.782** | 0.608** | 1 | 0.636** | 0.513** |
| 颈长 | 0.007 | 0.021 | 0.030 | 0.121 | -0.102 | -0.215 | -0.035 | 0.115 | 0.850** | 0.602** | 0.313 | 0.636** | 1 | 0.795** |
| 坐高 | -0.162 | -0.139 | -0.045 | 0.048 | -0.158 | -0.247 | 0.056 | 0.182 | 0.752** | 0.438** | 0.160 | 0.513** | 0.795** | 1 |

注：** 在 $p < 0.01$ 水平（双侧）上显著相关。 * 在 $p < 0.05$ 水平（双侧）上显著相关。

载荷与扳动力 $R=0.43$，$p<0.05$，表明这两者之间存在低正性相关，但相关性不显著；峰值与扳动力 $R=0.92$，$p<0.01$，表明这两者之间有强正性相关；6 号点扳动时间、预载荷、峰值、扳动力及其他各观察因素之间相互均无明显相关性。

中医手法作为一种"因人而异"的特殊诊疗技能，在以往的传承过程中，由于受到各种因素的限制，都只能采用口传心授的方式。在这种方式下往往需要花费大量的时间进行摸索和实践，正如《御纂医宗金鉴》所云："一旦临证，机触于外，巧生于内，手随心转，法从手出"[28]，这正道出了手法治疗对"功力"的要求。随着时代的发展，临床医学对于手法的安全性和可重复性的要求不断提高，通过合适的测量以获取手法各项参数，从而对其进行量化、客观化研究一直是手法领域不断探索和完善的课题。

我们通过对海派石氏伤科下段颈椎骨错缝筋出槽定点旋扳法的在体测量，对该手法进行了初步的量化和客观化总结，该手法施术时操作部位作用力范围是：左手拇指扳动力平均大小 $6.93\pm3.21$ N，掌心扳动力平均大小 $3.42\pm2.03$ N；右手拇指扳动力平均大小 $6.90\pm2.36$ N，掌心扳动力平均大小 $4.49\pm2.10$ N。同时归纳出该手法的 3 个特点：

（1）左、右手施术时的扳动力存在差异，利手扳动力小，不利手扳动力大，而预载荷、峰值则无区别。

（2）拇指（定点）推动力比掌心的旋转力时间上更短、促，体现"寸劲"的特点。

（3）身高、体重、BMI、颈围、颈长均是手法扳动力的影响因素，对手法的施术有一定的影响。

这些数值范围和操作特点可以为该手法的重复操作和推广提供参考依据，并且为该手法的生物力学研究提供可靠的数据来源。

目前，学术界与临床上对于旋转手法的操作规范以及手法的力学特征依然有很多争论，各种流派相似手法的生物力学参数不尽相同。通过生物力学测量和分析来提高手法的安全性、有效性和可重复性尚且需要更多、更深入的研究。

## 9.2 正常颈椎生理功能的有限元建模

颈部上接头颅，下连胸廓，其灵活性好，活动度大，每相邻节断有 6 个自由度，即 3 个平移运动（冠状轴、纵轴和矢状轴）和 3 个轴性运动（屈、伸、旋转），可为颈椎提供三维空间的生理活动[29,30]。颈椎在解剖上由 7 节椎体、6 个椎间盘及周围肌肉和韧带共同组成，是维持颈椎稳定性的基本功能单位。正常人的颈椎稳定性由内源性稳定和外源性稳定两个部分组成[31]，其中内源性稳定包括椎体、附件、椎间盘及其相连接的韧带，组成了颈椎的静力平衡系统；外源性稳定则主要为附着于颈椎、头项部、肩胛区的不同层次的肌群，构成了颈椎的动力平衡系统。而这两项稳定中一项或两项失稳就会导致颈椎病的发生。

颈部所受负荷主要为头颅重量、肌肉活动和外力所产生的。其中，椎体承受压缩负荷，椎间盘承受挤压、弯曲和扭转的负荷，且对抗扭转的能力较差。正常情况下，颈椎序列存在一定的生理曲度，即"颈曲"，主要是由于 C4～C5 椎间盘前厚后薄所造成的颈部中段向前凸出的弧度,这样的生理结构能增加颈椎的强度和弹性,减轻和缓冲重力的震荡。颈部直立时,颈曲基本保持前凸,因此,椎体和椎间盘承受的压力大致为头颅的重量。

### 9.2.1 正常人全颈椎有限元建模

实验研究中使用的有限元前、后处理软件依次为:Mimics17.0(比利时 Materialise 公司)、Geomagic12.0(美国 Geomagic 公司)、Hypermesh11.0(美国 Altair 公司)和 Abaqus 6.13(美国 SD SIMULIA 公司)。有限元分析相比于传统的在体实验和离体实验有着十分明显的优势,进行有限元分析首要解决的是符合要求的有限元模型的建立与验证。在常规的建模过程中,我们依据研究目的的不同,筛选建模目标个体并通过枕骨底至胸一椎体之间区域的 CT 或 MRI 扫描,将获取的二维断层图像以 DICOM 格式保存,如图 9-6 所示。

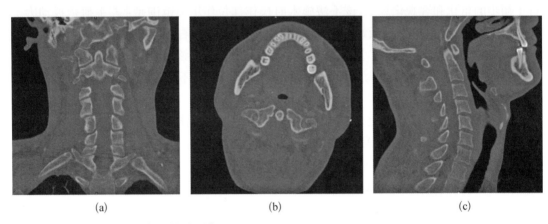

(a)            (b)            (c)

图 9-6 受试者 CT 扫描二维断层多视角图像
(a) 冠状面;(b) 横截面;(c) 矢状面
**Figure 9-6** The cervical spine CT image of the subject

将 DICOM 格式图像数据导入医用交互式软件 Mimics 17.0 中,对全颈椎每个骨性结构进行三维几何重建,将结果以 STL 格式保存。将 STL 格式模型导入逆向工程软件 Geomagic12.0 进行非线性曲面(NURBS)的构建,拟合完成后,得到全颈椎三维有限元模型 C1~T1 的实体模型,将模型以 IGES 格式保存。模型构建流程如图 9-7 所示。

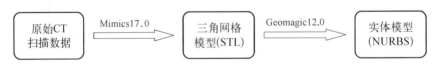

图 9-7 三维几何实体模型的构建流程
**Figure 9-7** The process of constructing three dimensional geometric solid model

在医用交互式软件 Mimics17.0 操作中,通过界定阈值、区域增长,形成蒙板、编辑,提取模型 C1~T1 各个节段,并使用 Remesh 功能对各个 3D 模型进行初步光顺处理。在 Geomagic12.0 软件操作中,将 3D 单个模型依次经过点云、多边形、精确模块等模块,对模型进行降噪,修补和填充,绘制特征线,曲面片调整及 NURBS 曲面片拟合处理,得到实体模型。模型构建详细操作如图 9-8 和图 9-9 所示(以 C2 建模为例)。

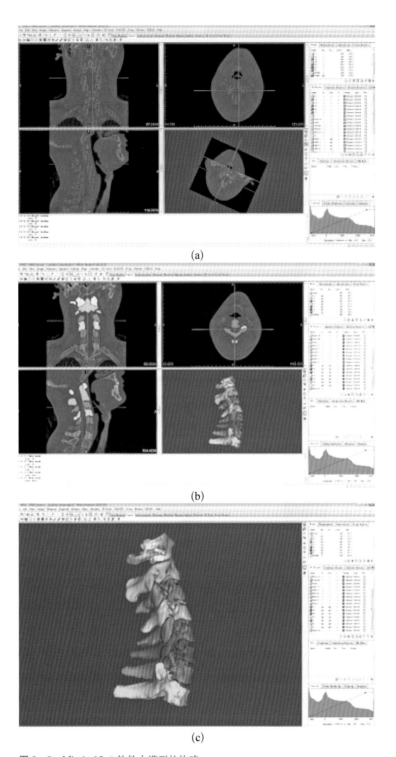

(a)

(b)

(c)

图9-8 Mimics17.0软件内模型的构建
（a）界定阈值及区域增长；（b）蒙板形成和编辑；（c）全颈椎 3D 模型
**Figure 9-8** The model construction by Mimics 17.0

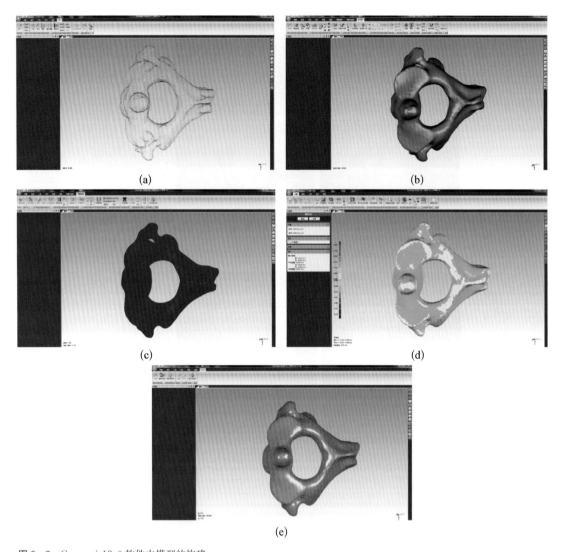

**图 9 - 9** Geomagic12.0 软件内模型的构建
(a) 点云阶段;(b) 多边形阶段;(c) 手绘特征线和构造格栅;(d) 拟合偏差分析;(e) 拟合后的 NURBS 模型
**Figure 9 - 9** The model construction by Geomagic12.0

将椎体模型导入有限元分析软件 Abaqus6.13(SIMULIA 公司,美国)中,运用其中 Part、Assemble 和 Mesh 模块,构建厚度为 0.1 mm 的椎体上下终板和关节软骨模型,以及相邻两终板之间的椎间盘模型(包括纤维环和髓核),如图 9 - 10 所示。

在有限元分析软件 Abaqus6.13 的 Part 模块中,参考解剖资料及文献资料[32,33],在各个韧带相应的起止点,构建了包括横韧带(transversal ligament, TL)、翼状韧带(alar ligament, AL)、前纵韧带(anterior longitudinal ligament, ALL)、后纵韧带(posterior longitudinal ligament, PLL)、黄韧带(ligamentum flavum, LF)、关节囊韧带(capsular ligament, CL)、棘突间韧带(interspinous ligament, ISL)、棘上韧带(supraspinal ligament, SSL)在内的共 8 种韧带(见图 9 - 11)。

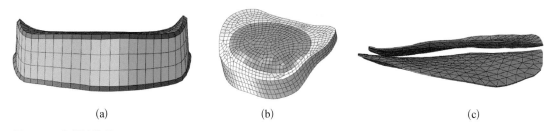

(a)            (b)            (c)

**图 9 - 10  各部件模型**
(a) 椎间盘和终板模型正面观;(b) 髓核及纤维环模型;(c) 关节软骨
**Figure 9 - 10**  The model of different parts

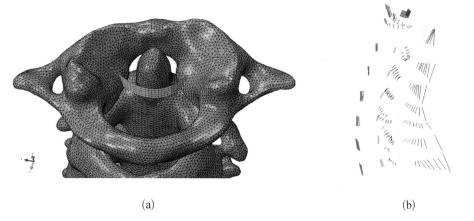

(a)                        (b)

**图 9 - 11  韧带模型**
(a) 横韧带 TL;(b) 整体韧带模型
**Figure 9 - 11**  The ligament model

随后,将所有模型导入有限元前处理软件 Hypermesh11.0 进行网格划分,将 Jacobian 比(网格质量)控制为 0.6 以上[34]。使用拓扑分区及网格划分功能,皮质骨采用厚度为 1 mm 的 C3D6 单元进行划分,松质骨采用 C3D4 单元进行划分,关节软骨及椎体终板均设置 C3D6 单元。椎间盘采用增强沙漏控制的 C3D8R 单元进行划分,横韧带三维缩减积分壳 S4R 单元进行划分,其余韧带均采用只受拉不受压的 TRUSS 单元进行划分。

关节软骨间采用无摩擦面-面接触关系模拟关节间的相互作用,椎间盘和终板之间通过共用终板面网格来实现共节点,从而完成椎体和椎间盘之间的关系设定。

在材料赋值步骤中,模型骨性部分(皮质骨、松质骨和终板)以及 TL 均设置为各向同性的弹性材料。椎间盘(包括纤维环与髓核)使用不可压缩的超弹性材料定义。因研究不涉及椎间盘内部应力应变的运算与详细观察,故忽略胶原纤维的影响。除 TL 外的所有韧带属性均采用次弹性材料属性进行定义。模型各个部件详细单元类型和详细材料属性均参考文献[35~39](见表 9 - 5)。

表 9-5 颈椎模型各部件单元类型与材料属性详表
Table 9-5 Element types and material properties of cervical spine model

| 部　件 | 单元类型 | 杨氏模量/MPa | 泊松比 | 横截面积/mm² |
|---|---|---|---|---|
| **骨性结构** | | | | |
| 椎体皮质骨 | C3D6 | 10 000 | 0.3 | — |
| 椎体松质骨 | C3D4 | 450 | 0.23 | — |
| 后部骨结构 | C3D6 | 3 500 | 0.25 | — |
| **椎间盘** | | | | |
| 纤维环 | C3D8R | 4.2 | 0.45 | — |
| 髓核 | C3D8R | 1 | 0.499 | — |
| **韧带** | | | | |
| 横韧带 | S4R | 20 | 0.4 | 15 |
| 翼状韧带 | 仅张力，truss 单元 | 5(<12%)10(>12%) | 0.4 | 20 |
| 前纵韧带 | 仅张力，truss 单元 | 15(<12%)30(>12%) | 0.3 | 11.1 |
| 后纵韧带 | 仅张力，truss 单元 | 10(<12%)20(>12%) | 0.3 | 11.3 |
| 黄韧带 | 仅张力，truss 单元 | 5(<12%)10(>12%) | 0.3 | 46 |
| 棘间韧带 | 仅张力，truss 单元 | 4(<12%)8(>12%) | 0.3 | 12 |
| 囊韧带 | 仅张力，truss 单元 | 7(<12%)30(>12%) | 0.3 | 42.2 |
| 棘上韧带 | 仅张力，truss 单元 | 1(<12%)1.5(>12%) | 0.4 | 13.1 |
| **其他** | | | | |
| 终板 | C3D6 | 1 000 | 0.3 | — |
| 关节软骨 | C3D6 | 1 000 | 0.3 | — |

　　载荷与边界条件设置过程中，首先，建立全局坐标系 $x$-$y$-$z$，$x$-$y$ 平面等同于水平面，$x$-$z$ 平面等同于冠状面，$y$-$z$ 平面等同于矢状面。模型在载荷下的活动以此 3 个平面进行评估，前屈后伸在 $y$-$z$ 平面，正（+）为前屈，负（−）为后伸；左右侧弯在 $x$-$z$ 平面，正（+）为左侧弯，负（−）为右侧弯；左右旋转在 $x$-$y$ 平面，正（+）为左旋转，负（−）为右旋转。然后，约束 T1 下终板所有节点的 6 个自由度作为边界条件，在 C1 上方 2 mm 处建立一个节点，并将其设置为参考点，将该 RP 与 C1 椎体上表面所有节点进行耦合，使得加载在 RP 上的载荷均匀分布在 C1 所有节点上。

　　为了对构建的颈椎有限元模型进行验证，通过对参考文献中实验数据信息的提取和总结，对模型施加纯扭矩进行前屈、后伸、左侧弯、右侧弯、左旋转、右旋转共 6 种工况的模拟，其中，前屈、后伸工况中所施加的扭矩为 ±0.5、±1、±1.5、±2 N·m，左、右侧弯及左、右旋转工况下，施加的扭矩为 ±1 N·m。

　　通过以上详细步骤的构建，最终，实验建立了正常人全颈椎模型模拟了 8 个椎体、8 种韧带、7 个椎间盘、7 组小关节。外形逼真，清晰完整地模拟了颈椎的几何特性和内在材料属性（见图 9-12）。

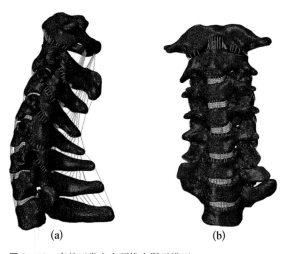

**图 9 - 12**　完整正常人全颈椎有限元模型
（a）侧面观；（b）正面观

**Figure 9 - 12**　The intact finite element model of cervical spine

## 9.2.2　正常人有限元模型的验证

有限元模型的构建只是有限元分析的第一步，能否将该模型进行全面计算和运用则取决于该模型的验证。

实验将模型在前屈、后伸、左侧弯、右侧弯、左旋转和右旋转共 6 种工况下计算得到的相邻椎体活动度（range of motion，ROM）值与离体实验[40-45]的结果进行对比，从而对模型进行验证。验证结果详细见图 9-13 和图 9-14。通过比较发现，研究所构建的有限元模型 ROM 结果数据与参考文献在前屈、后伸、左右侧弯和左右旋转 6 个工况下均有较好的一致性，在部分节段也存在一定的差异性，但这种差异是可接受的[46]。总体而言，有限元模型与参考文献数据所反映的趋势是一致的，该模型能够很好地体现正常人的生理功能。

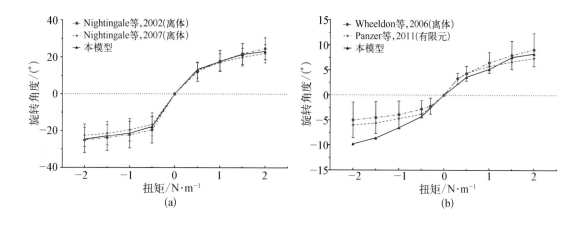

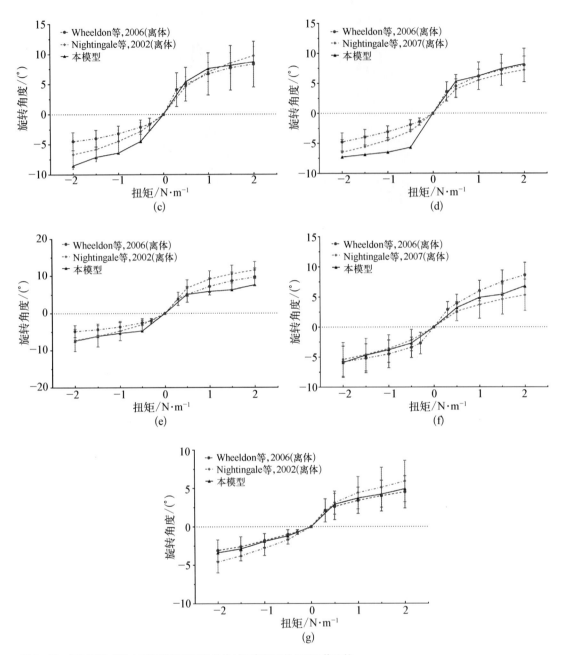

**图 9 - 13** 不同颈椎节段在不同前屈(正)和后伸(负)弯矩下的 ROM 值比较
(a) C1~C2 节段;(b) C2~C3 节段;(c) C3~C4 节段;(d) C4~C5 节段;(e) C5~C6 节段;(f) C6~C7 节段;(g) C7~T1 节段

**Figure 9 - 13** Comparison of the intact model response against in vitro studies and FE models in different segments under flexion (positive) and extension (negative)

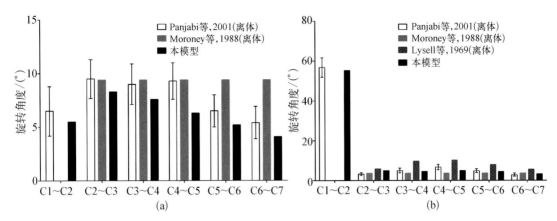

图 9-14　不同颈椎节段在 1 N·m 扭矩作用下左右侧弯(a)和轴向旋转(b)的 ROM 值比较

**Figure 9-14**　Comparison of the intact model response against in vitro studies in different segments under lateral bending and axial rotation of 1 N·m moment

## 9.2.3　正常人全颈椎模型应力观察

观察模型在不同工况下椎体和椎间盘的应力分布情况,以等效应力(von Mises 应力)值进行模型应力大小的定量评估(见图 9-15)。通过观察发现,在不同的工况下,有限元模型均能较好地体现出该工况下椎体和椎间盘生理性受力状况,不同工况下所对应的主要受力

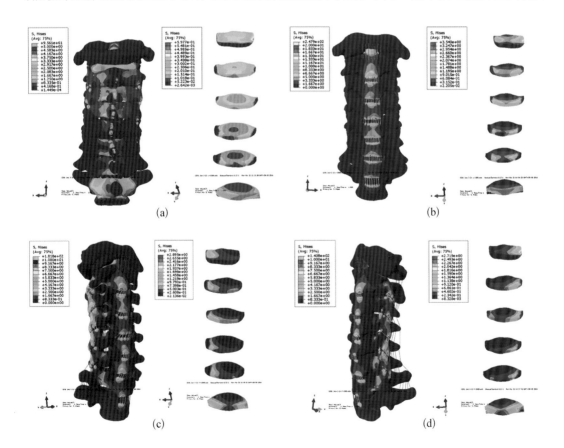

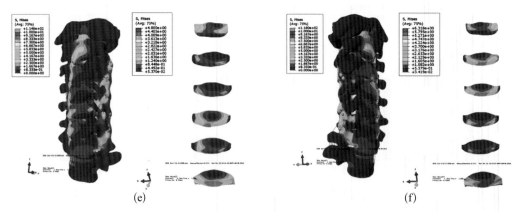

图 9-15  6 种工况下(1 N·m)模型椎体及椎间盘的应力云图
(a) 前屈;(b) 后伸;(c) 左侧弯;(d) 右侧弯;(e) 左旋转;(f) 右旋转

**Figure 9-15**  The stress nephogram of cervical vertebra and intervertebral disc under different loading conditions by the moment of 1 N·m

区域不同。前屈时,主要应力区集中在椎体后部;后伸时则更集中在椎体前缘和前纵韧带区域;左右侧弯时,主要应力区集中在同侧关节突关节和对侧关节囊韧带;左右旋转时,主要应力区为同侧关节囊韧带,对侧关节突关节和前纵韧带区域。可以说,该模型几乎真实地体现了正常人颈椎在进行 6 个方向活动时主要的应力区域,不同的活动姿势时,颈椎应力分布有其各自的特点,也体现了不同解剖结构在人体运动时所体现的主要功能。

## 9.2.4  正常人椎动脉流体模型的构建

实验通过获取受试者椎动脉的 CT 图像,通过一般有限元构建步骤,将获取椎动脉模型导入 Hypermesh 软件中进行划分血管壁固体网格与内部流体网格,将网格质量 Jacobian 比控制在 0.6 以上;血管入口、血管出口和血管壁采用 S3 单元。设置血管壁为均匀、各向同性的弹性材料,弹性模量为 3 MPa,泊松比为 0.45[47]。

随后,将血管模型导入 ANSYS13.0 中的 FLUENT 模块,将其设置为流体模型。设定血液属性为无梯度变化的层流方式,具有不可压缩、各向同性、恒定密度和黏度的牛顿流体,密度为 1 050 kg/m³,黏度为 0.003 48 Pa·s[48]。边界条件设置为:血管入口速度 0.16 m/s,出口压力为 0 Pa[49]。流体采用动态网格,离散系数为 1。同时,设置颈椎向各方向活动时间为 0.5 s,时间步数为 101,时间步长为 0.005 s。根据人体真实生理情况,即颈椎活动时,横突孔压迫导致的血管壁变形远大于内部血流对血管壁的影响,即血流对血管壁的影响可以忽略,所以在实验中暂不考虑流场对血管壁的作用力。最终,实验构建的正常人椎动脉模型如图 9-16 所示。

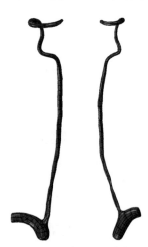

图 9-16  正常人椎动脉模型
**Figure 9-16**  The finite element model of vertebral artery

### 9.2.5 正常人颈椎流固耦合分析

将构建好的颈椎和血管模型同时导入 Abaqus 软件中,对颈椎椎体与血管壁设置为一般接触关系,血管壁与内部流体之间设置为流固耦合关系,相互耦合的物理量为节点坐标,预设场边量输出间隔数为 50。然后,对模型进行前屈、后伸、左右侧弯和左右旋转的工况模拟。

结果显示,在观察血管表面应力时,颈椎不同活动过程中,最大应力均集中在一侧 C2 横突孔内的血管壁表面(入颅方向的第 2 个弯曲)。如图 9 - 17 所示,旋转活动时的血管壁最

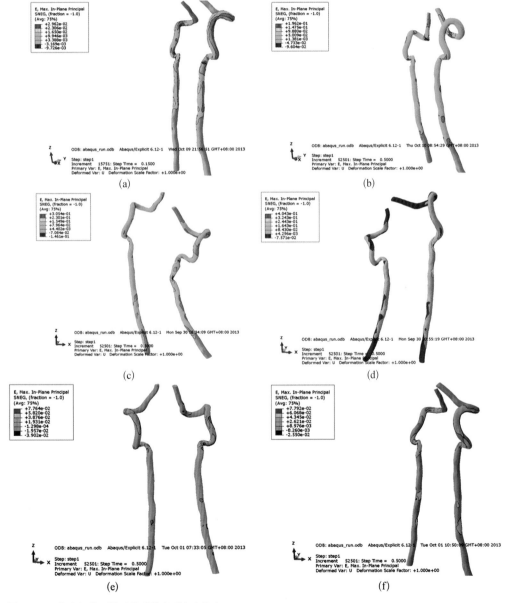

**图 9 - 17 各个加载工况下椎动脉表面应力分布**
(a) 前屈;(b) 后伸;(c) 左侧弯;(d) 右侧弯;(e) 左旋转;(f) 右旋转

**Figure 9 - 17** The stress distribution of vertebral artery under different loading conditions

大应变值较小,平均为 8%,应力集中于同侧 C2 横突孔;侧弯活动时,血管壁最大应变值最明显,平均为 35.5%,约为旋转时的 4.4 倍,其中左侧略小于右侧,血管壁最大应力集中于对侧 C2 横突孔;后伸活动约为前屈活动血管壁最大应变值的 2 倍,是旋转活动的 3 倍。

椎动脉血流量的计算结果如图 9-18 和图 9-19 所示。颈椎活动过程中,椎动脉的最大应力集中在一侧 C2 横突孔内血管壁,这与人体标本研究结果一致[50]。旋转活动时的血管壁最大应变值较小,应力集中于同侧横突孔;屈伸活动时的血管壁最大应变值次之;侧弯活动时,血管壁最大应变值最明显,血管壁最大应力集中于对侧横突孔。实验模型的左侧 VA 应变值略小于右侧,可能是受试者个体差异[51]。

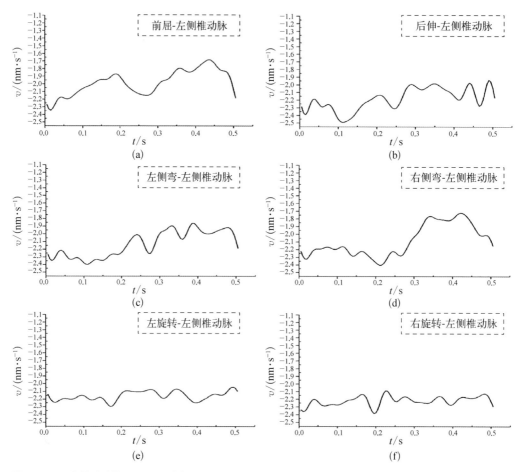

**图 9-18** 左侧椎动脉模型在 0.5 s 内各工况出口血流量的时间-流量变化曲线
(a) 前屈;(b) 后伸;(c) 左侧弯;(d) 右侧弯;(e) 左旋转;(f) 右旋转
**Figure 9-18** The time-flow curve of the left vertebral artery outlet in 0.5 second under different loading conditions

血流速-时间变化数据显示,屈伸活动对双侧 VA 的出口流速影响相似,即出口血流速-时间曲线趋势相同。前屈活动时,血流可能因压缩效应的增加和减少而出现流速先降后升的现象,而后伸活动则出现了与之相反的拉伸效应,血流速呈现先升后降的情况。在 0.5 s 内,都完成了 2 次循环。侧弯和旋转时,两侧 VA 的出口血流流速-时间曲线出现峰值和最低值的时间明显不同。侧弯活动时,向一侧弯曲时同侧 VA 的波峰和波谷早于对

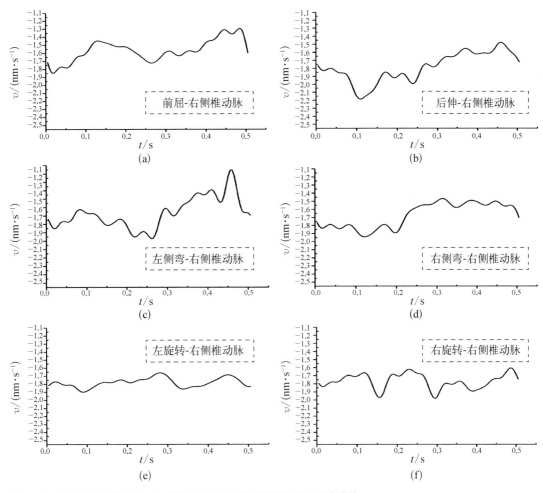

**图 9 - 19**  右侧椎动脉模型在 0.5 s 内各工况出口血流量的时间-流量变化曲线
(a) 前屈;(b) 后伸;(c) 左侧弯;(d) 右侧弯;(e) 左旋转;(f) 右旋转
**Figure 9 - 19**  The time-flow curve of the right vertebral artery outlet in 0.5 second under different loading conditions

侧 VA 出现。旋转活动时,向一侧旋转时同侧 VA 的波峰和波谷晚于对侧 VA 出现。这可能是因为侧弯活动时,同侧 VA 血管壁受到椎体压力明显高于对侧,引起血流速的峰值和最低值早于对侧出现;而旋转活动时,血管壁受到椎体压力和剪切作用,使同侧 VA 的血流速的峰值和最低值晚于对侧,同时波动幅度明显较大。这可能是旋颈实验阳性的原因。从与颈椎活动度的关系看,双侧的椎动脉最低血流速出现时的屈伸、侧弯和旋转活动角度基本相似。

上述结果表明,血流速与血管壁应变非线性相关,即最大应变值通常在极限位出现,而血流速在颈椎活动过程中出现大幅波动,这与以往研究结果一致[52,53]。实验忽略了肌肉软组织的作用,可能由软组织引起的卡压牵拉作用需进一步研究。研究表明[54],当椎动脉平均流速下降 17%～30%,椎-基底动脉供血范围内器官就会因缺血而影响其功能,并产生眩晕发作症状。实验模型的受试者无症状产生,可能是由于年龄较轻,无其他慢性疾病史,可认为代偿功能良好。若患者因颈椎源性病变造成一侧血管血流量下降,而颈椎活动过程中某个角度使健侧血管血流量瞬间大量减少,椎动脉总血流量就会出现失代偿,进而可能出现相关症状,如头晕、眩晕、恶心,甚至昏厥等。

# 9.3 病理颈椎生物力学机制的有限元仿真

20 世纪 90 年代,有学者提出,颈椎病的发病是以动力失衡为主,以静力失衡为先[55]。该理论的提出为颈椎生物力学研究提供了科学的理论依据。

颈椎静力失衡包括颈椎间盘的退变;椎体前后缘的唇样增生,即骨赘形成;钩椎关节应力改变,骨赘形成;韧带病变。动力失衡则主要是颈部周围肌群的病变。

中医骨伤科描述颈椎病的病理状态有一个特有名词——"骨错缝筋出槽",骨错缝指的是骨关节正常的间隙或者相对位置发生了细微的改变,引起了关节活动受限的相关症状,这种错缝可以是可见的,也可以是不可见的[56]。筋出槽则是指筋的形态结构、空间位置或功能活动发生了异常的改变[56]。为了观察和研究在该病理状态下,颈椎序列及椎体内部结构之间的生物力学特点,我们分别构建了上颈椎(寰枢关节)和下颈椎病理有限元模型,并对该模型进行初步力学分析。

## 9.3.1 上颈椎病理有限元建模

根据研究目的不同,通常以某个功能节段的非线性模型最为多见,如枕寰枢复合体[57]等。根据不同的病理机制的有限元建模更具针对性。上颈椎病理模型的建模重点聚焦在寰枢关节。基于正常人颈椎模型,缩减 C2 周围韧带,模仿韧带松弛状态。当颈椎自由度活动时,C2 与相邻椎体的约束作用下降,就会出现 C2 失稳状态,即"骨错缝筋出槽"的运动学特征。涉及设置韧带的步骤:去除 TL(横韧带);减少 C1~C2 间韧带数量;FC(关节囊韧带)、AL(翼状韧带),结果如图 9-20 所示。其余模型设置保持不变。

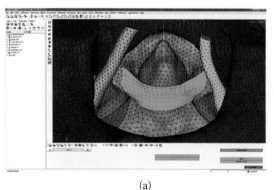 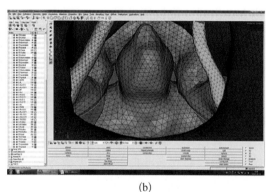

(a)            (b)

图 9-20 上颈椎模型
(a) 正常人模型;(b) 病理模型
**Figure 9-20** The finite element model of upper cervical spine

### 9.3.2 上颈椎病理有限元流固耦合分析

在不同的活动方向下，病理模型的血管壁因颈椎活动而发生一定的形变，并对流体的流场产生变化。记录椎动脉出口的血流速度-时间变化数据后(见表9-6)，将椎动脉最小流速比值、对应时间、C2椎体活动度和椎体活动度比值导入分析软件进行计算。

表9-6 各个工况下椎动脉最小速值、对应时刻、C2椎体活动度与颈椎活动度及其比值
Table 9-6 The minimum speed value, corresponding time, ROM of C2 and the rate of physiological and pathological of vertebral artery under different loading conditions

| | 左 侧 椎 动 脉 | | | | 右 侧 椎 动 脉 | | | |
|---|---|---|---|---|---|---|---|---|
| | 时间点/s | 流速比值/% | C2活动度与生理活动度比值/% | 颈椎活动度与生理活动度比值/% | 时间点/s | 流速比值/% | C2活动度与生理活动度比值/% | 颈椎活动度与生理活动度比值/% |
| 前 屈 | 0.435 | 72.1 | 57 | 75.8 | 0.49 | 71.3 | 90.4 | 97.6 |
| 后 伸 | 0.3 | 85.6 | 166 | 51.3 | 0.465 | 79.2 | 28 | 86.9 |
| 左侧弯 | 0.31 | 76.6 | 46.8 | 57.3 | 0.35 | 77.5 | 60 | 68.2 |
| 右侧弯 | 0.35 | 69.4 | 58.1 | 65.6 | 0.375 | 76.4 | 64.2 | 70.8 |
| 左旋转 | 0.5 | 89.6 | 100 | 100 | 0.265 | 92.1 | 36.6 | 38 |
| 右旋转 | 0.225 | 86.9 | 22 | 26.5 | 0.225 | 87.6 | 19 | 24.3 |

结果显示，前屈后伸活动的最小流速值出现的时间点均接近极限位，双侧椎动脉血流最小流速与正常流速的比值均在70%以上；前屈时C2活动度超过生理活动度一半时，左侧椎动脉出现最小流速值，而颈椎活动度与生理活动度比值超过75%；而右侧椎动脉出现最小流速值时的C2活动度和颈椎活动度，均超过生理活动度的90%。后伸活动过程中，左侧椎动脉出现最小流速值时C2活动度超过生理活动度，而颈椎平均活动度为生理活动度的一半，说明C2出现明显的活动过度；右侧椎动脉出现最小流速值时C2不足生理活动度的1/3，而颈椎活动度近生理活动度的90%，说明C2活动度减小。侧弯活动时，最小流速值出现的时间点在0.35 s左右；双侧椎动脉血流最小流速与正常流速的比值较平均，维持在70%~80%之间；而双侧椎动脉出现最小流速值时的C2活动度和颈椎活动度呈正比关系，基本维持在生理活动的50%~70%。旋转活动时，最小流速值出现的时间点在0.2~0.3 s之间，即活动开始时出现最小流速值；双侧椎动脉血流最小流速与正常流速的比值维持在90%。右旋转时，双侧椎动脉最小流速值时的C2活动度和颈椎活动度保持在生理活动的20%~25%。左旋转时，右侧椎动脉的规律与右旋转相似，但左侧椎动脉至极限位才出现最低血流速。

### 9.3.3 正常模型与病理模型流速值-时间曲线对比

我们通过对比两个模型的流速值-时间曲线及相关数据，观察两者在生理活动时(前后

屈伸、左右侧弯、左右旋转)血管内流体的流场变化。结果显示,"骨错缝筋出槽"模型在生理活动过程中,VA 流速值与时间变化的总体趋势与正常模型类似,但曲线波动频率略高于正常模型,且波动幅度加大。此外,除后伸活动外,前屈、侧弯和旋转活动的中后期,即 0.2 s 之后,曲线的波峰略高于正常模型,而波谷出现延迟。虽然两个模型的流速值-时间曲线差别并不是非常显著,但基本可以表明病理状态对椎动脉血流速的干扰作用趋势,如图 9-21 和图 9-22 所示。

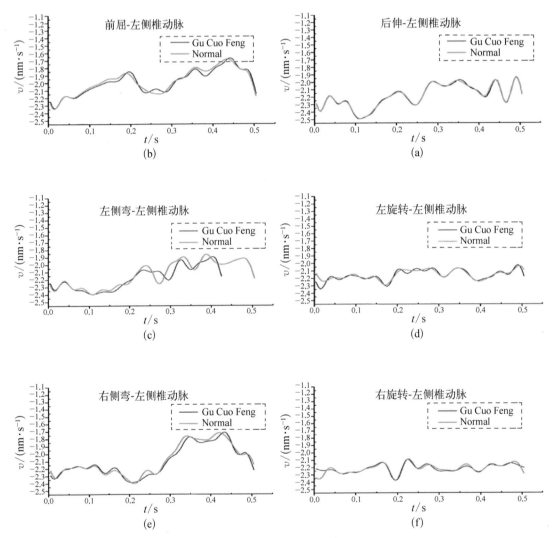

**图 9-21** 正常模型与病理模型左侧椎动脉在 0.5 s 内各工况出口血流量时间-流量变化
(a) 前屈;(b) 后伸;(c) 左侧弯;(d) 左旋转;(e) 右侧弯;(f) 右旋转

**Figure 9-21** Comparison of time-flow curve of the left vertebral artery outlet in 0.5 second under different loading conditions between normal model and pathological model

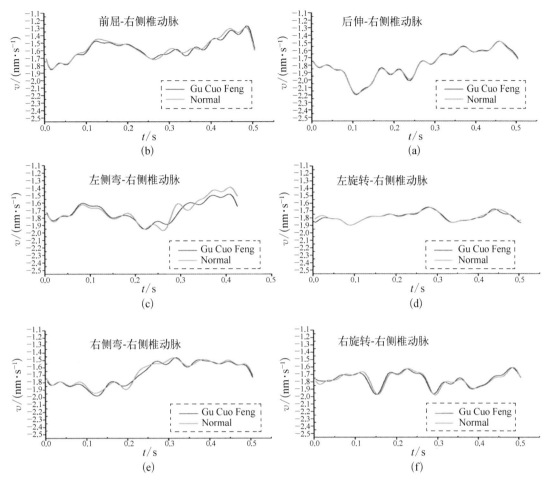

**图 9-22** 正常模型与病理模型右侧椎动脉在 0.5 s 内各工况出口血流量时间-流量变化
(a) 前屈;(b) 后伸;(c) 左侧弯;(d) 左旋转;(e) 右侧弯;(f) 右旋转

**Figure 9-22** Comparison of time-flow curve of the right vertebral artery outlet in 0.5 second under different loading conditions between normal model and pathological model

## 9.3.4 下颈椎病理有限元建模

为了获取具有"骨错缝筋出槽"病理状态、真实受试者的病理模型,我们在临床上招募 1 名符合研究目的的患者。获取受试者颈部 CT 数据,导入 Mimics17.0 软件中进行 3D 模型的建立。将之前验证过的正常人 C1~T1 有限元模型以 IGES 格式重新导入 Mimics17.0 对应 CAD 模块,将两模型重叠(见图 9-23),参照病理模型,对正常模型进行轴向旋转、坐标调整等操作,使得修改后的模型能完全符合病理模型的椎体和椎间盘排列顺序。坐标调整完成后,重新进行网格划分、材料赋值、边界条件设置,所有条件均与正常人模型设置保持一致,最终获得与正常模型仅有结构位置差异的病理模型(见图 9-24)。

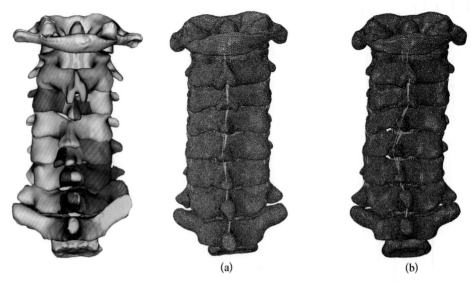

图 9 - 23 正常模型与病理模型坐标重叠图

**Figure 9 - 23** The coordinate overlapping graph of normal model and pathological model

图 9 - 24 正常模型与"骨错缝"有限元病理模型对比图
（a）正常颈椎模型；（b）病理颈椎模型

**Figure 9 - 24** Comparison of normal model and the pathological model of "Gu Cuo Feng"

### 9.3.5 正常、病理颈椎有限元模型对比

对病理模型施加 1 N·m 生理载荷,模拟 6 种工况(前后屈伸,左右侧弯,左右旋转),计算相邻椎体的 ROM,并将结果与正常人模型结果进行对比。详细的对比结果如图 9 - 25 所示。

病理模型中,C4～C6 功能单元在 6 种工况下 ROM 均小于正常模型值,C4～C5 节段减

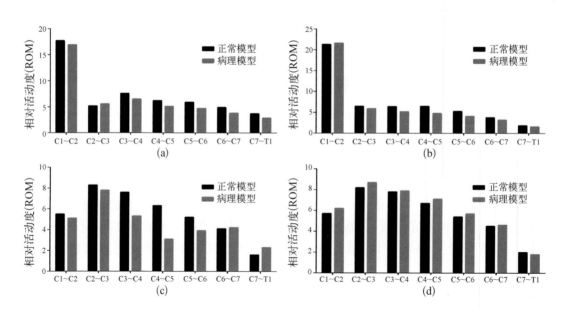

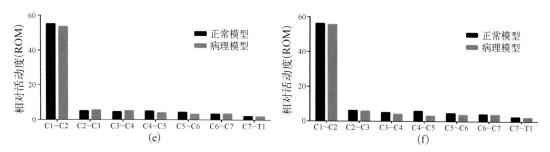

**图 9 - 25**　正常模型与病理模型 6 种工况下 ROM 对比
（a）前屈；（b）后伸；（c）左侧弯；（d）右侧弯；（e）左旋转；（f）右旋转
**Figure 9 - 25**　Comparison of the normal model against pathological model response under different loading conditions

少的更为明显。因此，通过有限元模拟可以预测，在"骨错缝筋出槽"病理状态下，颈椎的活动是受限的。

### 9.3.6　病理颈椎模型的应力特点

首先，对病理颈椎模型由 C1 上关节面向下施加 50 N 载荷，模拟头部重量，对比和观察正常模型与病理模型之间的区别（见图 9 - 26）。

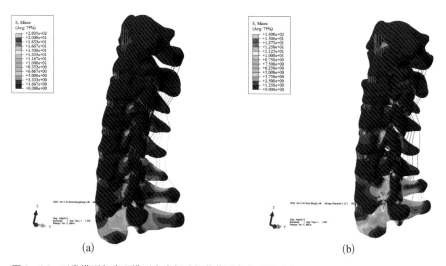

**图 9 - 26**　正常模型与病理模型在头部重量载荷下应力云图对比
（a）正常模型；（b）病理模型
**Figure 9 - 26**　Comparison of normal model and pathological model under head weight loading condition

研究发现，病理模型中，除 T1 椎体承受较大应力外，C7 椎体也成了主要受力的椎体之一。病理模型在关节突关节处的应力改变也很显著，原本受力小的部位应力增大，而原本受力大的部位应力更大。通过比较，可以预测，"骨错缝筋出槽"的病理状态使得整个颈椎应力分布发生了较大的改变，这种改变如果长期保持，将会引起更多颈部的病理改变。

然后，在 1 N·m 载荷下，使病理模型模拟 6 种工况，观察颈椎在不同工况下的应力改变（见图 9 - 27）。

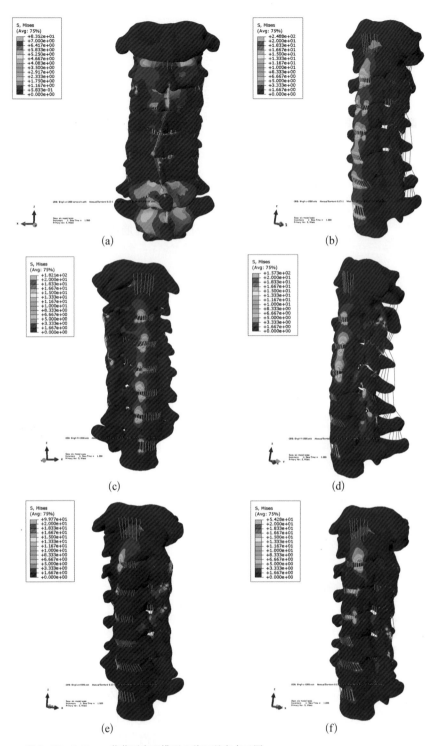

图9-27　1 N·m 载荷下病理模型 6 种工况应力云图
(a) 前屈;(b) 后伸;(c) 左侧弯;(d) 右侧弯;(e) 左旋转;(f) 右旋转

**Figure 9-27**　The stress nephogram of pathological model under 1 N·m loading in different condition

　　研究发现,病理模型在 6 种工况下应力分布主要围绕 C4～C6"骨错缝筋出槽"病理功能单元分布,与正常椎体受力不同。病理模型应力更集中在病理功能单元的上、下位椎体上。由此推测,由于"骨错缝"导致的椎体位置改变,使得颈椎活动幅度减小,整体应力分布也不均匀。

　　通过对病理模型的观察,发现该模型的一些特点:C4～C6 棘突均偏离齿状突至 T1 棘突连线,以 C5 棘突偏离最严重为 11.32 mm;C4～C6 椎体构成了一个病理功能单元,C4～C5 左侧关节突关节间隙明显减小,C5～C6 左侧关节突关节间隙减小更加明显,两者几乎贴合,与此相对应的,则是 C4～C6 节段右侧关节突关节间隙均明显增大。这些病理结构的特点可能对整个颈椎序列的受力产生重要影响。

　　综合病理有限元分析结果,预示着椎体的"骨错缝筋出槽"病理状体直接影响整个颈椎的力学分布,正常部位和病理部位均出现了异常应力集中现象,且该应力分布可能会形成恶性循环,最终使得颈椎正常力学分布被破坏,从而导致骨刺的形成,对椎动脉产生机械性刺激,从而产生不同的临床症状。同时也可以预测,手法治疗颈椎病的目标应是恢复正常的颈椎力学平衡,以精准定位为靶点进行针对性治疗,纠正"骨错缝筋出槽",增加病变椎体和相关椎体的稳定性,重新构建颈椎的动静态平衡,最终达到治疗目的。

# 9.4　颈椎手法治疗的有限元仿真

　　有限元分析法发展至今,与康复医学、中医手法治疗领域的结合成为必然的一种趋势[58]。通过有限元模型模拟手法的施术,观察和计算作用部位的生物力学特性改变,结合图像、图形、动画等方式对手法作用的结果进行直观的数字化表达,这都是其他任何一种实验方法无法做到的。通过这类研究,可以更加科学地阐述手法的作用机制,并推动中医手法的发展和传播。

　　按照 9.1 节中所述受试者接受下颈椎定点旋扳手法操作,获取操作的有效力学数据平均值(右侧):颏结节扳动力 44.9 N,扳动时间 165.59 ms;棘突左缘扳动力 69 N,扳动时间 148.82 ms。

　　在模型边界条件与载荷设置上与正常人模型有所不同,由 Mimics17.0 获取受试者实体颈椎模型中右侧颏结节处以及第五颈椎棘突左侧缘最高点坐标,以此为依据,在有限元分析软件 Abaqus6.13 中,建立两个独立节点(flying-node),并分别将其设置为参考点 RP1 和 RP2,RP1 为颏结节点,RP2 为第五椎体棘突左侧缘最高点。

　　约束 T1 下终板所有节点的 6 个自由度作为边界条件,将 RP1 与 C1 椎体上表面所有节点进行耦合,将 RP2 与 C5 棘突左侧表面所有节点进行耦合,使得加载在参考点上的载荷均匀分布在被耦合面所有节点上(见图 9-28)。在 C1 上表面施加

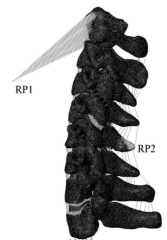

图 9-28　边界条件及耦合点设置

**Figure 9-28**　The boundary condition and coupling point setting

50 N 载荷用以模拟头部重量。根据手法在体测量结果及有限元坐标系,在 RP1 上施加 $x$ 轴 $-44.9$ N 集中力,负代表方向,在 RP2 上施加 $x$ 轴 69 N,时间分别加载 148.82 ms 和 165.59 ms。

### 9.4.1 手法作用的椎体应力分析

利用有限元模型模拟手法作用,观察手法对椎体的内在作用部位和应力分布情况,比较其在手法前、后应力变化,选取各椎体固定单元,比较其在手法前后的应力值改变情况(见图 9-29~图 9-31 和表 9-7)。

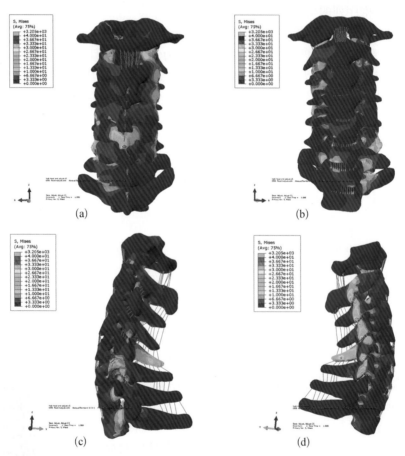

**图 9-29** 手法载荷下椎体应力分布情况
(a) 后面观;(b) 前面观;(c) 左侧观;(d) 右侧观
**Figure 9-29** The stress nephogram of cervical model under manipulation loading

通过观察发现,手法作用后,最主要的应力分布部位为 C5 棘突,左侧 C4~C7 关节突关节和 C5~T1 椎弓根,右侧 C2~C6 关节突关节和 C3~C7 椎弓根。手法调整瞬时,降低了椎体左侧部位的应力,降幅最大发生在 C4 椎体上,达 64.1%,增加了棘突、椎板等部位的应力,增幅最大为 C5 椎体,达 481.1%,同时升高了椎体右侧应力,增幅最大发生在 C3 处,达 295.1%。

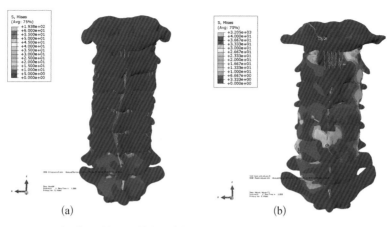

图 9 - 30 手法作用前与后椎体应力分布
（a）手法作用前；（b）手法作用后
**Figure 9 - 30** Comparison of vertebrae stress distribution before and after manipulation

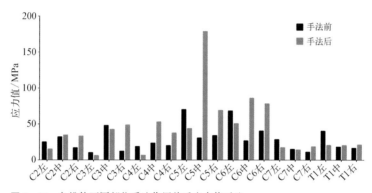

图 9 - 31 各椎体不同部位手法作用前后应力值对比
**Figure 9 - 31** Comparison of stress values of different vertebrae before and after manipulation

表 9 - 7 各椎体固定单元手法前、后应力值（单位：MPa）
**Table 9 - 7 The stress value of aptotic element before and after manipulation(MPa)**

| 位 置 | 左 侧 | | 棘突、椎板（中） | | 右 侧 | |
|---|---|---|---|---|---|---|
| | 手法前 | 手法后 | 手法前 | 手法后 | 手法前 | 手法后 |
| C2 | 25.12 | 15.32 | 32.22 | 34.66 | 17.13 | 33.28 |
| C3 | 10.34 | 6.31 | 48.14 | 42.65 | 12.33 | 48.72 |
| C4 | 18.91 | 6.78 | 23.63 | 52.92 | 20.24 | 37.67 |
| C5 | 70.27 | 43.81 | 30.74 | 178.62 | 34.13 | 68.96 |
| C6 | 68.32 | 50.72 | 26.82 | 86.31 | 40.42 | 78.37 |
| C7 | 28.69 | 17.54 | 15.11 | 14.35 | 11.24 | 18.67 |
| T1 | 40.31 | 20.63 | 18.35 | 20.52 | 16.82 | 21.36 |

　　结合临床实际问题，研究发现在进行手法扳动的瞬间，颈椎病理性一侧的高应力状态得到缓解，可能正是这种力学环境的改变而改善了颈椎病的临床症状。与此同时，虽然定点旋

扳手法可以明显降低施术侧关节突关节异常应力,改善关节力学环境,但在手法受试者患有棘突、项韧带、棘间韧带等部位疾病和关节突关节骨质增生等疾病时,手法施术时应小心谨慎,否则瞬间的扳动力带来对应部位应力的急剧上升,可能导致严重的临床后果。

### 9.4.2 手法作用的椎间盘应力分析

观察各椎间盘在手法施术前后应力分布及应力值大小的改变,选取各椎间盘右后方固定单元,比较手法作用前、后应力变化,如图 9-32 和图 9-33 所示。

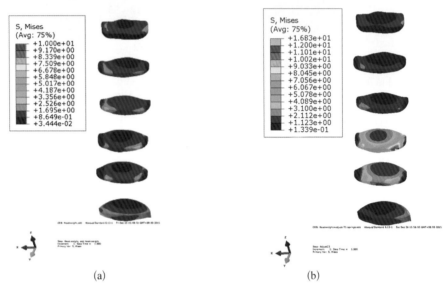

图 9-32 手法作用前与后椎间盘应力分布情况
(a) 手法作用前;(b) 手法作用后
**Figure 9-32** Comparison of intervertebral disc stress distribution before and after manipulation

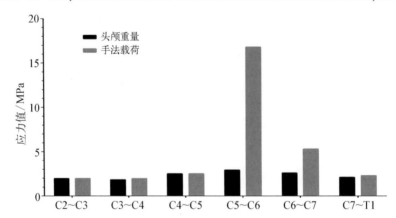

图 9-33 各椎间盘固定单元手法前、后应力值比较
**Figure 9-33** Comparison of stress value of different intervertebral disc before and after manipulation

当手法施术时,颈椎模型整体椎间盘应力值范围有所增大,手法作用前椎间盘模型应力值最大为 10.00 MPa,最小为 0.03 MPa,而在手法作用时,椎间盘最大应力值为 16.80 MPa,

最小为 0.13 MPa。而在同一椎间盘右后方选取同一单元进行比较后发现，C5～C6 椎间盘应力增大 5.8 倍，C6～C7 椎间盘应力增大 2 倍。

由此可见，在手法作用扳动力发出的一瞬间，目标椎体上位椎间盘应力就出现部分减少，而目标椎体下位椎间盘则在手法作用时应力剧增。因此预测，对于旋转定位类手法，受试者如有椎间盘源性疾病，如椎间盘突出、纤维环破裂等，应尽可能避免在病变同侧进行施术，否则可能由于手法扳动瞬间致椎间盘压力的增高，导致纤维环进一步破裂甚至椎间盘突出加重，引起严重的临床后果。

以有限元研究为主要研究手段的手法生物力学研究方兴未艾，本节内容通过将手法在体测量的数据加载至病理有限元模型中进行手法的动作模拟和仿真计算，该内容既为手法的有限元研究提供了部分参数和经验，丰富了该领域的研究成果，阐述了部分手法治疗颈椎病的部位和作用机制，同时也有助于弥补中医手法基础研究的不足。

基于中医"骨错缝筋出槽"的慢性脊柱病手法治疗有着独特的理论优势，在康复治疗领域拥有广阔的运用前景，而计算机三维有限元模型分析法有着直接和直观的表达方式[58,59]。如果未来能将更多更全面的手法参数和临床指标应用于有限元分析方法中，就能更好更准确地为手法操作的安全性、可靠性和重复性提供客观指标，同时更准确地预测临床治疗结果，规避手法操作的风险，并为个性化治疗方案提供参考。

## 9.5 总结

本章内容介绍了通过对特定中医手法的在体力学测量和分析获取客观的手法力学参数；构建了正常人 C1～T1 全颈椎有限元模型，并通过文献对比的方式对模型进行有效性验证；建立并计算了含椎动脉的颈椎流固耦合模型分析；以不同的研究目的，以真实患者颈椎 CT 扫描数据为基准，分别构建了上颈椎病理有限元模型和下颈椎病理有限元模型；最后将力学参数施加在病理模型上，完成手法施术过程的模拟和有限元分析。通过对有限元分析结果的总结，我们预示：上颈椎"骨错缝筋出槽"病例模型在生理活动过程中，椎动脉血流速度-时间变化曲线的趋势和规律与正常模型相似。病理模型在后伸和侧弯时，血流速度会明显下降。这与临床中有该病理状态的患者在进行后伸和侧弯活动时，眩晕加重的临床表现相吻合。在下颈椎病理有限元分析中，研究发现手法可以有效缓解病理状态下的高应力状态，重建颈椎力学分布，这可能是临床产生治疗效果的最主要的力学作用机制。研究结果还提示，该手法在进行扳动的瞬时，对病变椎体和下位椎体的椎间盘造成的应力升高远大于其对上位椎体椎间盘应力减小的作用，因此在该手法施术时应该小心谨慎，尽可能排除椎间盘源性疾病。该手法的有限元仿真，基本阐述了该手法临床疗效的主要作用机制，同时可以为更多、更复杂、更深入的手法研究提供模型平台。

（牛文鑫 邓真 王辉昊 詹红生）

## 参 考 文 献

［1］柯尊华,王静怡. 颈椎病流行病学及发病机理研究进展[J]. 颈腰痛杂志,2014，35(1)：62－64.

［2］李韵. 有限元分析在脊柱生物力学领域的应用[J]. 生物医学工程学杂志,2001,18(2)：169－172.

［3］周毅强,张建新,林蔚莘. 颈椎有限元模型的应用进展[J]. 国际生物医学工程杂志,2014,37(3)：183－188.

［4］原芳,薛清华,刘伟强. 有限元法在脊柱生物力学应用中的新进展[J]. 医用生物力学,2013,28(5)：585－590.

［5］Kleinberger M. Application of finite element techniques to the study of cervical spine mechanics：Proceedings of the 37th Stapp Car Crash Conference, San Antonio[D]. Washington DC：Society of Automotive Engineers, 1993.

［6］Bozic K J, Keyak J H, Skinner H B, et al. Three-dimensional finite element modeling of a cervical vertebra：an investigation of burst fracture mechanism[J]. J Spin Disord Tech, 1994, 7(2)：102－110.

［7］Yoganandan N, Kumaresan S, Voo L, et al. Finite element modeling of the C4～C6 cervical spine unit[J]. Med Eng Phys, 1996, 18(7)：569－574.

［8］Yoganandan N, Kumaresan S, Pintar F A. Biomechanics of the cervical spine Part 2 Cervical spine soft tissue responses and biomechanical modeling[J]. Clin Biomech, 2001, 16(1)：1－27.

［9］Hedenstierna S, Halldin P, Siegmund G P. Neck muscle load distribution in lateral, frontal, and rear-end impacts：a three-dimensional finite element analysis[J]. Spine, 2009, 34(24)：2626－2633.

［10］Li X F, Dai L Y. Three dimensional finite element model of the cervical spinal cord：preliminary results of injury mechanism analysis[J]. Spine, 2009, 34(11)：193－201.

［11］王辉昊,沈知彼,邓真,等. 人体全颈椎及椎动脉流固耦合模型的构建. 浙江大学学报(医学版),2015,44(2)：131－137.

［12］王辉昊,詹红生,吕桦,等. 矫正颈椎"骨错缝筋出槽"手法治疗颈性眩晕的远期疗效观察[J]. 上海中医药杂志,2014,48(2)：51－55.

［13］邓真,牛文鑫,王辉昊,等. 生物力学在中医骨伤手法治疗颈椎病中的应用[J]. 医用生物力学,2015,30(6)：569－573.

［14］王辉昊,张明才,詹红生. 由脊骨神经医学发展模式引发的思考[J]. 中国骨伤,2011,24(8)：662－666.

［15］万磊. 有限元方法在腰椎研究中的应用[J]. 中国关节骨与算上杂志,2006,21(2)：158－160.

［16］王辉昊,陈博,詹红生. 有限元分析技术在颈椎推拿手法生物力学研究中的应用[J]. 生物医学工程学杂志,2013,30(5)：1123－1126.

［17］张明才,石印玉,陈东煜,等. "石氏伤科"颈椎"骨错缝筋出槽"矫正手法技术规范[J]. 上海中医药杂志,2015,49(5)：4－7.

［18］冯天有. 中西医结合治疗软组织损伤[M]. 北京：人民卫生出版社,1978：8－37.

［19］龙层花. 以正骨推拿为主的治脊疗法治疗冠心病心律失常及实验研究[J]. 按摩与康复医学,1990,11(1)：1－9.

［20］朱立国,于杰,高景华,等. 孙氏旋转手法治疗神经根型颈椎病临床规范化研究[J]. 医学研究杂志,2007,36(7)：71.

［21］刘洪波,沈国权. 沈国权与脊柱微调手法[J]. 按摩与康复医学,2007,23(9)：3－4.

［22］张建华. 中医结合美国神经整脊疗法治疗颈椎病100例[J]. 中国骨伤,1997,12(4)：60－61.

［23］陈守吉,许世雄. 中医推拿摆动类手法的动力学研究(I)生物力学模型及方程[J]. 医用生物力学,1996,11(2)：112－116.

［24］姜宏,施杞. 手法治疗颈椎病机理研究进展[J]. 中国中医骨伤科杂志,1994,2(1)：49－51.

［25］Word Health Organization. Obesity：preventing and managing the global epidemic[J]. WHO Technical Report, 2000, 894(252)：8－9.

［26］Herzog W, Conway P J W, Kawchuk G N, et al. Forces exerted during spinal manipulative therapy[J]. Spine, 1993, 18(9)：1206－1212.

［27］孙振球. 医学统计学[M]. 3版. 北京：人民卫生出版社,2010：149－169.

［28］吴谦. 御纂医宗金鉴[M]. 北京：人民卫生出版社,1963：1031.

［29］姜淑云,房敏,左亚忠,等. 颈部肌群与颈椎病[J]. 颈腰痛杂志,2006,27(3)：235－238.

［30］Tracy J A, Bartleson J D. Cervical spondylotic myelopathy[J]. Neurologist, 2010, 16(3)：176－187.

［31］Martynkiewicz J, Dragan S F, Pocieniak K, et al. Influence of whiplash injury on cervical spine stability[J]. Acta Bioeng Biomech, 2011,13(4)：59－63.

［32］Yoganandan N, Kumaresan S, Pintar F A. Biomechanics of the cervical spine Part 2 Cervical spine soft tissue responses and biomechanical modeling[J]. Clin Biomech, 2001, 16(1)：1－27.

［33］ Panjabi M M，Oxland T R，Takata K，et al. Articularfacets of the human spine：quantitative three-dimensional anatomy[J]. Spine，1993，18(10)：1298 - 1310.

［34］ 王辉昊，詹红生，陈博，等. 正常人全颈椎(C0～T1)三维有限元模型的建立与验证[J]. 生物医学工程学杂志，2014，31(6)：1238 - 1242.

［35］ Brolin K，Halldin P. Development of a finite element model of the upper cervical spine and aparameter study of ligament characteristics[J]. Spine，2004，29(4)：376 - 385.

［36］ Goel V K，Clausen J D. Prediction of load sharing among spinal components of a C5～C6 motion segment using finite element approach[J]. Spine，1998，23(6)：684 - 691.

［37］ Zhang Q H，Teo E C，Ng H W，et al. Finite element analysis of moment-rotation relationships for human cervical spine[J]. J Biomech，2006，39(1)：189 - 193.

［38］ Ha S K. Finite element modeling of multi-level cervical spinal segments (C3～C6) and biomechanical analysis of an elastomer-type prosthetic disc[J]. Med Eng Phy，2006，28(6)：534 - 541.

［39］ Ng H W，Teo E C. Nonlinear finite-element analysis of the lower cervical spine (C4～C6) under axial loading[J]. J Spinal Disord，2001，14(3)：201 - 210.

［40］ Wheeldon J A，Pintar F A，Knowles S，et al. Experimental flexion/extension data corridors for validation of finite element models of the young，normal cervical spine[J]. J Biomech，2006，39(2)：375 - 380.

［41］ Nightingale R W，Chancey C V，Ottaviano D，et al. Flexion and extension structural properties and strengths for male cervical spine segments[J]. J Biomech，2007，40(3)：535 - 542.

［42］ Nightingale R W，Winkelstein B A，Knaub K E，et al. Comparative strengths and ztructural properties of the upper and lower cervical spine in flexion and extension[J]. J Biomech，2002，35(6)：725 - 732.

［43］ Panjabi M M，Crisco J J，Vasavada A，et al. Mechanical properties of the human cervical spine as shown by three-dimensional load-displacement curves[J]. Spine，2001，26(24)：2692 - 2700.

［44］ Moroney S P，Schultz A B，Miller J A A，et al. Load-displacement properties of lower cervical spine motion segments[J]. J Biomech，1988，21(9)：769 - 779.

［45］ Lysell E. Motion in the cervical spine. An experimental study on autopsy specimens[J]. Acta Orthop Scand，1969，40(sup - 123)：1 - 61.

［46］ Zhang Q H，Teo E C，Ng H W，et al. Finite element analysis of moment-rotation relationships for human cervical spine[J]. J Biomech，2006，39(1)：189 - 193.

［47］ Choi H W，Barakat A I. Numerical study of the impact of non-Newtonian blood behavior on flow over a two-dimensional backward facing step[J]. Biorheology，2005，42(6)：493 - 509.

［48］ Jozwik K，Obidowski D. Numerical simulations of the blood flow through vertebral arteries[J]. J Biomech，2010，43(2)：177 - 185.

［49］ 石向明，王辉，刘创建，等. 椎动脉型颈椎病患者狭窄椎动脉与正常椎动脉的血流动力学差异[J]. 颈腰痛杂志，2012，33(4)：253 - 256.

［50］ 瞿东滨，金大地，钟世镇. 椎动脉寰枢段的解剖结构及其临床意义[J]. 第一军医大学学报，2001，21(8)：604 - 606.

［51］ 郭世绂. 骨科临床解剖学[M]. 济南：山东科学技术出版社，2001：51 - 54.

［52］ Voo L，Kumaresan S，Yoganadan N，et al. Finite element analysis of cervical facetectomy[J]. Spine，1997，22(9)：964 - 969.

［53］ 何海龙，贾连顺，李家顺，等. 椎动脉阻断对小脑后下叶功能影响的实验研究[J]. 中国脊柱脊髓杂志，2002，12(1)：23 - 26.

［54］ Petersen B，Maravic M，Zeller J A，et al. Basilar artery blood flow during head rotation in vertebrobasilar ischemia [J]. Acta Neurol Scand，1996，94(4)：294 - 301.

［55］ 戴力扬. 脊柱不稳[J]. 颈腰痛杂志，1994，15(4)：247 - 250.

［56］ 张明才，石印玉，黄仕荣，等. "骨错缝筋出槽"与颈椎病发病关系的临床研究[J]. 中国骨伤，2013，26(7)：557 - 560.

［57］ 杨生，孟春玲，王鹏，等. 枕寰枢复合体有限元模型的建模研究[J]. 计算机仿真，2011，28(1)：268 - 272.

［58］ 王辉昊，陈博，詹红生. 有限元分析技术在颈椎推拿手法生物力学研究中的应用[J]. 生物医学工程学杂志，2013，30(5)：1123 - 1126.

［59］ Wang K，Wang H H，Deng Z，et al. Cervical traction therapy with and without neck support：A finite element analysis[J]. Musuloskel Sci Pract，2017，28：1 - 9.

# 10  下肢假肢检测中的生物力学问题

下肢假肢产品主要包括下肢假肢膝关节和下肢假肢踝足装置。从临床使用的角度来讲,膝关节以上截肢的患者需要装配接受腔、假肢膝关节和踝足装置这些产品才能配合代偿单侧下肢的基本功能;膝关节以下截肢的患者则只需装配踝足装置即可。从生物力学的角度来讲,下肢的基本功能为在承载人体部分体重载荷的情况下站立和行走。对下肢假肢产品的检测也是基于其基本功能而定的,首先通过被测假肢与测试夹具的特定角度、长度调整模拟出特定公斤级的人体在整个步态周期中或步态周期中最恶劣时的受力状态,然后在实验设备上模拟出人体步态过程中相应的力学载荷曲线,并加载到装夹好的试验样本上,以此使试验样本模拟特定公斤级的人在使用过程中的受力状况。目前,在下肢假肢测试方面,国际和国内标准都是基于假肢使用过程中最基本的安全问题展开的,多为强度测试,尚未针对生物力学方面的跟随性、储能耗能性等更深入的问题及目前市场上正在涌现出的智能假肢的智能性制定相关检测标准。本章主要介绍目前国际和国内标准中均进行的强度方面的生物力学测试。

## 10.1  下肢假肢的分类与简介

随着下肢假肢产品的不断推广普及,市场现有的下肢假肢产品种类正在逐年增多,传统的纯机械式单轴和多轴膝关节在使用中只能起到最基本的支撑和行走作用,无论是步态的对称性、平衡性和耗能方面的效果都差强人意,也无法完成生活中一些复杂的运动需求,气压式、液压式,甚至智能型假肢膝关节、踝关节、踝足装置应运而生。这些新型的下肢假肢产品解决了传统产品存在的很多问题,也带给了使用者更舒适、仿生、省力的使用体验。与此同时,新的检测方法和标准也在不断更新调整以适应目前的产品现状。

### 10.1.1  假肢膝关节

1) 按照膝关节轴形状分类

(1) 单轴膝关节。单轴膝关节,顾名思义,即有单个回转轴的假肢膝关节,如图 10 - 1 所示。它的优点是具有很高的摆动期的灵活性,相应的缺点则是支撑期不够稳定。比较适合活动量大,且对残肢控制力良好的年轻长残肢患者,可实现比较高的功能要求。这也是运动型膝关节一般都采用单轴膝关节的原因[1]。

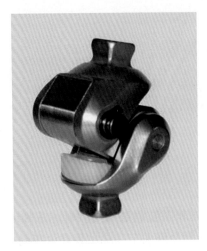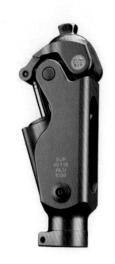

图 10 - 1　单轴膝关节
**Figure 10 - 1**　Single-axis knee joint

（2）多轴膝关节。多轴膝关节大多采用连杆机构，是一种更接近生理膝运动的多连杆膝关节，如图 10 - 2 所示。其特征是，当膝关节伸展时转动中心可大大高于连杆机械轴的位置，而当膝关节屈曲时转动中心会随膝屈曲急速下降，回到通常膝轴的位置，从而保证了假肢支撑期的稳定性和摆动期的灵活性，并且可以通过连杆尺寸和角度的设计调节稳定性与灵活性的关系。可根据不同的残肢状况对膝关节稳定性、活动性及屈曲角度的不同要求，选取不同的连杆尺寸和屈曲角度来设计连杆机构的瞬时转动中心的变化曲线，设计灵活，因此适应范围很广[2]。

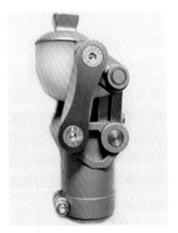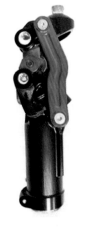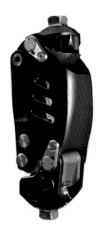

图 10 - 2　多轴膝关节
**Figure 10 - 2**　Multiaxial knee

2）按照阻尼控制方式分类

（1）机械式膝关节[3]。普通机械式的膝关节多采用膝锁或者承重自锁装置控制支撑期的稳定性。膝锁是最简单的控制膝关节稳定的机构，一旦锁上，膝关节就保持在伸直位置，不能屈曲，从而保证了膝关节在站立和行走时的稳定。承重自锁机构一般有两个可以相对运动的摩擦面,在平常状态下不接触,当假肢承重时,靠重力使摩擦面压紧,摩擦力就阻止了进一步的相对运动。设计较好的承重自锁机构能够在有一定屈曲角度时仍能保持稳定。但这种机构,如果假肢承重不足,则稳定性不能保证。

机械式膝关节的摆动期控制主要是利用滑动摩擦阻尼,即使膝关节相对运动的表面具有一定的摩擦力。但这种摩擦力是不随运动速度大小改变的,因此对于一定的行走速度,有一个最佳的阻尼状态。需要快速或者慢速行走时,只能手动调节阻尼大小。有的配有助伸装置,主要是帮助小腿向前摆动,减少能量消耗。这种装置一般是弹性带或者弹簧。

(2) 气压膝关节。气压膝关节中采用的气压阻尼器是由一个连接在两端的气压缸组成的,通过活塞进行来回上下的运动。在膝关节的屈曲运动过程中活塞向下移动,并在完全弯曲时达到其下端。这两个气缸腔由气道连接,空气在这里作为缓冲媒介从一个腔体进入另一个腔体。不论是屈曲还是伸展运动都有一个具体流量控制阀调节每个时间单元的空气流量。将流量控制阀的气量开口调节得越紧,穿戴该假肢的截肢患者走得越快,作用于活塞的缓冲阻尼就越大。但是由于气体的可压缩性较强,单单靠气压缸的阻尼难以保证支撑期承重的稳定性,因此气压阻尼缸大多搭配多轴连杆机构使用。

(3) 液压膝关节。液压膝关节的阻尼器结构与气压类似,由一个活塞缸-活塞元件组成。当膝关节进行屈曲和伸展运动时,活塞的运动将液体推出,并通过流量调节阀控制流量,从而调节膝关节的阻尼。由于液体是不能被压缩的,因此液体阻尼器不可能具备气动阻尼器的那种缓冲媒介的预压功能,导致液压阻尼缸的缓冲阻尼陡性上升。但另一方面,也使得液压膝关节较气压具有更好的阻尼调节能力和支撑期控制能力。液压阻尼器的技术装置相对更复杂,也更难调节。液压阻尼器特别适用于运动能力较强的截肢患者。

(4) 智能膝关节。由于一般的假肢膝关节行走过程中阻尼不能随时调节,因此速度变化适应性差,患者容易疲劳。为此,人们开始研究阻尼能够自动调节的智能假肢膝关节。智能膝关节使用传感器对人体行走的步态参数进行检测,并利用微处理器控制膝关节达到相应的屈伸阻尼,根据不同的步态特征给予不同的控制,从而使截肢者行走更加自然,具有更好的仿生性[4]。智能膝关节在阻尼控制的实现方式上,除了常见的气压缸、液压缸外,还有一些产品利用电/磁流变液实现关节的阻尼调节,其原理是电/磁流变液材料在不同的电场/磁场作用下会改变材料的黏稠度,从而改变液体在液压缸内部流通的阻尼。

目前市面上的智能膝关节大多是被动式膝关节,利用角度、力矩、加速度等传感器综合判断使用者当前的行走速度、所处的步态相位及绊倒等突发情况,在支撑期给予足够的阻尼以保障膝关节的稳定性,在摆动期根据步速给予最合适的阻尼适应行走速度,并在突发情况下给予相应的阻尼控制防止摔倒,同时可根据患者的步态要求将关节设定在特定的工作状态下,如上下楼梯、斜坡行走等。通过实时准确的智能算法能够使假肢膝关节在需要大阻尼的特定情况下具有足够的支撑力,从而具有交替上下楼梯、跨越障碍、向后行走等功能[5-7],控制方法如图 10-3 所示。

主动式假肢膝关节,能够在上坡、爬楼梯等复杂路况下进行一些费力动作时提供主动助力,使穿戴者行走更加省力[8]。主动式的控制方式一般都采用电机作为驱动关节屈伸运动的执行部件,耗电量高,但是电源问题成为目前难以突破的瓶颈。近年来很多研究逐渐转向

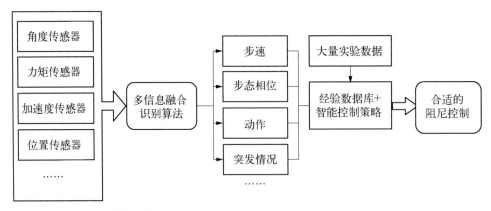

图 10-3 被动式智能膝关节控制方法

**Figure 10-3** Control method of passive intelligent knee joint

主被动混合式膝关节假肢[9-11],在驱动模式下电机直接驱动关节进行主动运动,而在非驱动模式下依然依靠液压缸阻尼实现被动式运动,既能够在需要大力矩时提供助力,又能够比纯主动控制节约能源,成为目前假肢膝关节控制技术研究的热点方向。

在控制源方面,目前的智能膝关节产品无论是主动式还是被动式,主要都是以角度、力、加速度等物理信息作为控制源。随着生物医学技术的发展和脑肌电控制技术的日趋成熟,越来越多的人开始研究利用脑肌电等生物信号控制智能膝关节[12-18],但受残疾人肌电采集方法、个体差异性、控制识别的准确性、实时性等方面限制,研究成果仍未能运用到实际产品中,但在不久的将来终会实现。

## 10.1.2 假脚

踝足装置包括踝关节和脚板两部分,通常统称为"假脚",在许多设计中这两个部件往往设计为一体,主要依据踝关节的特性进行分类,下面逐一进行介绍。

(1)固定式假脚。固定式假脚(静踝脚)也称为 SACH 脚,英文全称为 solid ankle-cushion heel foot,是最简单的非铰链式假脚。SACH 脚的脚踵部位有一块橡胶材质楔子,弹性较好,可以在站立相的早期,通过压缩这块楔子,为踝关节提供一个十分细微的形变。SACH 脚的龙骨是十分坚硬且稳定的,这样就可以提供良好的站立中期稳定性,还可以提供一些侧向的位移。另外,SACH 脚的软质脚趾可以在站立相末期平滑地滚动。通过更换不同的橡胶足跟,SACH 可以有不同的跟高,以适应不同跟高的鞋子。

但 SACH 脚也有一些潜在的缺陷,主要是由于软垫足跟在增强了足跟弹性的同时,也延迟了足部过渡到双足支撑期的时间,这个延迟造成的结果是健侧肢体为了等待假脚到达脚平面,也同时延长了站立的时间。由于健侧肢体延长了触地时间,这就使得地面反作用力直接作用到健侧脚的某个与地接触的部位,这种情况对于一个由于糖尿病而截肢的患者来说是有风险的。

在 SACH 脚的基础上,后来又发展了一种 SAFE 脚(solid ankle flexible endoskeleton,定踝弹性内骨架型),相比于 SACH 脚,SAFE 脚增加了一些弹性,它的前半部分允许发生一定量的弯曲,可以更好地适应不平坦地面的行走。

（2）单轴式假脚。单轴假脚（动踝脚）包含一根垂直于矢状面的旋转轴,可以让假脚在矢状面内绕其旋转,从而实现假脚的跖屈和背屈。单轴假脚还设计有一前一后两块橡胶制作的缓冲块,用来限制和控制踝关节的旋转以及足跟部的弹性。其采用橡胶制作的缓冲块并配合转轴一起作用能够使单轴假脚比 SACH 脚在双足支撑期更加快速地接触地面,这就使得足底平面快速地与地面平行,让地面反作用力快速地移到膝关节之前,从而可以给膝关节提供一个早期的伸展力,并提高了站立期的稳定性。单轴假脚在矢状面的活动范围相比于正常脚要小,却也能满足平地上行走的要求,但是若在具有一定坡度的地面上行走,单轴假脚就不能很好地发挥功能了。

单轴假脚同样也可通过更换不同高度的橡胶缓冲块来改变跟高,以适应不同跟高的鞋子。另外,单轴假脚的跖趾部位具有弹性,可以弯曲,这样的设计可防止穿戴者在站立末期摔倒。

（3）多轴式假脚。多轴假脚踝关节也是俗称的万向踝假脚。顾名思义,它是一种可以在多个平面上运动的假脚类型,一般是指通过独特的机械设计,可以在水平面、矢状面、额状面三个平面上同时运动。多轴假脚和单轴假脚一样,跖趾部位也具有弹性,可以发生一定量的形变。多轴假脚可以在水平面和额状面上吸收一定的地面反作用力,并且可以减少一些行走产生的扭转力,这就减少了由于袜套造成的摩擦而带给皮肤的刺激,从而保护了截肢者的皮肤。穿戴多轴假脚的截肢者可以更好地在斜坡或其他不平坦的地方上行走。

（4）储能假脚。储能假脚可以储存并释放能量。能够在足跟着地期提供缓冲,并可以释放储存的能量,将假脚推进到站立中期,之后又进一步推进到足趾离地期,还能在足趾离地期提供推进力,使假肢通过摆动期,之后又开始作用于下一个步态周期。储能假脚能够拥有优秀的"能量回馈"性能,这就意味着使用者踏出每一步所消耗的能量中有大部分被储存到假脚系统中,并且这些能量能够释放出来,成为成功踏出下一步的动力。

这类假脚通常十分轻便、舒适,多是设计成多轴的。毫无疑问,这样的设计增强了脚板与地面的接触性能,带来了更强的稳定性及可控制性。多数储能假脚有分开脚趾的设计,可以模仿正常人体足部的内翻和外翻运动,以提高稳定性。储能假脚通常在前脚掌、中脚掌以及后脚掌都设计有缓冲结构,踝关节上通常设计了有助于控制调节的部件。这些特征对减轻、吸收对残肢产生的震动以及还原一个更加流畅的步态周期是十分关键的。

## 10.2  假肢膝关节的生物力学特性及其检测

膝关节是人体中最大、最复杂的关节之一,它是由胫骨关节和髌骨关节组成的双关节结构[19]。膝关节的解剖位置位于人体两个最长的杠杆臂（股骨和胫骨）之间,因此它所需要承受的力和力矩是很大的,所以也是人体很容易受到损伤的关节。在胫股关节,面关节运动同时发生在三个平面,但在矢状面的运动最大。在髌骨关节,面关节运动同时发生在两个平面——额状面和横断面,且在额状面的运动较大[19]。

人体膝关节的运动主要产生在额状面、矢状面、横断面三个平面上,其中沿矢状面的运动范围是最大的。对于假肢膝关节的测试,为了更接近真实步态和假肢实际使用情况,试验力和试验加载方式也是在这三个平面上同时展开的,以复合力的方式模拟真实步态下膝关节所承受的载荷。

## 10.2.1 膝关节测试基础理论

### 1) 试验范围

目前,国际上和国内使用的下肢假肢膝关节的测试(ISO 10328 和 GB/T 18375 标准)都是针对其机械结构强度进行的,主要目的是保障假肢膝关节在使用过程中的基本安全。但在实际使用中,影响假肢载荷作用的因素是十分复杂的,不能通过单独的实验过程来进行模拟。因此假肢的测试归类为多种主结构和分结构的静态与动态强度试验。测试主要包括动态试验、静态验证试验、静态极限试验和组件的扭矩试验等。

下肢假肢主结构的相关试验不仅适用于各类型的假肢膝关节,同样适用于假肢膝关节的相关配件。例如,管接头、腿管、动踝等部件。通常的试验都是与膝关节共同进行的。

动态试验也称疲劳试验,目前测试中重复模拟的分别是步态周期中两个受力最大的时刻,模拟指定周期数(300 万次)的循环载荷试验,一般为假肢使用者 3 年及其以上的使用量(按照每天走 2 000~3 000 步计算)。

静态验证试验是模拟一般特殊事件中的静态载荷所进行的试验,一般载荷大小为略大于 2 倍以上体重的力,持续 30 s 时间,这种情形在日常使用过程中是有可能遇到的,因此需要假肢能够承受此种负荷并保持假肢功能不被破坏。

极限强度试验模拟的是假肢使用过程中的小概率极端情况,试验力约为体重的 3.5~4 倍以上。力值维持 30 s 时间,假肢应至少能承受这一模拟试验力,但允许测试后丧失部分性能。

扭矩试验模拟的是假肢正常使用过程中所需承受的扭转强度,检测假肢结构在抗扭强度以及防滑固定方面的安全性能。

### 2) 载荷等级

首先,膝关节所承受的载荷随着各个不同使用者的不同身体参数、运动特性以及其他特定因素变化而变化,因此对假肢种类的需要也自然各有不同。首先要考虑不同的载荷等级,即符合不同体重基数要求的假肢与之相适应,显然不同体重基数的群体平均身高、骨长等参数都有所不同。反映在生物力学中每一种载荷等级均需对应各自特定的试验尺寸和力值参数。目前国际上 2016 年修订的最新假肢膝关节测试标准,按照不同公斤级,分为 P3(60 kg)级、P4(80 kg)级、P5(100 kg)级、P6(125 kg)级、P7(150 kg)级和 P8(175 kg)级 6 种,在此之前 1996 年版和 2006 年版国际标准分别将测试公斤级分为了 P3、P4、P5 3 种和 P3、P4、P5、P6 4 种,2016 年版修订标准首次将下肢假肢的载荷等级增加到 175 kg,共 6 种。这一修订考虑的不仅是人类平均身高、体重水平的增加,更是联合考虑到,随着假肢的不断普及,假肢使用者的生活方式和运动水平都在不断增加,这些因素对下肢假肢载荷的要求都有所提高,因此在之前基础上又增加了 P7 和 P8 两个载荷等级。儿童下肢假肢一般遵照 P3 级的参数要求进行测试。

### 3) 测试用坐标系

在下肢假肢的测试中设定了专门的坐标系和与之对应的试验配置参数。如图 10 - 4 所示为成镜像关系的两种坐标系和图 10-5 所示的与之相应的参照面、参照线、参照点和试验力方向配置方式,分别应用于左侧和右侧(1 为右腿、2 为左腿)。其中,$f$ 轴和 $o$ 轴分别为解剖学的身体正前方和正外方的方向,$u$ 轴是通过假肢膝关节等效中心和踝关节等效中心指向身体上方的轴。

4) 测试区段长度

在下肢假肢检测试验中,膝关节与其他相关零部件配合测试夹具按照特定的关系组合成测试所需的样本。在这个组合样本中,各区段尺寸长度设置如表 10-1 所示,表 10-1 所示尺寸适用于所有公斤级的相关测试。此类标准的测试等同采用 ISO 标准。

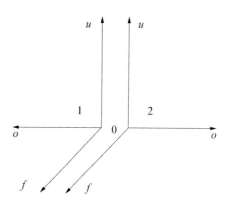

**图 10-4** 应用于左侧和右侧的坐标系($f$ 轴为正前、$u$ 轴为向上、$o$ 轴为正外方)

**Figure 10-4** Coordinate systems for right and left-sided application

图 10-6 和表 10-2 分别为中国成年男子人体平均尺寸示意图和尺寸表,通过对比表 10-1 可

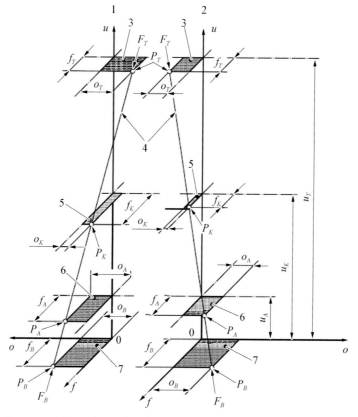

**图 10-5** 应用于左侧和右侧的参照面、参照线、参照点和试验力示意
(本图所示为正常步态中支撑期脚前掌载荷情形)
1—右腿;2—左腿;3—顶部参照面 $T$;4—载荷线;5—膝部参照面 $K$;6—踝部参照面 $A$;7—底部参照面,$B$;$P_T$—顶部载荷作用点;$P_K$—膝部载荷参照点;$P_A$—踝部载荷参照点;$P_B$—底部载荷作用点

**Figure 10-5** Coordinate systems with reference planes, reference lines, reference points and test force for right and left-sided application

表 10‑1　不同试验加载条件与试验载荷等级下主结构试验与膝锁分结构试验的不同
种类试验样品的总长度与区段长度(单位: mm)

Table 10‑1　Total length and segmental lengths of different types of test samples for principal tests and separate tests on knee locks, for all test loading conditions and test loading levels

| 参照面 | 试验样品区段长度的典型结构组合① | | |
|---|---|---|---|
| | A | B | C |
| $u_T$ | — | — | — |
| | $(u_T - u_K) = 150$② | $(u_T - u_K) = 150$② | |
| $u_K$ | — | | $(u_T - u_A) = 570$ |
| | $(u_K - u_A) = 420$ | | |
| $u_A$ | — | $(u_K - u_B) = 500$ | — |
| | $(u_A - u_B) = 80$ | | $(u_A - u_B) = 80$ |
| $u_B$ | 0 | 0 | 0 |
| 总长度 $(u_T - u_B)^{a,b}$ | 650 | 650 | 650 |

注: ① 总长度 650 mm 可以通过部件长度的不同组合获得。对不同类型的试验样品,在 $A$、$B$、$C$ 列中描述的部件长度的组合如下所示: 完全结构: $A$;部分结构: $A,B,C$;任何其他结构: $A,B,C$。
② $A$ 与 $B$ 列中部分长度(uT−uK)的值(150 mm)与 $C$ 列中分割长度(uT−uA)的值(570 mm)在应用于包括膝离断与膝上假肢的结构样本的检验时太短了,应通过增大总长度(uT−uB)的方法按照所需加长。在这个情况下,列在表 6 偏移量 fT 与 oT 的值应该被适于增长后的总长度(uT−uB)的新值代替。

看出,测试标准中所采用的区段长度与身高 1 815 mm 的中国成年男子人体尺寸值是最为接近的(小腿长相当于 $u_K - u_A$ 值)。可见,测试所模拟的相应测试力臂和力矩大于中国成年男子的平均值,也就是说测试时模拟的环境状态要比正常使用时的状态恶劣一些。

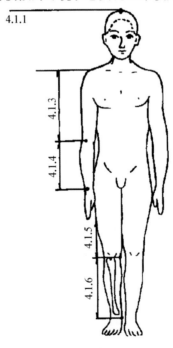

图 10‑6　中国成年人平均尺寸示意图
Figure 10‑6　Sketch map of average Chinese adults size

表 10 - 2　中国成年男子平均人体尺寸表(单位：mm)
Table 10 - 2　Average men body size in China

| 百分位数<br>单数分组<br>测量项目 | 26～35 岁 | | | | | | | 36～60 岁 | | | | | | |
|---|---|---|---|---|---|---|---|---|---|---|---|---|---|---|
| | 1 | 5 | 10 | 50 | 90 | 95 | 99 | 1 | 5 | 10 | 50 | 90 | 95 | 99 |
| 4.1.1 身高 | 1545 | 1588 | 1608 | 1683 | 1755 | 1776 | 1815 | 1533 | 1576 | 1596 | 1667 | 1739 | 1761 | 1798 |
| 4.1.2 体重/kg | 45 | 48 | 50 | 59 | 70 | 74 | 80 | 45 | 49 | 51 | 61 | 74 | 78 | 85 |
| 4.1.3 上臂长 | 280 | 289 | 294 | 314 | 333 | 339 | 349 | 278 | 289 | 294 | 313 | 331 | 337 | 348 |
| 4.1.4 前臂长 | 205 | 216 | 221 | 237 | 253 | 258 | 268 | 206 | 215 | 220 | 235 | 252 | 257 | 267 |
| 4.1.5 大腿长 | 414 | 427 | 436 | 466 | 495 | 505 | 521 | 411 | 425 | 434 | 462 | 492 | 501 | 518 |
| 4.1.6 小腿长 | 324 | 338 | 345 | 370 | 397 | 403 | 420 | 322 | 336 | 343 | 367 | 393 | 400 | 416 |

## 10.2.2　动态试验

下肢假肢膝关节的动态试验是通过特定的装载方式将膝关节待测样件固定在检测设备上，由一个单一试验力产生复合载荷[20]。动态试验代表的是日常行走活动时产生的每一步规律性载荷情况，但测试试验并非模拟的是整个步态周期中膝关节的受力情况，而是选取了步态周期中受力情况最为典型的两个特定步态情形加载条件反复地加载于试验样件上，分别定义为条件一和条件二。具体可描述为步态周期中的单腿支撑初期膝关节的屈曲运动中(条件一)和单腿支撑后期足尖离开地面前(条件二)这两个状态。但目前的动态试验并未对摆动期作考虑，而是以 1～3 Hz 的频率模拟以 50 N 预紧力为波谷至关节动态最大试验力之间正弦变化的过程，如图 10 - 7 所示。动态试验力参数如表 10 - 3 所示。

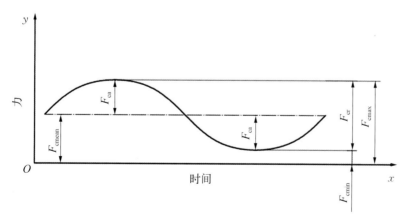

图 10 - 7　主动态试验中的载荷动态参数
Figure 10 - 7　Load cycle parameters for the principal cyclic test

对测试中两个最恶劣状态的选择和定义已经有了很多的研究。例如，Morrison[24]等计算了水平路面步行时通过胫骨平台传递的关节反作用力，实验表明在步态周期中关节反作用力会出现两个峰值，一个峰值为在支撑阶段刚开始时膝关节的屈曲运动中，并与防止膝关节曲折的股四头肌收缩有关;另一个峰值出现在支撑阶段后期足部刚要离地前,与标准测试中选取的两个状态相一致,近年来常用的步态分析结果也与之类似。标准正常步态曲线通常呈倒"W"形,如图 10 - 8 所示。可见足底所受压力存在两个峰值,峰值点与 Morrison 等的研究相吻合。足底压力值亦可用来反映膝关节所受压力的大小分布。在假肢膝关节的测试中选用的测试设备通常也是采用下方加载的加载方式。

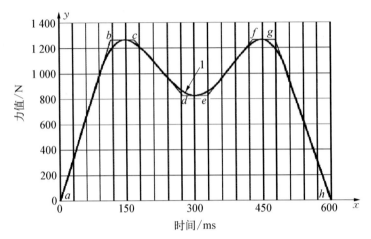

图 10 - 8    步态分析地面反力示意图

**Figure 10 - 8**    Illustration of reference points for the establishment of thresholds list for specification of the loading profile of the cyclic test

表 10 - 3    动态试验力参数表(单位: N)

**Table 10 - 3    Test forces and prescribed number of cycles of the cyclic test**

| 试验程序与试验载荷 | | 单位 | 试验载荷等级($P_x$)与试验加载条件(Ⅰ,Ⅱ) | | | | | |
| --- | --- | --- | --- | --- | --- | --- | --- | --- |
| | | | P5 | | P4 | | P3 | |
| | | | Ⅰ | Ⅱ | Ⅰ | Ⅱ | Ⅰ | Ⅱ |
| 动态检验程序 | 最小试验力 | $F_{cmin}$ | N | 50 | | | | | |
| | 动态范围 | $F_{cr}$ | N | 1 280 | 1 150 | 1 180 | 1 035 | 920 | 797 |
| | 最大试验力 $F_{cmax}$ $F_{cmax}=F_{cmin}+F_{cr}$ | N | 1 330 | 1 200 | 1 230 | 1 085 | 970 | 847 | |
| | 最终静态力 $F_{fin}$ $F_{fin}=F_{sp}$ | N | 2 240 | 2 013 | 2 065 | 1 811 | 1 610 | 1 395 | |
| 规定的周期数 | | 1 | $3\times10^{6}$ 次 | | | | | | |

在表 10 - 3 和图 10 - 7 中,$F_{min}$ 为最小试验力,$F_{cmax}$ 为最大试验力,$F_{cr}$ 为动态试验力范围,$F_{cmean}$ 为平均试验力,$F_{ca}$ 为动态试验力振幅。其中,

$$F_{cmax}=F_{min}+F_{cr}; F_{cmean}=0.5(F_{cmin}+F_{cmax}); F_{ca}=0.5F_{cr}$$

试验除了对力值参数大小和循环周期数进行了规定以外,还参照图 10 - 4 和图 10 - 5 中规定的坐标系、参照面、参照线对各区段的位移偏移量进行了规定,模拟假肢膝关节实际使

用过程中的三维状态(见表 10 - 4)。其依据为条件一和条件二两种步态状态下的下肢体位和动力学模型。装夹试验效果如图 10 - 9 所示。

表 10 - 4　主结构试验的位移偏移量
Table 10 - 4　Values of offsets for all principal tests

| 参照面[①] | 坐标轴和位置[①] | 偏　移　量 | | | | | |
|---|---|---|---|---|---|---|---|
| | | 数　　值/mm | | | | | |
| | | 试验加载条件 | | | | | |
| | | 试验载荷等级 P5 | | 试验载荷等级 P4 | | 试验载荷等级 P3 | |
| | | I | II | I | II | I | II |
| 顶　部 | $f_T$ | 82 | 55 | 89 | 51 | 81 | 51 |
| | $o_T$ | −79 | −40 | −74 | −44 | −85 | −49 |
| 膝　部 | $f_K$ | 52 | 72 | 56 | 68 | 49 | 68 |
| | $o_K$ | −50 | −35 | −48 | −39 | −57 | −43 |
| 踝　部 | $f_A$ | −32 | 120 | −35 | 115 | −41 | 115 |
| | $o_A$ | 30 | −22 | 25 | −24 | 24 | −26 |
| 底　部 | $f_B$ | −48 | 129 | −52 | 124 | −58 | 124 |
| | $o_B$ | 45 | −19 | 39 | −22 | 39 | −23 |

注：① 参照面和坐标轴参见图 10 - 5,参照面间区段长度尺寸参见表 10 - 1。

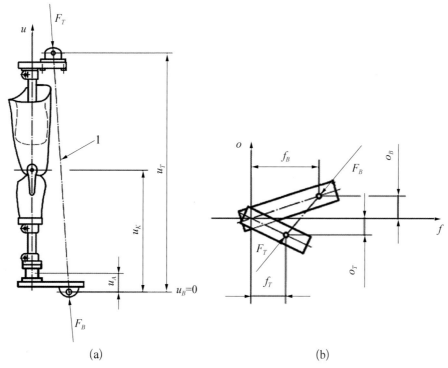

(a)　　　　　　　　　　　　　(b)

图 10 - 9　左侧下肢试验样件载荷及位移参数示意图
(a) 侧视图;(b) 俯视图

**Figure 10 - 9**　Illustration of test loading principle applied to a knee unit with attachments, aligned to simulate a left-sided test sample

图 10 - 9 为模拟左侧下肢膝关节及其相关配件的试验载荷和位移参数对线示意图(条件二)。由此图可同理推测出条件一的试验载荷和装夹对线情况。

### 10.2.3 静态试验

静态试验由静态验证试验和极限强度试验组成。与动态试验相同,也是通过单一试验力产生复合载荷的过程。模拟的是假肢使用过程中典型的严苛加载条件下结构的承载性能,该两种加载条件均作为偶然的单个事件有可能在用户使用过程中发生。

静态验证试验和静态极限强度试验同样分为条件一和条件二两种,装夹方式与动态试验一致,按照表 10 - 1 和表 10 - 4 中的尺寸参数装夹成如图 10 - 9 所示的试验样件。标准规定,完成动态试验后的样件,检查对线没有问题后可继续用来进行静态试验。静态试验模拟的都是单一事件,力值参数如表 10 - 5 所示。

表 10 - 5  静态试验力参数表(单位: N)
Table 10 - 5  Static test forces of the static tests

| 试验程序与试验载荷 | | | 试验载荷等级($P_X$)与试验加载条件(Ⅰ,Ⅱ) | | | | | |
|---|---|---|---|---|---|---|---|---|
| | | | P5 | | P4 | | P3 | |
| | | | Ⅰ | Ⅱ | Ⅰ | Ⅱ | Ⅰ | Ⅱ |
| 静态检验程序 | 稳定试验力 | $F_{stab}$ | N | 50 | | | | | |
| | 静态验证试验力 | $F_{sp}$ | N | 2 240 | 2 013 | 2 065 | 1 811 | 1 610 | 1 395 |
| | 静态极限试验力 | $F_{su,较低等级}$ | N | 3 360 | 3 019 | 3 098 | 2 717 | 2 415 | 2 092 |
| | | $F_{su,较高等级}$ | N | 4 480 | 4 025 | 4 130 | 3 823 | 3 220 | 2 790 |

静态验证试验的过程为:将装夹好的试验样件放到试验设备上,加载 50 N 的稳定试验力,并记录上下加载中心点 $F_T$ 和 $F_B$ 之间的距离 $L_{BT}$ 值之后以 150~250 N/s 的力加速度将载荷加载至静态验证试验力,维持 30 s,再以 150~250 N/s 的力减速度将载荷降回稳定试验力,再次记录 $L_{BT}$ 的值。试验要求试验样件在试验过程中需能承受静态验证试验力且不发生断裂等刚性损坏或一定范围外的永久变形。永久变形的判定标准为加载静态试验力前后分别在稳定试验力时测定的 $L_{BT}$ 之间的差值不得超过 5 mm。

根据标准检测要求,从稳定试验力加载至静态验证试验力需要 8~15 s 的时间,其中静态验证试验力为

$$F_{sp} = 1.75 F_{cr}$$

式中,$F_{cr}$ 值详见表 10 - 3。

静态极限试验的过程为:将装夹好的试验样件安放到实验设备上,加载 50 N 的稳定试验力,之后以 150~250 N/s 的力加速度将载荷加载至静态极限试验力,维持 30 s,再以 150~250 N/s 的力减速度将载荷降回稳定试验力。试验要求试验样件应能持续承受静态极限试验力 $F_{su,较高等级}$ 的试验力值 30 s 而不产生损坏;或者如果试验样件的机械性能使其无法满足或完成上述条件,在不损失结构完整性的情况下,试验样件所能承受的最大力值应大于

或等于 $F_{su,较低等级}$ 的规定值。也就是说,假肢应至少能承受静态极限强度试验力,而不发生结构完整性的损坏,但允许测试后丧失部分性能。

根据标准检测要求,从稳定试验力加载至静态极限试验力需要 16～27 s 的时间,其中静态极限试验力为

$$F_{su,较低等级} = 1.5F_{sp}$$

$$F_{su,较高等级} = 2.0F_{sp}$$

在静态极限强度试验中,150～250 N/s 的力加速度适用于绝大部分的金属材料假肢,但对于大部分非金属材料这个区段的速率则太低了,由于非金属材料的材料属性,较慢的力加速度可能使其产生重大蠕变,而无法完成试验。因此在静态极限强度试验中,非金属材料的假肢允许使用 1～5 kN/s 的力加速度进行试验。

杨阳等[25]在研究日常运动中足底压力情况时发现,同一名受试者行走时的足底压力峰值约 600 N,慢跑时的足底压力峰值约 1 100 N,上楼梯时的足底压力峰值约 1 050 N,则人在上楼梯时的足底压力峰值和慢跑时的足底压力峰值相当于日常行走时足底压力峰值的 1.75～1.83 倍。

根据实验结果,静态验证试验相对于 $F_{cr}$(动态试验力范围)1.75 倍的系数和 30 s 的持续载荷时间是可以模拟假肢使用者在日常使用中遇到的相对恶劣的情况。静态极限强度试验力为 2.625～3.5 倍的 $F_{cr}$(动态试验力范围),选用力值在日常生活中只有剧烈运动或突然摔倒等情况时才会出现,属于极端偶然事件,因此静态极限强度试验要求测试假肢应至少能承受静态极限强度试验力,而不发生结构完整性的损坏,但允许测试后丧失部分性能。

## 10.2.4　扭矩试验

在假肢的使用过程中,膝关节随着步态的日常运动还会产生一定的内外旋转,扭矩试验模拟的正是使下肢远端相对近端发生的内外旋运动,也就是扭转下肢使脚前掌向内外转动的运动。健康的膝关节在发生此运动时由于有肌肉和韧带的牵引作用,会在一定的步态之后回到正常姿势,因此要求假肢膝关节本身具有抵抗此方面运动变形的功能。

杨阳等[25]在研究日常运动中的足底压力情况时还发现,内外旋运动与标准中模拟的扭矩试验是同一种运动,且膝关节在整个支撑阶段中保持外旋位置且有 10°～20°的波动,内外旋的力矩峰值约±0.2 N·m/kg[25]。

Barr 等人在 1998 年[26]针对 15～35 岁的 25 名男性和 4 名女性进行了膝关节在正常行走过程中产生的角度和力矩变化的相关研究,结果显示在一个步态周期中膝关节外展和内敛的关节力矩平均值峰值约为 0.35 N·m/kg;而外旋和内旋的关节力矩平均值峰值约为(±)0.2 N·m/kg。

扭矩试验中扭矩 $M_u$ 的旋转方向如图 10-10 所示。试验开始时将试验样品沿 $u$ 轴方向加载到试验设备上。在 $M_{u-stab}$ 下测量初始角位置,加载正向最大扭转力矩 $M_{u-max}$ 并维持 30 s,之后将扭矩降回 $M_{u-stab}$ 并测量最终角位置。最后计算正向相对角位移,相对角位移不得超过 3°。同理进行反向扭矩试验。试验扭矩参数设置如表 10-6 所示。

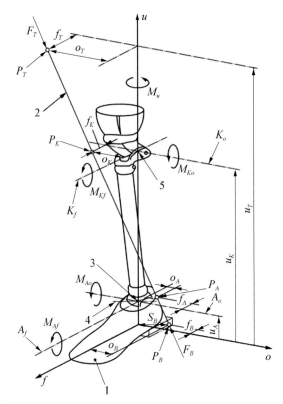

**图 10 - 10** 试验扭矩示意图

**Figure 10 - 10** Application of a specific test configuration with $u_B=0$ to a left-sided sample

**表 10 - 6** 扭矩试验扭矩参数表

**Table 10 - 6** Twisting moments of the separate static test in torsion

| 试验载荷等级 | 静态试验载荷/(N·m) | | |
| --- | --- | --- | --- |
| | 设置扭矩 $M_{u\text{-set}}$ | 稳定扭矩 $M_{u\text{-stab}}$ | 最大扭矩 $M_{u\text{-max}}$ |
| P5,P4,P3 | 3 | 1 | 50 |

扭矩试验在常见的 P3、P4、P5 公斤级时的扭矩值都是相同的,且要大于研究中一般成年人的平均扭矩值,以确保假肢结构的抗扭强度以及防滑固定的安全性。

## 10.3 下肢踝足装置的生物力学特性及检测

足部是整个下肢运动系统中处于最下端的一部分,对整个步态活动的稳定和流畅都起着重要作用。踝关节和足部在生物力学上的特性有着密切的关联,承担着将体重由下肢传递到足部的作用,同时决定着足部在所站立地面上的定位。

足部的所有运动体现在 3 个轴和 3 个解剖平面上,其中矢状面上的运动体现为背屈和跖屈,水平面上的运动体现为外展和内收,额状面上的运动体现为内翻和外翻。

步态周期包括支撑相和摆动相。支撑相约占整个步态周期的 60%,摆动相约占 40%。支撑相又分为足跟触地、全足触地、足跟抬起、蹬离期、趾离地等动作阶段;摆动期分为加速期、摆动期及减速期[19]。正常人的平均步速为 82 m/min,每分钟足跟触地约 58 次[27]。跑步时步速超过 201 m/min,双支撑相时,表现为双足腾空[19]。

足部所承受的力相当大。步行时所承受的负荷高达体重的 120%,跑步时可达 275%[28]。在步行或者跑步时,脚与地面之间存在着几种力:垂直力、前后剪切力、内外剪切力和旋转力矩。步态周期中地面垂直反作用力存在着双峰值,一个出现在支撑相早期即足跟触地时,另一个高峰出现在后期的趾离地前。

### 10.3.1 踝足装置测试基础理论

1) 测试范围

目前国际和国内在踝足装置的检测方面常用的标准有两个: ISO 10328(GB/T 18375)和 ISO 22675(GB/T 31181),前者的年限较早,且采用的检测方法,尤其在动态试验上,并非模拟的真实步态,而后者则是按照人体步行的标准步态进行模拟试验。目前两个标准关于踝足装置检测的部分具有同等效力,通过其中一个标准的测试之后无须再进行另一个的测试。前者标准检测的方法和依据与上节中提到的假肢膝关节的测试十分类似,本节将以 ISO 22675 - 2016 标准为主进行讨论和说明,图 10 - 11 为应用 ISO 22675 - 2016 标准测试中的设备和测试曲线。

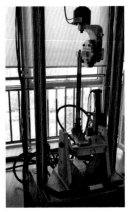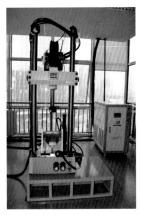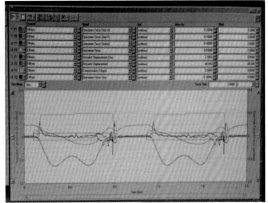

**图 10 - 11** ISO 22675 测试设备及测试曲线
**Figure 10 - 11** The testing device and curve of ISO 22675

ISO 22675 标准主要规定了下肢假肢踝足装置和足部组件的检测程序,考虑到实际使用中,由截肢者施加的作用于下肢假肢踝足装置和足部组件的载荷作用情况复杂,无法通过单一试验程序进行模拟,因此将测试试验分为了动态试验程序和静态试验程序两种。其中,动态试验程序的显著特点是能模拟脚跟着地到脚前掌离地的整个支撑期当中与强度、耐久性和使用寿命等性能要求验证有关的实际加载条件。对于只有在实际加载条件下其特殊性能才能发挥的各类踝足装置和足部组件的性能评定,该特点非常重要。静态试验程序包括静态验证试验和静态极限强度试验,在作用线上能产生与动态试验中最大脚跟和脚前掌加载瞬间试验力方向和角度相一致的脚跟和脚前掌试验力。

动态试验的单个试验加载条件用施加在试验样品顶部的特定曲线的脉冲试验力 $F_c(t)$ 或 $F_c(\gamma)$ 表示,试验样品由随倾斜角 $\gamma(t)$ 特定曲线做角位移的假脚加载平台支撑。静态试验两个不同的试验加载条件用施加在试验样品顶部的特定值的试验力 $F$ 表示,由固定在特定倾斜角 $\gamma$ 的假脚加载平台支撑假脚试验样品的脚跟或脚前掌。每个试验加载条件产生的复合载荷,是截肢者日常穿戴下肢假肢行走支撑期出现的典型加载载荷或其他单一加载情形。

2) 载荷等级

首先,和上节提到的假肢膝关节一样,载荷作用情况随截肢者个体身体参数、运动特征和其他因素变化,因而需要适用不同尺寸和载荷的不同类型的假肢,及适用不同尺寸和载荷的不同试验加载等级。在本标准中,将成人试验加载等级同样分为了 P3(60 kg 级)、P4(80 kg 级)、P5(100 kg)、P6(125 kg 级)、P7(150 kg 级)和 P8(175 kg 级)6 种。P3、P4、P5 为目前国内最常用的测试量级。儿童用假脚一般遵照 P3 的测试参数进行检测。

3) 测试用坐标系

为了模拟真实假脚踝足装置的实际使用状况,本标准专门设置了特定的坐标系,如图 10-12 所示。图 10-12 中的底部平面 $B$ 代表地面,如果试验样品不在垂直位置,则坐标轴应做相应的旋转。

坐标系原点 $O$ 应位于底部平面 $B$ 内;$u$ 轴是一条从原点出发,垂直于底部平面 $B$,过图 10-12 所示的踝关节等效中心 $C_A$ 的线,其正方向向上(近心方向);$f$ 轴是一条从原点出发,垂直于 $u$ 轴的线,其正方向沿足趾向前(体前方向)。

踝关节等效中心位于:过假脚纵轴的垂直平面内,底部平面上方 80 mm 处,从假脚最后部算起假脚长的四分之一长度处,如图 10-13 所示。假脚纵轴应是过脚前掌最宽部分的平分点和从假脚最后部算起的假脚长的四分之一处宽度的平分点的连线,如图 10-13 所示。

4) 测试区段长度

在 $u$ 轴上,如图 10-14 所示:

$$(u_K - u_A)_{任意假脚长度} = 420 \text{ mm}$$

$$u_{A任意假脚长度} = 80 \text{ mm}$$

式中,$u_T$ 的长度,即顶部载荷作用点 $P_T$ 位置至 $B$ 平面之间的总长度;和假脚长度 $L$ 之间存在直接关系,使每个试验加载条件均可适用于任意尺寸的踝足装置和足部组件的试验样品,如图 10-14 和图 10-15 所示。测试使用实际坐标参数如表 10-7 所示的坐标参数适用于所有的载荷等级。

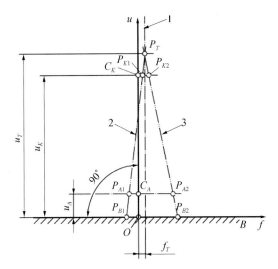

**图 10 - 12**　有参照参数的坐标系
$C_A$—踝关节等效中心；$C_K$—膝关节等效中心；$P_T$—顶部载荷作用点；$P_{K1}$、$P_{K2}$—膝部载荷参照点；$P_{A1}$、$P_{A2}$—踝部载荷参照点；$P_{B1}$、$P_{B2}$—底部载荷作用点；1—试验力 $F$ 作用线；2—参照合力 $F_{R1}$（脚跟加载）的作用线；3—参照合力 $F_{R2}$（脚前掌加载）的作用线

**Figure 10 - 12**　Coordinate system with reference parameters

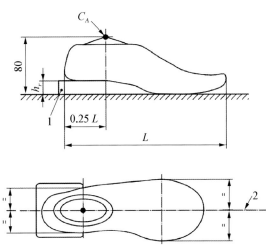

**图 10 - 13**　假脚纵轴和踝关节等效中心 $C_A$ 的测定
1—推荐厚度为 $h_r$ 的脚跟垫块（除非生产商（供样者）有特殊说明，踝足装置或足部组件试验中垫块推荐厚度应为 $h_r =$ 20 mm）；2—假脚纵轴；$C_A$—踝关节等效中心；$L$—假脚长度

**Figure 10 - 13**　Determination of longitudinal axis of foot andeffective ankle-joint centre $C_A$

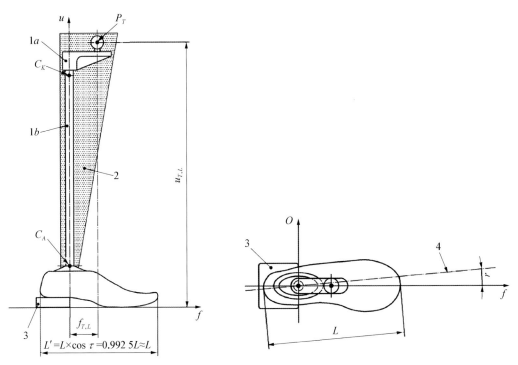

**图 10 - 14**　带顶部载荷作用点 $P_T$ 的左脚试验样品配置图
1—给出试验样品上顶部载荷作用点 $P_T$ 的特定位置；2—考虑了假脚设计电流谱的替代端接附件配置的合理区域；3—推荐跟高为 $h_r$ 的脚跟垫块；4—假脚纵轴；$L'$—假脚长度在 $f-u$ 平面的投影长度；$\tau$—假脚纵轴偏转角度 7°

**Figure 10 - 14**　Illustration of specific set-up of left-sided test sample with top load application point $P_T$

表 10-7 假脚长度 $L$ 所有试验加载等级的顶部载荷作用点 $P_T$ 和假脚加载平台 倾斜轴 $TA$ 的坐标

Table 10-7 Coordinates of top load application point $P_T$ and tilting axis $TA$ of foot platform based on given values of foot length $L$, for all test loading levels

| 试验样品 | 试验程序 | 假脚长度 $L^{①,②}$/cm | | | | | | | | | | | | |
|---|---|---|---|---|---|---|---|---|---|---|---|---|---|---|
| | | 20 | 21 | 22 | 23 | 24 | 25 | 26 | 27 | 28 | 29 | 30 | 31 | 32 |
| | | $P_T^{③}$ 和 $TA^{④}$ 的 $f$ 和 $u$ 轴偏移量的相关值 | | | | | | | | | | | | |
| | | 位置 | 数值/mm | | | | | | | | | | | |
| $P_T$ 位置 | 所有试验 | $f_{T,L}$ | $f_{T,L}=f_{T,26}\times(L/26)$ | | | | | | | | | | | |
| | | | 17 | 18 | 19 | 19 | 20 | 21 | 22 | 23 | 24 | 25 | 25 | 26 | 27 |
| | | $u_{T,L}$ | $u_{T,L}=u_{T,26}\times(L/26)$ | | | | | | | | | | | |
| | | | 445 | 467 | 489 | 511 | 534 | 556 | 578 | 600 | 622 | 645 | 667 | 689 | 711 |
| $TA$ 位置 | 所有试验 | $f_{TA,L}$ | $f_{TA,L}=0.365\times L$ | | | | | | | | | | | |
| | | | 73 | 77 | 80 | 84 | 88 | 91 | 95 | 99 | 102 | 106 | 110 | 113 | 117 |
| | | $u_{TA,L}$ | $u_{TA,L}=0.1\times L$ | | | | | | | | | | | |
| | | | 20 | 21 | 22 | 23 | 24 | 25 | 26 | 27 | 28 | 29 | 30 | 31 | 32 |

注：① 测定脚长度 $L$ 一般采用 cm 计量，假脚长度 $L$ 的单位为 cm。② 用于特定试验的踝足装置和足部组件合适尺寸选择，不限于本表的尺寸。可通过公式计算 $P_T$ 和 $TA$ 相对于假脚 $L$ 的 $f$ 和 $u$ 轴偏移量。③ 见图 10-14。④ 见图 10-18。

5）测试试验力

每个试验加载条件产生的复合载荷，是截肢者日常穿戴下肢假肢中行走支撑期出现的典型加载载荷或其他单一加载情形。测试所用试验力 $F$ 作用线的方向为通过顶部载荷加载点 $P_T$，与 $u$ 轴平行的方向，如图 10-16 所示。实际各个试验中的力值参数将在下文动态试验、静态试验部分分别阐述。

## 10.3.2 动态试验

动态试验的程序首先是对试验样品重复加载正常行走时典型加载条件下的规定载荷，然后，对完成动态试验加载和卸载程序的试验样品，进行最终静态试验。

动态试验程序大致描述如下：

（1）由踝足装置或足部组件和试验样品配置需要的端接附件组成的试验样品，通过在顶部载荷作用点 $P_T$ 悬吊并将假脚放置在假脚加载平台上，确定试验样品在试验设备的位置进行安装，允许加载下偏移（变形）。

（2）行走支撑期假肢行进中，用矢状面小腿角度的时间函数表示假脚脚跟着地至脚前掌离地的角运动范围，或者瞬间角运动，通过在指定倾斜角范围或固定倾斜角的试验设备假脚加载平台的周期性摆动模拟。总计周期数 200 万次。

（3）行走支撑期截肢者施加在下肢假肢踝足装置或足部组件上的载荷，在试验设备倾斜假脚加载平台支撑下，通过在试验样品顶部载荷作用点 $P_T$ 施加单个试验力模拟。顶部

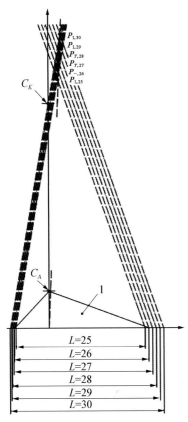

**图 10 - 15** 顶部载荷作用点 $P_T$ 位置随假脚长度变化的示意图

**Figure 10 - 15** Illustration of the dependence of the position of the top load application point $P_T$ on the foot length $L$

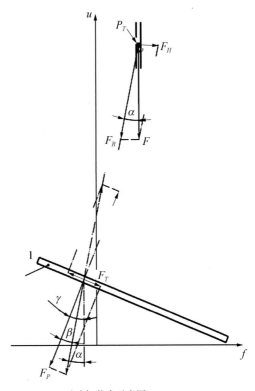

**图 10 - 16** 试验加载力示意图

1—假脚加载平台；$F_H$—试验力 $F$ 作用线横向分力；$F_R$—参照合力；$F_P$—假脚加载平台垂直分力；$F_T$—假脚加载平台切向分力；$\alpha$—参照合力 $F_R$ 作用线的倾斜角；$\beta$—确定 $F_T/F_P$ 比值的参照合力 $F_R$ 和分力 $F_P$ 的夹角；$\gamma$—假脚加载平台倾斜角

**Figure 10 - 16** Illustration of different components of loading

载荷作用点 $P_T$ 是参照合力 $F_{R1}$ 和 $F_{R2}$ 的作用线的交点，其确定脚跟和脚前掌静态和最大动态参照加载方向。

其中，步态周期选用典型行走的周期 1 s，0～600 ms 为支撑期，601～1 000 ms 为摆动期，因此采用的试验频率为 1 Hz，为了模拟不同人的实际步态需求，标准规定测试试验频率也可以在 0.5～3 Hz 范围内进行改变。倾斜角 $\gamma(t)$ 曲线主要是由在加载曲线的 $F_{1cmax}$（第一大值）、$F_{cmin}$（最小中间值）和 $F_{2cmax}$（第二大值）出现的瞬间倾斜位置 $\gamma_1$、$\gamma_{Fcmin}$ 和 $\gamma_2$ 确定。动态试验程序中的脉冲试验力 $F_c(t)$ 和倾斜角 $\gamma(t)$ 主要由如下数据确定，如图 10 - 17 和表 10 - 8 所示：

——加载周期 25% 处出现的、加载曲线第一大值处的试验力 $F_{1cmax}$；

——加载周期 50% 处出现的、加载曲线最小中间值处的试验力 $F_{cmin}$；

——加载周期 75% 处出现的、加载曲线第二大值处的试验力 $F_{2cmax}$。

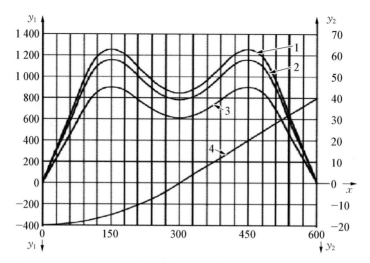

图 10 - 17　动态试验加载条件的时间同步函数试验力 $F_c(t)$ 和倾斜角 $\gamma(t)$ 曲线

$x$—时间,单位为 ms;$y_1$—力,单位为 N;$y_2$—角度,单位为(°);1—试验加载等级 P5 的试验力 $F$;2—试验加载等级 P4 的试验力 $F$;3—试验加载等级 P3 的试验力 $F$;4—假脚加载平台倾斜角 $\gamma$(见图 10 - 6)

**Figure 10 - 17** Profiles of test force $F_c(t)$ and tilting angle $\gamma(t)$ as synchronized functions of time, determining the loading condition of the cyclic test of this International Standard

表 10 - 8　图 10 - 17 中所示的试验力 $F_c(t)$ 和倾斜角 $\gamma(t)$ 参数值

**Table 10 - 8** Data specifying the values of tilting angle $\gamma(t)$ and test force $F_c(t)$ illustrated in Figure 10 - 17

| 时间(脚跟着地后瞬间)/ms | 假脚加载平台倾斜角 $\gamma(t)$/(°) | 脉冲试验力 $F_c(t)$(试验加载等级相关值) | | |
|---|---|---|---|---|
| | | P5/N | P4/N | P3/N |
| 0 | −20.0 | 0 | 0 | 0 |
| 30 | −19.5 | 331 | 306 | 238 |
| 60 | −19.0 | 663 | 612 | 477 |
| 90 | −18.0 | 996 | 919 | 716 |
| 120 | −16.5 | 1 221 | 1 126 | 878 |
| **150** | **−15.0** | **1 273** | **1 173** | **915** |
| 180 | −13.0 | 1 215 | 1 120 | 873 |
| 210 | −10.5 | 1 092 | 1 007 | 785 |
| 240 | −7.5 | 969 | 893 | 697 |
| 270 | −4.0 | 880 | 811 | 632 |
| **300** | **0** | **850** | **783** | **611** |
| 330 | 4.0 | 879 | 810 | 632 |
| 360 | 8.0 | 966 | 891 | 694 |

（续表）

| 时间(脚跟着地后瞬间)/ms | 假脚加载平台倾斜角 $\gamma(t)/(°)$ | 脉冲试验力 $F_c(t)$ (试验加载等级相关值) | | |
|---|---|---|---|---|
| | | P5/N | P4/N | P3/N |
| 390 | 12.0 | 1 086 | 1 003 | 781 |
| 420 | 16.0 | 1 204 | 1 110 | 866 |
| **450** | **20.0** | **1 256** | **1 158** | **903** |
| 480 | 24.0 | 1 198 | 1 105 | 861 |
| 510 | 28.0 | 971 | 895 | 698 |
| 540 | 32.0 | 643 | 593 | 463 |
| 570 | 36.0 | 321 | 296 | 231 |
| 600 | 40.0 | 0 | 0 | 0 |

由图 10-17 和表 10-8 可知,动态试验中的 $F_{1cmax}$(第一大值)、$F_{cmin}$(最小中间值)和 $F_{2cmax}$(第二大值)及其对应的倾斜位置 $\gamma_1$、$\gamma_{Fcmin}$ 和 $\gamma_2$ 分别位于表 10-8 中的 150 ms、300 ms 和 450 ms 处,试验力如表 10-9 所示,倾斜角如表 10-10 所示。

表 10-9  动态试验 P3、P4、P5 加载等级下的试验力和循环次数
Table 10-9  Test forces and prescribed number of cycles for the cyclic test, for test loading levels P5, P4, and P3

| 试验程序和试验力 | | | 单位 | 试验加载等级($P_X$)[①]和试验加载条件($F_{1x}$;$F_{2x}$) | | | | | |
|---|---|---|---|---|---|---|---|---|---|
| | | | | P5 | | P4 | | P3 | |
| | | | | 脚跟加载 $F_{1x}$ | 脚前掌加载 $F_{2x}$ | 脚跟加载 $F_{1x}$ | 脚前掌加载 $F_{2x}$ | 脚跟加载 $F_{1x}$ | 脚前掌加载 $F_{2x}$ |
| 动态试验程序 | 脉冲试验力第一大值 | $F_{1cmax}$ | N | 1 273 | — | 1 173 | — | 915 | — |
| | 脉冲试验力最小中间值 | $F_{cmin}$ | N | 850 | | 784 | | 611 | |
| | 脉冲试验力第二大值 | $F_{2cmax}$ | N | — | 1 256 | — | 1 158 | — | 903 |
| | 最终静态试验力 | $F_{1fin}(=F_{1sp})$ $F_{2fin}(=F_{2sp})$ | N | 2 227 — | — 2 198 | 2 053 — | — 2 026 | 1 601 — | — 1 580 |
| 规定循环次数 | | | 1 | $2 \times 10^6$ | | | | | |

注：① 此处不对 P5 以上公斤级进行说明。

表 10－10 动态试验所有加载等级下的假脚加载平台倾斜位置的角度

Table 10－10 Angles of toe-out position of foot and specific tilting positions of foot platform of the cyclic test for all test loading levels

| 试 验 样 品 | 试 验 项 目 | 角 度 | | |
|---|---|---|---|---|
| | | 加载条件 | 方 向 | 数值/(°) |
| 假脚前掌朝外位置 | 所有试验 | — | $\tau$ | 7 |
| 假脚加载平台瞬间倾斜位置 | 动态试验 | 第一大值，$F_{1cmax}$ | $\gamma_1$ | −15 |
| | | 最小中间值，$F_{cmin}$ | $\gamma_{Fcmin}$ | 0 |
| | | 第二大值，$F_{2cmax}$ | $\gamma_2$ | 20 |

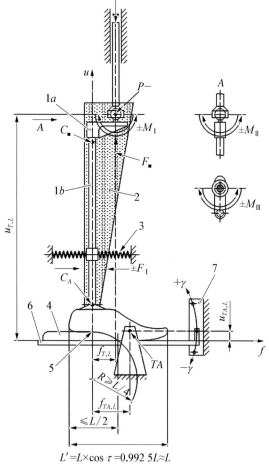

$$L'=L\times\cos\tau=0.992\,5L\approx L$$

图 10－18　试验样品和实验设备安装示意图

**Figure 10－18**　Diagrammatic view of test equipment

按照以上动态试验配置完成后，将试验样件安装在测试设备上，如图 10－18 所示。

### 10.3.3　静态试验

静态试验程序分为静态验证试验和静态极限强度试验两种。通过试验，测试使用者使用中可能发生的偶然单一情形的典型恶劣加载条件下的承载结构的性能。

在 ISO 22675 踝足装置和足部部件的测试程序中，同一型号的假脚在动态试验和静态试验中所采用的装载方式是相同的，但静态试验分脚跟试验和脚前掌试验两部分进行。通过了动态试验的试验样件亦可用来进行静态验证试验和静态极限强度试验。

静态试验所选取的步态位置是动态试验中的最大力值处，第一大力值出现在脚跟处，即脚跟处的静态试验是通过模拟步态周期中第 150 ms 时的步态特征进行的。同理，脚前掌处的静态试验是通过模拟步态周期中第 450 ms 时的步态特征进行的。角度位置如表 10－11 所示。

静态验证试验过程大致描述如下，以脚跟为例：

对试验样品脚跟以 100～250 N/s 的力加速度加大至表 10－12 规定的试验加载等级的验证试验力 $F_{1sp}$。保持试验力 $F_{1sp}$ 在规定值(30±3)s，然后减小试验力至 0。如果试验样品在规定时间能承受 $F_{1sp}$ 下的脚跟静态加载，记录并继续进行脚前掌静态加载。如果试验样品不能在规定时间承受 $F_{1sp}$ 下的脚跟静态加载,记录该情况,对试验力曾达到的最高值或规定值验证试验力 $F_{1sp}$ 保持的时间也一并记录下来。

表 10 - 11 静态试验的假脚加载平台倾斜位置的角度
Table 10 - 11 Angles of toe-out position of foot and specific tilting positions of foot platform of the static test for all test loading levels

| 试 验 样 品 | 试 验 项 目 | 角 度 | | |
|---|---|---|---|---|
| | | 加载条件 | 方 向 | 数值/(°) |
| 假脚前掌朝外位置 | 所有试验 | — | $\tau$ | 7 |
| 假脚加载平台固定倾斜位置 | 静态验证试验和静态极限强度试验 | 后跟加载,$F_1$ | $\gamma_1$ | −15 |
| | | 脚前掌加载,$F_2$ | $\gamma_2$ | 20 |

注:本表规定的尺寸也适用于试验加载等级 P6。

脚前掌静态验证试验的过程和脚跟相似,在脚前掌处加载,力值同表 10 - 12。其中,$F_{1sp}=1.75F_{1cmax}$,$F_{2sp}=1.75F_{2cmax}$。相较于模拟典型步态常力的动态试验所采用的安全系数 1.75 倍与假肢膝关节静态验证试验相一致,用以模拟踝足装置在实际使用过程中可能遇到的偶然恶劣状况,保障在此类事件中的安全性。

表 10 - 12 静态试验的试验力参数表
Table 10 - 12 Test forces of static test for test loading levels P5, P4, and P3

| 试验程序和试验力 | | | 单位 | 试验加载等级($P_X$)[①]和试验加载条件($F_{1x}$;$F_{2x}$) | | | | | |
|---|---|---|---|---|---|---|---|---|---|
| | | | | P5 | | P4 | | P3 | |
| | | | | 脚跟加载 $F_{1x}$ | 脚前掌加载 $F_{2x}$ | 脚跟加载 $F_{1x}$ | 脚前掌加载 $F_{2x}$ | 脚跟加载 $F_{1x}$ | 脚前掌加载 $F_{2x}$ |
| 静态试验程序 | 静态验证试验力 | $F_{1sp}$ $F_{2sp}$ | N | 2 227 — | — 2 198 | 2 053 — | — 2 026 | 1 601 — | — 1 580 |
| | 静态极限试验力 | $F_{1su,下限}$ $F_{2su,下限}$ | N | 3 340 — | — 3 297 | 3 079 — | — 3 039 | 2 401 — | — 2 369 |
| | | $F_{1su,上限}$ $F_{2su,上限}$ | N | 4 454 — | — 4 396 | 4 106 — | — 4 052 | 3 201 — | — 3 159 |

注:① 此处不对 P5 以上公斤级进行说明。

静态极限试验过程大致描述如下,以脚跟为例:

对试验样品脚跟以 100~250 N/s 的速率均匀加大载荷,直至试验样品发生破坏,或在试验样品不发生破坏的情况下 $F_1$ 达到表 10 - 12 规定的试验加载等级有关的验证试验力 $F_{1su,上限}$。记录试验过程中试验力 $F_1$ 曾达到的最高值、加载速率及是否发生破坏。

脚前掌静态验证试验的过程和脚跟相似,在脚前掌处加载,力值同表 10 - 12。

试验样品应承受 $F_{1su,上限}$ 规定值和倾斜度的极限试验力 $F_{1su}$ 的脚跟静态加载,或 $F_{2su,上限}$ 规定值和倾斜度的极限试验力 $F_{2su}$ 的脚前掌静态加载,且不发生破坏。或者,如果试验样品机械特性导致不能满足上述要求,试验样品在不损坏其结构完整性下承受的极限

试验力 $F_{1su}$ 或 $F_{2su}$ 的最大值应为

≥脚跟静态加载规定值 $F_{1su,下限}$；

或者，≥脚前掌静态加载规定值 $F_{2su,下限}$。

基于目前市场上常见踝足装置的材料属性考虑，静态极限强度试验加载速率在 100 N/s～250 N/s 之间可能太低，致使试验样品在过程中发生蠕变。为了解决这个问题，静态极限强度试验中试验样品可采用试验样品生产商（供样者）规定的更高加载速率，1～5 kN/s 的速率比较合适。其中，$F_{1su,下限}=1.5F_{1sp}$，$F_{1su,上限}=2.0F_{1sp}$，$F_{2su,下限}=1.5F_{2sp}$，$F_{2su,上限}=1.5F_{2sp}$。相较于模拟典型步态常力的动态试验所采用的安全系数 2.625～3.5 倍与假肢膝关节静态极限强度试验相一致，用以模拟踝足装置在实际使用过程中可能遇到的极端恶劣状况，保障在此类事件中的安全性。

（李曼　谷慧茹　张腾宇）

## 参考文献

[1] 刘娜,刁兴建. 假肢膝关节概述[J]. 中国矫形外科杂志,2006,(03)：225-226.

[2] 喻洪流. 假肢矫形器原理与应用[M]. 南京：东南大学出版社,2011.

[3] 赵辉三. 假肢与矫形器学[M]. 2 版. 北京：华夏出版社,2013.

[4] 张腾宇. 国内外智能下肢假肢发展现状与展望[J]. 世界康复工程与器械,2012,2(2)：P48-51.

[5] http：//welfare. nabtesco. com/.

[6] http：//www. tehlin. com/productdetail. asp? proid=8.

[7] http：//www. ottobock. com.

[8] http：//www. ossur. com.

[9] 伯克利仿生技术公司. 半驱动式大腿假肢膝关节：中国,200980122636.0[P]. 2011-05-18.

[10] 叶太顺. 基于混合驱动智能仿生腿的设计与控制[D]. 沈阳：东北大学,2009.

[11] 北京大学. 主被动运动相结合的动力膝关节：中国,201010267558.8[P]. 2011-01-05.

[12] Myers D, Moskowitz G. Myoelectric pattern recognition for use in the Volitional control of above-knee Prosthesis [C]. IEEE Trans Syst Man Cybern, 1981,11(4)：296-302.

[13] Myers D, Moskowitz G. Active EMG-controlled A/K Prosthesis[C]. Control aspects of prosthetics and orthotics, Proeeedings of the IFAC Symposium,Columbus,1983：373-381.

[14] Triolo R, Moskowitz G. Autoregressive EMG analysis and prosthetic control[C]. Proceedings of the 35th Annual Conference on Engineering in Medicine and Biology,Philadelphia, 1982：564-569.

[15] Peeraer L,Aeyels B, van der Perre G. Development of EMG-based mode and intent recognition algorithms for a computer-controlled above-knee prosthesis[J]. Journal of Biomedical Engineering, 29th Annual Meeting of the Biological Engineering Society：Engineering for Health,1989, 12(3)：178-182.

[16] 金德闻,张瑞红,王人成,等. 具有路况识别功能的智能膝上假肢的研究[J]. 中国康复理论与实践,2004,10(5)：261-263.

[17] Chen L L, Yang P, Xu X Y, et al. Fuzzy support vector machine for EMG pattern recognition and myolectrical prosthesis control[C]. Lecture Notes in Computer Science, 2007：1291-1298.

[18] Zhang T Y, Yang P, Liu Q D, et al. A research on EMG signal and plantar pressure information for AK prosthetic control[C]. The Seventh Asian-Pacific Conference on Medical and Biological Engineering, 2008：488-491.

[19] Nordin M, Frankel V H. Basic biomechanics of the musculoskeletal system[M]. Philadelphia：Lippincott Williams & Wilkins, 2002：149-170.

[20] ISO 10328-2016 Prosthetics — Structural testing of lower limb prostheses — Requirements and test methods.

[21] GB 10000-1998 中国成年人人体尺寸[S].

[22] 金德闻,张济川,王人成,等. 康复工程与生物机械学[M]. 北京：清华大学出版社,2011.

［23］ISO 22675 - 2016 Prosthetics — testing of ankle-foot devices and foot units — Requirements and test methods［S］.

［24］Morrison J B. The mechanicas of the knee joint in relation to normal walking［J］. J Biomech，1970，3(1)：51.

［25］杨阳，蒲放，钱雅君，等. 日常运动时足底压力实时检测方法研究［J］. 医用生物力学，2011，26(4)：299 - 304.

［26］Barr A E. Orthopedics-A comprehensive study guide［M］. New York：McGraw Hill，1998：156 - 210.

［27］Waters R L，Hislop H J，Perry J，et al. Energetics：Application of the study and management of locomotor disabilities［J］. Orthop Clin North Am，1978，9(2)：351.

［28］Mann R A. Biomechanics of the foot［M］. In AAOS Symposium on the Foot and Leg in Running Sports. St. Louis：CV Mosby Co，1982：30 - 44.

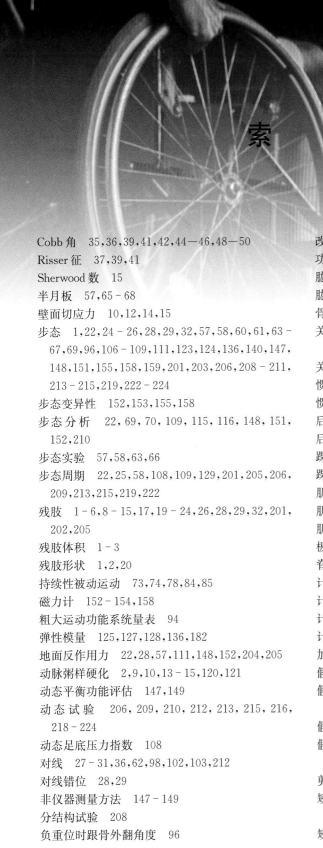

# 索　引